Victor Blüml / Sabine Schlüter (Hrsg.)

Wahnsinn!
Zur Psychoanalyse der Psychosen

Die Beiträge geben einen Überblick über den Stand der psychoanalytischen Auseinandersetzung mit psychotischen Störungen aus theoretischer und klinischer Perspektive. Aufbauend auf den Freud'schen Grundlagen werden von den Autor*innen vor allem britische (Klein, Rosenfeld, Segal, Bion) und französische (Lacan, Green, Kristeva, Aulagnier) Ansätze zum Verständnis der Psychosen fruchtbar gemacht.

Nicht zuletzt widmen sich mehrere Beiträge dem komplexen Verhältnis von Psychose und künstlerischem Schaffensprozess.

Weitere Bände bei Brandes & Apsel:

Sigmund-Freud-Vorlesungen 2019: *Psychoanalyse – nicht ohne meinen Körper*

Sigmund-Freud-Vorlesungen 2020: *Me, myself and I*

Sigmund-Freud-Vorlesungen 2021: *Der Nabel des Traums. träumen – denken – phantasieren*

Sigmund-Freud-Vorlesungen 2022: *Fuck you – zur Psychoanalyse von Aggression, Destruktivität und Gewalt*

Victor Blüml, Assoc.-Prof. Priv.-Doz. Mag. DDr., Facharzt für Psychiatrie und Psychotherapeutische Medizin, Psychoanalytiker bei der Wiener Psychoanalytischen Vereinigung (WPV/IPA) sowie TFP-Therapeut und Psy-3-Lehrtherapeut. Studium der Medizin und Philosophie in Wien und Paris. Assoziierter Professor und stv. Ambulanzleiter an der Universitätsklinik für Psychoanalyse und Psychotherapie der Medizinischen Universität Wien. Forschungsschwerpunkte: Persönlichkeitsstruktur, Persönlichkeitsstörungen und psychoanalytische Konzeptforschung.

Sabine Schlüter, Mag[a]. phil., Studium der Geschichte, Publizistik und Philosophie, Psychoanalytikerin und Lehranalytikerin (WAP/IPA) in freier Praxis, Psy-3-Lehrtherapeutin. Co-Leiterin des Departments für Theorie und Wissenschaft der Wiener Psychoanalytischen Akademie, (Mit-)Herausgeberin für Österreich der *Zeitschrift für psychoanalytische Theorie und Praxis*. Arbeitsschwerpunkte: Triebtheorie, Metapsychologie, psychoanalytisches Verständnis von Sprache, Literatur und gesellschaftlichen Prozessen.

Victor Blüml / Sabine Schlüter (Hrsg.)

Wahnsinn! Zur Psychoanalyse der Psychosen

Sigmund-Freud-Vorlesungen 2023

Mit Beiträgen von
Georg Augusta, Sebastian Baryli, Simon Delacher,
Gertraud Diem-Wille, Michael Ertl, Martina Ferrari,
Stephan Fock, Rainer Gross, Wolfgang Groysbeck,
Sándor Ivády, Uta Karacaoğlan, Tjark Kunstreich,
Greta Lippauer, Katrin Mackowski, Thomas Müller,
Ute Müller-Spiess, Franz Oberlehner,
Gerald Pail, Hemma Rössler-Schülein,
Marianne Scheinost-Reimann, Johanna Wagner-Fürst

Brandes & Apsel

Auf Wunsch informieren wir Sie regelmäßig mit unseren Katalogen *Frische Bücher* und *Psychoanalyse-Katalog*. Wir verwenden Ihre Daten ausschließlich für die Zusendung unserer beiden Kataloge laut der EU-Datenschutzrichtlinie und dem BDS-Gesetz.
Bitte senden Sie uns dafür eine E-Mail an info@brandes-apsel.de mit Ihrer Postadresse. Außerdem finden Sie unser Gesamtverzeichnis mit aktuellen Informationen im Internet unter: www.brandes-apsel.de sowie www.kjp-zeitschrift.de

1. Auflage 2024

DTP: Brandes & Apsel Verlag
Umschlagabbildung: Johann Heinrich Füssli: *Nachtmahr* (1781)
Gedruckt auf einem nach den Richtlinien des Forest Stewardship Council (FSC) zertifizierten, säurefreien, alterungsbeständigen und chlorfrei gebleichten Papier.
Druck: Stückle Druck, Ettenheim

Bibliografische Information der Deutschen Nationalbibliothek:
Die Deutsche Nationalbibliothek verzeichnet diese Publikation in der Deutschen Nationalbibliografie; detaillierte bibliografische Daten sind im Internet über www.ddb.de abrufbar.

ISBN 978-3-95558-370-5

Inhalt

Editorial

»Die Menschen sind so notwendig verrückt, daß nicht verrückt sein nur hieße,
verrückt sein nach einer anderen Art von Verrücktheit.«
(Pascal, Pensées)

»Aber ich möchte nicht unter Verrückte kommen«, meinte Alice.
»Oh, das kannst du wohl kaum verhindern«, sagte die Grinsekatze:
»Wir sind hier nämlich alle verrückt. Ich bin verrückt. Du bist verrückt.«
»Woher willst du wissen, dass ich verrückt bin?«, erkundigte sich Alice.
»Wenn du es nicht wärest«, stellte die Grinsekatze fest, »dann wärest du nicht hier.«
(Lewis Carroll, Alice im Wunderland)

»Nun aber werden uns die größten der Güter durch Wahnsinn zuteil.«
(Platon, Phaidros)

»Was wir für die Krankheitsproduktion halten, die Wahnbildung,
ist in Wirklichkeit der Heilungsversuch, die Rekonstruktion.«
(Freud 1911c, 308)

Die in diesem Band versammelten Beiträge der Sigmund-Freud-Vorlesungen 2023 der Wiener Psychoanalytischen Akademie widmen sich der psychoanalytischen Untersuchung psychotischer Erfahrungen und Zustände. Psychosen sind oftmals äußerst verstörende und verwirrende Phänomene, die sowohl beim betroffenen Subjekt als auch im Umfeld intensive Angst und Unverständnis auslösen. Ideengeschichtlich sind Wahnsinn, Verrücktheit und Psychose häufig als das absolut Andere der Vernunft gekennzeichnet worden, und die Reinheit der Vernunft sollte durch den strengen Ausschluss des Wahnsinns hergestellt und gewahrt werden (vgl. Foucault, 1973). Es ist das bleibende Verdienst der Freud'schen Psychoanalyse, einen verstehenden Zugang zu den Psychosen eröffnet zu haben und aufzuzeigen, »daß auch so absonderliche, so weit von dem gewohnten Denken der Menschen abweichende Gedankenbildungen aus den allgemeinsten und begreiflichsten Regungen des Seelenlebens hervorgegangen sind [...]« (Freud, 1911c, 250).

Freuds Auseinandersetzung mit den Psychosen war jedoch bekanntlich zwiespältig. Während er seit seinen frühesten Schriften (beispielsweise in den *Abwehr-Neuropsy-*

chosen; Freud, 1894a) wiederholt die Fruchtbarkeit psychoanalytischer Erkenntnisse für das Verstehen psychotischer Erkrankungen demonstrierte, blieb er doch zeitlebens reserviert gegenüber dem therapeutischen Potenzial der Psychoanalyse in der Behandlung psychotischer Störungen. So ist zwar heute bekannt, dass Freud durchaus immer wieder psychotische PatientInnen in seiner Praxis behandelte (siehe den Beitrag von Georg Augusta in diesem Band), sein umfangreichstes klinisches Werk zur Psychose basierte jedoch nicht auf einer eigenhändig durchgeführten Behandlung, sondern auf den autobiografischen Schriften des sächsischen Senatspräsidenten Daniel Paul Schreber, den *Denkwürdigkeiten eines Nervenkranken* (Freud, 1911c).

Es war das große Verdienst nachfolgender Generationen von AnalytikerInnen, auch eine klinische Praxis mit psychotischen PatientInnen zu etablieren. So wurden beispielsweise wesentliche Erweiterungen des psychoanalytischen Verständnisses der Psychosen durch die Arbeiten Melanie Kleins ermöglicht. Ihre auf Basis von Kinderanalysen gewonnenen Erkenntnisse über die frühesten Beziehungserfahrungen des Babys und die in diesen Phasen vorherrschenden Ängste und Abwehrmechanismen lieferten den theoretischen und behandlungstechnischen Rahmen für die psychoanalytische Behandlung psychotischer PatientInnen durch die ihr nachfolgenden AnalytikerInnen – allen voran Herbert Rosenfeld, Hanna Segal und Wilfred Bion. Auch in Frankreich (Jacques Lacan, die Kestembergs, institutionelle Psychotherapie) und in den USA (Frieda Fromm-Reichmann, Harold Searles, Chestnut Lodge) entwickelten sich bedeutende Traditionen der psychoanalytischen Psychosenbehandlung.

Nachdem durch den Aufschwung der biologischen Psychiatrie und die Erweiterung der psychopharmakologischen Therapieoptionen die Bedeutung von psychotherapeutischen Zugängen vorübergehend in den Hintergrund gedrängt worden war, ist in den letzten Jahren wieder ein verstärktes Interesse an psychoanalytischen Zugängen zu psychotischem Erleben zu beobachten. Nicht zuletzt ist die Bedeutung von Psychotherapie in der multiprofessionellen Behandlung von psychotischen PatientInnen mittlerweile auch in den führenden Leitlinien anerkannt (Gaebel et al., 2019).

Doch die Bedeutung psychotischer Erfahrungen ist nicht auf das Feld der Klinik beschränkt. Die seit der Antike bestehende Idee der engen Verwandtschaft von außergewöhnlicher Kreativität und Wahnsinn gipfelte im romantischen Geniekult, der immer auch Gefahr läuft, die verstörende Realität der psychotischen Erfahrung zu verklären. Doch bezeugen Werke wie jenes von Hölderlin und Joyce oder die Künstler der Art Brut die über das Pathologische hinausgehende Bedeutung psychotischen Erlebens, indem sie existenziellen menschlichen Grunderfahrungen Ausdruck verleihen.

Dieses Spannungsfeld wird von den in diesem Band versammelten Beiträgen ausgelotet. *Hemma Rössler-Schülein* versucht in ihrem Beitrag *»Same same but different«: Psychose und psychotisches Funktionieren* Klarheit in die weitverbreitete Begriffsverwirrung – nicht nur zwischen Psychiatrie und Psychoanalyse – in Bezug auf Psychose bzw. psychotisches Funktionieren zu bringen und greift dabei auf reichhaltige klinische Erfahrung in der Arbeit mit psychotischen PatientInnen zurück. *Wolfgang Groysbeck* widmet sich in seinem ebenfalls klinisch orientierten Beitrag der Untersuchung von

Omnipotenzvorstellungen in der Psychose und in weniger schweren Störungsbildern. Unter dem Titel *»Will kein Gott auf Erden sein, sind wir selber Götter« – Über die Allgegenwart von Allmachtsvorstellungen* greift er hierfür auf Überlegungen von Freud und Bion zurück, wonach in der menschlichen Psyche stets ein psychotischer und ein nicht-psychotischer Persönlichkeitsanteil vorzufinden ist.

Georg Augusta präsentiert in seinem Beitrag *Die Analyse Scofield Thayers durch Sigmund Freud – Zeugnis einer Psychosebehandlung* die Ergebnisse seiner historischen Forschungen zu einer von Sigmund Freud unternommenen Behandlung eines psychotischen Patienten in den 1920er-Jahren. Damit zeigt Augusta zum einen auf, dass Freud trotz gegenteiliger Äußerungen zeitlebens psychotische PatientInnen behandelte, zum anderen gibt er auch einen Einblick in Freuds Arbeitsweise der wechselseitigen Beeinflussung von klinischer Praxis und Theorieentwicklung, das berühmte Junktim von Heilen und Forschen.

Der für die Entwicklung einer psychotischen Störung besonders vulnerablen Phase der Adoleszenz widmet sich *Gertraud Diem-Wille* in ihrem Beitrag *Psychotische Episoden in der Adoleszenz – Eine Falldarstellung*. Die spezifischen Entwicklungsaufgaben dieses Lebensabschnitts – Loslösung von den Eltern, Konsolidierung der Identität u.a. – können zu psychischen Krisen bzw. Zusammenbrüchen führen, die potenziell dauerhafte psychotische Entwicklungen verursachen. Anhand der Darstellung der Behandlung einer jugendlichen Patientin schildert die Autorin behandlungstechnische Herausforderungen im Umgang mit derartigen krisenhaften Situationen. *Johanna Wagner-Fürst* beschäftigt sich in ihrem Text mit den vielfältigen Methoden, wie sich die menschliche Psyche gegen einen psychotischen Zusammenbruch zu schützen versucht. Ihr Beitrag mit dem Titel *Kampf gegen die »Psychose«* präsentiert klinische Beispiele und praxisnahe Überlegungen für diese in vielen Behandlungen anzutreffenden Phänomene.

Die wirkmächtigen Theorien zum psychotischen Funktionieren von Wilfred Bion liefern die Grundlage für mehrere der versammelten Beiträge. *Thomas Müller* gibt in seinem Kapitel mit dem Titel *Die Bedeutung von Bions Theorie der seelischen Verbindungen für die analytische Psychosentherapie* einen konzisen Überblick über die Bion'schen Psychose-Konzepte und illustriert seine darauf basierenden behandlungstechnischen Überlegungen mit ausführlichem Fallmaterial aus der Behandlung von PatientInnen mit schizophrenen Psychosen. Auch für *Uta Karacaoğlan* ist Bion ein wesentlicher theoretischer Referenzpunkt, insbesondere seine Überlegungen zur Traumfunktion. In ihrem Beitrag *Zur Unterscheidung von psychotischen und nicht-psychotischen Träumen* zeigt sie die klinische Relevanz von Bions Modell auf und diskutiert behandlungstechnische Herausforderungen in der Arbeit mit psychotischen PatientInnen, die oftmals unter schwerwiegenden Symbolisierungsstörungen leiden. *Gerald Pail* erarbeitet im Anschluss an Bions Theorie des Denkens und das Bion'sche Raster ein komplexes Modell des psychotischen Funktionierens. In seinem Beitrag *Nicht ganz dicht – Die Modelle Präkonzeption und Container–Contained im Kontext ihrer pathopsychologischen Dimensionen* entwickelt er auch die klinischen Implikationen dieser Konzeptualisierung wie beispielsweise die Bedeutung unsaturierter Interventionen in der Arbeit mit psychotischen PatientInnen. *Simon Delacher* unterzieht in seinem Beitrag *»Es spaltet mir den Kopf, das muss meine dunkle Brille sein« – Ein Kommentar zu Bions klinischer Arbeit mit psychotischen Patienten* eine klinische Vignette aus einer der frühen Arbeiten Bions mit einem psychotischen Patienten einer kritischen Re-Lektüre. Dabei stützt er sich auf die theoretischen Weiterentwicklungen in Bions Spätwerk sowie auf die postbionianische Feldtheorie (Ferro, Civitarese).

Stephan Fock präsentiert in seinem Beitrag *Container–Contained in Action: Harold Searles in Chestnut Lodge* die wohl bekannteste psychoanalytisch geführte Behandlungsinstitution für Menschen mit psychotischen Störungen. *Anhand einer detailliert dargestellten Fallkonferenz von Harold Searles vermittelt er ein lebendiges Bild von der klinischen Arbeit in diese*m mittlerweile geschlossenen Krankenhaus. Eine französische Perspektive in der Tradition der strukturalen Psychoanalyse präsentiert *Ute Müller-Spiess*. In ihrem Artikel *Verrückt werden und verrückt sein ist etwas anderes. Zur Lacan'schen Sichtweise der Psychose* gibt sie einen Überblick über die komplexe Theorieentwicklung zur Psychose im Werk von Lacan, die der Beziehung des Subjekts zur symbolischen Ordnung entscheidende Bedeutung beimisst. Auch *Marianne Scheinost-Reimann* greift für ihre Überlegungen auf die Arbeiten einer französischen Psychoanalytikerin – Piera Aulagnier – zurück, die, von Lacan beeinflusst, ein komplexes und im deutschsprachigen Raum bisher nur wenig rezipiertes Theoriegebäude zum Verständnis psychotischer Erkrankungen entwickelt hat. Scheinost-Reimanns Beitrag mit dem Titel *Die Frage nach dem Ursprung – Über schizophrene und paranoide Wahnbildung* leistet diesbezüglich willkommene Pioinierarbeit. Auch *Sebastian Baryli* stüzt sich in seinen Analysen stark auf die französische Theorietradition, macht dabei aber auch einen Schritt über das klinische Feld hinaus. Unter dem Titel *Der paradoxe Erfolg der Schizoanalyse* skizziert er zunächst die theoretischen Ansätze von Gilles Deleuze und Félix Guattari, die mit ihrem Werk *Anti-Ödipus* in den 1970er-Jahren den kritischen intellektuellen Diskurs der 1970er-Jahre entscheidend mitgeprägt hatten. Im Anschluss verfolgt er das diskursive Schicksal der darin aufgestellten Thesen von der anzustrebenden revolutionären Überwindung der Ödipalität in der psychoanalytischen Theorie und Praxis und deren Umwandlung in eine Schizonanalyse und setzt dieses in Bezug zu gesamtgesellschaftlichen Entwicklungen, in denen sich eine allgemeine Krise der Ödipalität erkennen lasse. Auch *Franz Oberlehner* führt in seinem Artikel *Gibt es eine Normalpsychose?* über das klinische Feld hinaus. Er geht der Frage nach, inwiefern es legitim ist, im Anschluss an die Freud'sche Idee einer »Normalneurose« auch von einer »Normalpsychose« zu sprechen, also von Elementen psychotischen Funktionierens im »Gesunden«. Unter Berücksichtigung von Phänomenen wie der Verliebtheit oder des Rausches, in denen es immer wieder zu einem Verschwimmen der Grenzen zwischen Subjekt und Objekt kommen kann, argumentiert er für die Validität eines derartigen Konzepts.

Der Frage nach der Bedeutung des Settings in der Behandlung von Menschen mit Psychose geht *Michael Ertl* nach. Dabei greift er in seinem Beitrag *Psychoanalytische Psychosentherapie und Setting* auf seine klinischen Erfahrungen als Psychoanalytiker in freier Praxis und langjähriger Leiter einer psychiatrischen Klinik zurück. Einen Einblick in die psychoanalytisch informierte sozialpsychiatrische Arbeit mit Menschen mit chronischen Psychosen geben *Sándor Ivády* und *Martina Ferrari*. Sie stellen in ihrem Beitrag *Persönliche Betreuung und Begleitung im Alltag: Reflexionen praktischer Erfahrungen vor psychoanalytischem Hintergrund* die Arbeit des »Vereins LOK Leben ohne Krankenhaus« vor und stellen erhellende Verbindungen ihrer praktischen Tätigkeit mit den psychoanalytischen Psychose-Konzepten her.

Mehrere AutorInnen befassen sich schließlich in ihren Beiträgen mit dem komplexen Verhältnis von Psychose und Kunst bzw. künstlerischem Schaffensprozess. Kaum eine Kunstbewegung ist so eng mit der Psychoanalyse verknüpft wie der Surrealismus. Unter dem Titel *Verloren, Verbunden, Verrückt – Surreale Zergliederung in André Bretons »Nadja«* beleuchtet *Katrin Mackowski* dieses Naheverhältnis und kommt zu neuen Einsichten über eines der bekanntesten Werke des Surrealismus. *Tjark Kunstreich* untersucht in seinem Beitrag anhand des Werks der Film-Künstlerin Chantal Akerman, die an einer manisch-depressiven Psychose litt, das Verhältnis von künstlerischem Schaffensprozess und psychotischer Erkrankung. Unter dem Titel *»Das Grauen in jeder Zelle meines Körpers« – Manische Abwehr und Wiedergutmachung im Werk Chantal Akermans* stellt er in Frage, ob der kleinianische Begriff der Wiedergutmachung dafür passend ist, muss diese doch stets unabgeschlossen bleiben, und betont die Rolle der Vermittlung, also der kommunikativen Absicht, die jedem genuin künstlerischen Ausdruck innewohnt und die in der Psychose zusammenbricht. Die psychoanalytisch-semiotischen Theorien zur poetischen Praxis von Julia Kristeva dienen *Greta Lippauer* als theoretischer Ausgangspunkt für ihre Überlegungen zu Gedichten der Lyrikerin Dagmara Kraus. In ihrem Beitrag mit dem Titel *»aber was soll ein gedicht mit den millionen flüchtigen wörtern nur anfangen« – Über Dagmara Kraus' Poesie als »experimentelle Psychose« nach Julia Kristeva* untersucht sie dabei auch die Grenzen zwischen psychotischem und poetischem Prozess. Einen mehr biografischen Zugang wählt Rainer Gross in seiner Arbeit über den Sturm-und-Drang-Dichter Jakob Michael Reinhold Lenz. Unter dem Titel *»So lebte er hin ...« – Der Dichter Lenz, seine Psychose und Georg Büchners Fallgeschichte* zeichnet er zunächst das schillernde Leben des genialischen Dichters und seine wechselvolle Freundschaft mit Goethe nach, bevor er sich der berühmten Büchner'schen Novelle widmet. Die Lebens- bzw. Krankengeschichten der Protagonisten dieses Beziehungsdreiecks dienen Gross dabei auch als Beispiele für die Möglichkeiten und Grenzen der Funktion künstlerischer Kreativität zur Bewältigung psychischer Krisen.

Wir wünschen eine anregende und gewinnbringende Lektüre mit den Beiträgen der Sigmund-Freud-Vorlesungen 2023!

Victor Blüml und Sabine Schlüter

Literatur

Foucault, M. (1973): *Wahnsinn und Gesellschaft: Eine Geschichte des Wahns im Zeitalter der Vernunft*. Frankfurt a. M.: Suhrkamp.

Freud, S. (1894a): *Die Abwehr-Neuropsychosen. Versuch einer psychologischen Theorie der acquirierten Hysterie, vieler Phobien und Zwangsvorstellungen und gewisser hallucinatorischer Psychosen*. GW I, 59–74.

Freud, S. (1911c): Psychoanalytische Bemerkungen über einen autobiographisch beschriebenen Fall von Paranoia (Dementia paranoides). GW VIII, 239–316.

Gaebel, W./Hasan, A./Falkai, P. (Hg.) (2019): *S3-Leitlinie Schizophrenie*. Wien, Berlin: Springer.

Same same but different

Einige Überlegungen zu Psychose und psychotischem Funktionieren

Hemma Rössler-Schülein

Ausgangslage

Um 1875 hatte sich die Psychose neben den Begriffen Seelenstörung, psychische Krankheit, Geisteskrankheit und Irresein allgemein in der Psychiatrie etabliert. Als Fachwort von altgriechisch *psychē* (Seele, Geist) und *-osis* (Zustand) stammend, war sie mit französischer Endung ins Deutsche gekommen: ein an einer Psychose erkrankter Mensch wurde als *Psychotiker* bezeichnet. Der Begriff umfasst einen unscharf definierten Symptomenkomplex, gekennzeichnet durch Realitätsverlust oder Ich-Störungen, Halluzinationen, Wahn, Verlust des Bezuges zur Realität, formale und inhaltliche Denkstörungen und gestörte Sinneswahrnehmungen (Wikipedia, 2023). Die Psychoanalyse hat diesen Begriff der Psychiatrie entlehnt, und daher hat psychiatrische Nosologie das psychoanalytische Denken auf diesem Gebiet beeinflusst (Bronstein, 2020). Die Unterscheidung zur psychiatrischen Klassifikation wird in einschlägigen Falldarstellungen – wenn überhaupt – nur am Rande getroffen (Karacaoğlan, 2020). Wenig wahrgenommen wird von dieser Seite auch, dass in der psychiatrischen Diagnostik neben den genau abgegrenzten klassifikatorischen Kategorien mittlerweile vor allem bei der Diagnostik der Persönlichkeitsstörungen eine dimensionale Perspektive Einzug gehalten hat (vgl. dazu Löffler-Stastka et al., 2007; Schramm et al., 2020). Die nosologische Ebene der »Störungseinheiten« wurde aus pragmatischen Gründen auch bei der Überarbeitung der internationalen Diagnosemanuale wie DSM-5 und ICD-11 beibehalten, da sie für die Klinik und für die Vergleichbarkeit von Studien Informationen liefert, die bei einer rein syndromalen/dimensionalen Beschreibung verlorengehen (Valle, 2020).

Die Psychoanalyse ist aus nachvollziehbaren Gründen einen anderen Weg gegangen. Sigmund Freud verwendete in seinen Arbeiten diagnostische Begriffe wie Dementia praecox, Paraphrenie und Schizophrenie wechselnd, ohne sie zu definieren. Gut dokumentiert ist dies bei der Behandlung von Carl Liebmann; hier spricht Freud in seinem Brief an Pfister 1927 von paranoischer Demenz:

> Andererseits ist unverkennbar, daß vieles an ihm recht unheimlich ist, als ob er auf dem Wege wäre, aus der Zwangsneurose ins Paranoid überzugehen. Seine Einfälle und Gedankenverbindungen haben sehr oft etwas Befremdendes, und seine Symptome könnte man ohne viel Zwang Wahnideen heißen. So oft er in den Widerstand gerät, sage ich mir, es ist doch eine

> Schizophrenie, wenn etwas aufgeklärt ist, verliert sich dieser böse Eindruck. Ich denke, ich lasse die Doktorfrage der Diagnose beiseite und arbeite am lebenden Material weiter. Solange es sich noch plastisch erweist und wir Erfolge haben, fühle ich mich gerechtfertigt. Nicht unwesentlich ist der Eindruck, daß seine Person doch jede Mühe wert ist. (zit. nach Augusta, 2021, 81)

Diese Haltung ist im Grunde genommen geblieben: Mit der notwendigen Bewältigung von Ängsten psychotischen Charakters, der Beschreibung eines psychotischen und eines nicht-psychotischen Persönlichkeitsanteils u.v.m. ist die bei Freud gedachte Normalität auch von psychotischen Aspekten in unterschiedlichem Ausmaß/Umfang (Dimensionen) in allen seelischen Vorgängen in den sogenannten »body of knowledge« der Psychoanalyse eingegangen. Außer in kritischen Situationen wird in kollegialen Diskussionen meist die lästige »Doktorfrage« der Diagnose beiseitegelassen und wird prozesshaftes psychotisches Funktionieren, psychotisches Erleben – ein psychotischer Modus – mit dem kategorialen Begriff der Psychose und damit, so wie es lange Zeit gängiger Sprachgebrauch war, mit Schizophrenie gleichgesetzt. Wenn zugewiesene PatientInnen im psychoanalytischen Erstgespräch »psychotischer«, »kränker« wahrgenommen werden, hilft die Erklärung, dass bizarre Gedanken und Ideen, Depersonalisationsphänomene und auch Halluzinationen im wenig strukturierten Rahmen einer psychoanalytischen Untersuchung eher geäußert werden als beim Abfragen von Symptomen; dennoch bleibt die Frage: Hören wir PsychoanalytikerInnen anders? *Verstehen* wir da etwas anders? Oder *ordnen* wir die Symptome anders ein?

Dissoziation und psychotisches Funktionieren

Durch diese unspezifische Verwendung des Begriffs Psychose – den es in dieser Form in der Psychiatrie, ebenso wie den Begriff »*die* Neurose«, gar nicht mehr gibt – können begriffliche Verwirrungen innerhalb und Verständnisschwierigkeiten außerhalb unseres psychoanalytisch-psychodynamischen Feldes entstehen. Ogden (2000) publizierte ausführlich eine analytische Behandlung, in der es in den Sitzungen häufig Blockaden gab: Dabei hing die Patientin oft gedankenverloren illusionären Ideen nach. An ihrem Arbeitsplatz zog sie sich dafür in einen besonderen Raum zurück. Es gelang ihr jedoch, diesen Prozess von ihren Arbeitsbeziehungen fernzuhalten. Für Ogden repräsentierte dies eine latente Psychose, das Erleben jener chronischen Psychose in der Analyse, die sie in der Kindheit nicht ausleben hatte können. Damals hatte der defensive Rückzug in eine Welt autistischer Formen wie den »Klang« des Lesens für sie eine wichtige, beruhigende Rolle gespielt. Die Beziehung der Patientin zur äußeren Realität ist also nicht oder nur wenig gestört, sie kann ihre illusionäre Welt, ihre geheimen, erregenden Ideen, ihr Tagträumen für sich behalten und am richtigen Ort für »private madness«, nämlich in der Analyse, äußern. Psychopathologisch lassen sich diese Zustände als Bewusstseinseinengung, Identitätswechsel, Neben-sich-Stehen und Derealisation, also zunächst als dissoziative Symptome beschreiben. Dissoziation führt nicht zum Vergessen eines psychischen Inhalts wie die Verdrängung, sondern hält diesen abgetrennt und lässt ihn nur in bestimmten psychischen Zuständen zugänglich werden. Dissoziation ist ein transdiagnostisches Phänomen, das bei einer Vielzahl von Störungen auftreten kann (Wallis et al., 2023). Diamond (2023) beschreibt solche Vorgänge als sekundäre Dissoziation im Dienste der Abwehr. Ist das die latente Psychose? (Same same but different!)

Kinder, die später psychotisch werden, konstruieren sich zur Verteidigung und zum Schutz oft eine eigene angenehme Welt, die mit Phantasiefiguren bevölkert und vom wirklichen Leben dissoziiert ist (De Masi, 2015). Vielleicht haben Tagträume in der Psychoanalyse daher einen schlechten Ruf, obwohl sie sich gar nicht so sehr von einer geschätzten Fähigkeit, nämlich der (bildlichen) Vorstellungskraft, unterscheiden, die kreativen Produktionen zugrunde liegt. Dafür müssen sie aber ihren egozentrischen Charakter aufgeben – ein Umstand, auf den schon Freud in *Der Dichter und das Phantasieren* (1908e) hinwies. Seiner inneren Welt gewahr, die er zum Ausdruck bringen, und des äußeren Materials, mit dem er arbeiten muss, kann der wahre Künstler dieses Material in aller Bewusstheit einsetzen, um die Phantasie zum Ausdruck zu bringen (Segal, 1991). Die Unterscheidung zwischen einem gutartigen Zusammenspiel, zwischen Projektion und Introjektion, wenn es um das Tagträumen, und dem Prozess einer übermäßigen projektiven Identifizierung, die dazu dient, die innere psychische Realität zu verleugnen, indem man oder frau einen Teil von sich selbst loswird und damit gleichzeitig das Objekt besitzt und kontrolliert, muss immer wieder getroffen werden. Vielerorts, zuletzt von Bronstein (2020), wurde auf die Schwierigkeiten hingewiesen, solche Symptome – insbesondere in der Adoleszenz, gleich in einer vorbestimmten Diagnose – festzuschreiben. Wenn strenge internalisierte Objekte, die das frühe sadistische Über-Ich bilden, in der Kindheit nicht ausreichend modifiziert wurden, können sexuelle und aggressive Triebe unter der erhöhten Intensität des Triebgeschehens eine größere Kraft bekommen und für die Ich-Integration ein Gefühl von Verfolgung und Bedrohung mit sich bringen. Moses und Egle Laufer prägten den Begriff einer »psychotischen Funktionsweise«, um den Bruch mit der Realität zu beschreiben, den diese Jugendlichen erleben – ein Zusammenbruch, der stark mit dem Hass auf die Realität ihres Körpers, die Realität der Veränderung, verbunden ist und auch zu selbstverletzendem Verhalten und Suizidalität führen kann. Dabei ist nur schwer zu erkennen, ob sich dieser psychotische Prozess zu einer erwachsenen »chronischen« Psychose entwickeln wird oder nicht.

Auch in der aktuellen psychiatrischen Literatur geht man von einem Kontinuum zwischen psychoseartigen Erfahrungen, psychotischen Symptomen und psychotischen Störungsbildern aus. In der Erhebung in der Allgemeinbevölkerung werden bei 17,5 % vorübergehende psychotische oder psychosenahe Erfahrungen beschrieben. Als sogenannte Ultra-high-risk-Kriterien für ein erhöhtes Psychoserisiko gelten beispielsweise ungewöhnliche Denkinhalte, Misstrauen oder Halluzinationen, wenn sie innerhalb einer Woche ohne Überschreitung zur manifesten psychotischen Symptomatik auftreten. Ähnlich wie psychoanalytisch arbeitende Kollegen weisen Trimmel et al. (2023) darauf hin, wie entscheidend wichtig es ist, psychotherapeutische Behandlungen anzubieten, bevor der psychotische Prozess sich verfestigt und/oder der oder die Adoleszente die Hoffnung aufgibt und sich tötet. Same same but different.

Der Begriff des psychotischen Funktionierens oder des seelischen Funktionierens in einem psychotischen Modus (die Aktivität des psychotischen Teils der Persönlichkeit) ist nicht nur bei der Beschreibung von Symptomen in der Adoleszenz anzutreffen. Nicht immer ist klar, ob er eine ubiquitäre Dimension seelischen Erlebens beschreibt, eine Kategorie von psychopathologischen Phänomenen umfasst oder exploratorisch eingesetzt wird. Auf jeden Fall handelt es sich um eine Funktionsweise mit einer eigenen Logik.

Definierte Psychose

Gerade weil aber psychoseähnliche Dimensionen im seelischen Erleben so weit verbreitet sind, kann es erleichternd sein, einen festen kategorischen Begriff zu haben und die Psychose semantisch und zeitlich zu verorten und damit im Wortsinn des Begriffs die Definition auch zeitlich zu begrenzen. Otto Kernberg (2019) beschränkt die Begriffe Psychose und psychotisches Funktionieren auf die verhaltensmäßigen Äußerungen derjenigen PatientInnen, die die Fähigkeit zur Realitätsprüfung und/oder die Fähigkeit, sich selbst von anderen sowie intrapsychische von externen Stimuli zu unterscheiden, und/oder die Fähigkeit, Empathie für die geltenden sozialen Regeln aufzubringen, verloren haben. Das Erleben und die Beziehung zur Realität, die unter großer emotionaler Anspannung oder großem Alkoholeinfluss verändert sein kann, sind seiner Definition nach damit nicht gemeint.

Tatsächlich kann nicht nur die begriffliche, sondern auch die praktische Arbeit an der Definition, also das Eingrenzen der Psychose und ihr Abspeichern im Ordner »Vergangenheit«, eine klinisch sinnvolle Aufgabe sein.

Roland

Roland hatte vor mehr als 20 Jahren unter dem Einfluss von imperativen Stimmen, die ihn für seine Homosexualität verdammten, versucht, sich mit einer Glasscheibe den Bauch aufzuschneiden. »Wissen Sie, auf einmal glaubte ich wieder an Gott und Teufel.« In einer niederfrequenten Behandlung gelang es langsam, die Kränkung zu verkraften, die mit dem durch die Erkrankung und die dauernde Medikamenteneinnahme erzwungenen Abschied von seinem performativ-künstlerischen Beruf einherging, und sich mit einer weniger qualifizierten Anstellung zurechtzufinden. Nach den seltenen Kontakten zur Herkunftsfamilie berichtet er: »Das von meiner Familie – das ist mir alles wieder hochgekommen – wie mein Bruder mich da so überfallen und zusammengeschlagen hat …« Roland waren die Auswirkungen der physischen und psychischen Misshandlungen, die er als Kind und Jugendlicher vor allem durch den alkoholkranken Vater erlitten hatte, ständig abgesprochen worden. Sadistische Rituale und brutale Bestrafungen waren auch in jenem staatlichen Konvikt in der Provinz, welches er als Jugendlicher besuchte, in den späten 1970ern noch gängige Praxis.

Das, was Fonagy und Campbell (2015) als »epistemisches Vertrauen« bezeichnen, konnte sich durch die Misshandlungen und deren Verleugnung (»Ach geh, der [Vater] ist doch [alkohol-]krank, das ist nicht so schlimm, kennst ihn eh...«) nicht ausreichend und nicht kohärent entwickeln. Nicht verstanden zu werden bzw. das Erlebte abgesprochen zu bekommen, kann innerlich eine verfolgende Qualität – wie nagender Hunger oder körperlich peinigender Schmerz – entwickeln.

Roland aber suchte und sucht nach emotionalem und kognitivem Verstehen, möchte mit mir über anspruchsvolle Romane diskutieren und kann auch ironisch die feine Klinge führen, z.B. wenn er mir mehr als einmal alles Gute für meinen Urlaub auf den Malediven wünscht. »Oder, wo geht es jetzt hin? Auf die Seychellen?«

Dennoch empfängt er in einem psychosenahen, konkretistischem Modus vieles und dekodiert häufig die Kommunikation seiner Mitmenschen auf der psychotischen Wellenlänge. Monatelang beklagt er sich über eine Gruppentherapeutin, die zu einem depressiven Patienten gesagt habe: »Sie sind so ein wundervoller Mann!« Roland, der dies nur wörtlich nehmen kann, ist davon hochgradig irritiert und meint wiederholt kopfschüttelnd: »Das stimmt einfach nicht, das kann man doch *so* nicht sagen, das ist doch kein wundervoller Mann – der ist (arbeitslos ...) – was die dort für einen Blödsinn verzapfen!«

Auch bei den kleinlichen Streitereien an seinem Arbeitsplatz klagt er: »Ich werd' das dann nicht los, was die sagen, das ist so ein Blödsinn, den die verzapfen, das dringt so in mich ein, ich muss das die ganze Zeit zurechtrücken.« Das, was »die« sagen, ist dann ganz wörtlich in ihm drin ist, drängt sich ständig auf, gibt keine Ruhe lässt sich nicht verarbeiten oder im übertragenen Sinn zur Seite legen. Deswegen ist er sozial sehr isoliert und grundlegend einsam, will eigentlich nicht mehr leben. Als seine Psychotherapeutin bin ich die Einzige, der er sich damit anvertrauen kann und die ihm dabei helfen muss, in seinen Worten »seine Gedanken zurechtzurücken«. Roland resümiert über das Altern, seine Einsamkeit, die vergiftete Stimmung am eigentlich entspannten Arbeitsplatz (»Ohne Sie wäre ich da nach 14 Tagen wieder davongerannt«), einen früheren Liebhaber, den er als von Alter und Krankheit gezeichneten Mann wiedergesehen hat, über seine Enttäuschung auf einer Kur. (»In meinen Psychosen – da ist ja so viel aus meiner Kindheit aufgetaucht – kann das sein, dass ich das so erlebt habe, wie ich das damals als Kind erlebt habe – mit den Ängsten – verstehen Sie das – ja, und auch mit den Phantasien eines Kindes – und das so gehört habe, wie ich das damals verstanden habe – da war die Hölle – so wichtig – kennen Sie das, haben andre das auch? Und Homosexualität war eine Sünde – tssss – und jetzt – und die Sonne war Gott – das ist so ja auch bei anderen Völkern!«)

Wir sind beide froh, dass die Arbeit an der Definition gelungen, das psychotische Funktionieren erträglich geworden ist, dass wir die Psychose in die Vergangenheit bannen und den Abschied planen können.

Petra

Nicht so eindeutig stellt sich der Fall von Petra dar.

Sie begann Anfang 20 eine hochfrequente Psychoanalyse, da sie es in engen und überfüllten Räumen nicht mehr aushalten konnte, niedergeschlagen war, voll innerem Druck und ängstlicher Spannung, die sie als Angst beschrieb, verrückt zu werden und den Boden unter den Füßen wegezogen zu bekommen. Sie musste sich gedanklich dauernd mit sich selbst beschäftigen und konnte daher weder schlafen noch sich konzentrieren. All das war aufgetreten, als sie im zweiten Studienjahr erstmals bei einer kleinen Prüfung versagt hatte. Großgewachsen, sportlich und breitschultrig, schlug sie bei der Begrüßung wie scheu immer die Augen nieder, als hätte sie Schwierigkeiten, mich anzusehen – oder auch, als sollte ich sie nicht zu direkt anschauen.

Petra vermied nicht nur meinen Blick, sondern auch den Kontakt zu den eigenen Gefühlen, die sie scheinbar kaum gelten ließ, und vermittelte, sich auch in ihrem Körper unbehaglich oder fremd zu fühlen. Obwohl ich aus Petras Heranwachsen als besonderes Einzelkind viel vermutlich psychodynamisch Bedeutungsvolles wusste, fiel es mir schwer, mit ihr in emotionalen Kontakt zu kommen. Interventionen, die auf ihre narzisstische Problematik zielten – ob sie sich von mir kritisiert fühlte oder meine Versuche, ihre Ansprüche an sich und an ihre Perfektion infrage zu stellen etc. –, schienen ins Leere zu gehen und zu verhallen, ebenso wie meine Wahrnehmung ihres Schuldgefühls, dass die Eltern nur ihretwegen ein Paar geblieben waren und sie den Vater so leicht hatte erobern können. War es der ödipale Triumph gewesen, den Petra zu früh erfahren und der sie überfordert hatte? Diese Überlegungen halfen mir nur insofern weiter, als sie Petras Wahrnehmung illustrierten, dass etwas in ihrer Geschichte zu früh geschehen war, sie überfordert hatte.

Nach einer längeren Pause zurückgekommen, klagt sie weiter, dass sie ganz wie die Eltern wolle, dass sich ihre Probleme schnell und mühelos auflösen ließen. Sie kommt sich in der Psychoanalyse blöde vor, so unbehaglich; sie lässt ihre Verwandten sprechen, die ihr sagen, sie solle sich nicht so anstellen, sie habe doch eine schöne Kindheit gehabt. Trotz ihrer Bemühungen, sich über die regelmäßigen, hochfrequenten Stunden zu strukturieren, bleibt sie misstrauisch. Sie habe das Gefühl, sie müsse immer etwas mitbringen, was sie geschafft habe, sie könne aber nichts mit sich anfangen, und dabei schimpfe sie die ganze Zeit vor sich hin (was mich alarmiert), damit andere ihr nicht zu nahe kommen.

Petra spricht sehr leise, macht lange, unmotiviert wirkende Pausen, die mich mutmaßen lassen, dass sich eine Übereinstimmung ohne Worte zwischen uns herstellen solle, dass ich sowieso alles von ihr wisse, sie quasi durchschaue und in ihr drin sei. Als sie wieder einmal schlaflos und überfordert konstatiert, sie habe den Eindruck, nur daneben zu reden, Wortgebilde ohne Verbindung zu sich zu produzieren, und will, dass das alles aufhört, versuche ich in etwa Folgendes zu beschreiben: »Einerseits merken Sie, dass Sie so nicht weiterkönnen, wenn Sie nichts an sich heranlassen – und andererseits merken Sie, dass Sie das auch nicht wollen und dass die Situation Sie fast verrückt macht.«

Petra: »Aber ich weiß nicht, wie ich das anders machen könnte – vielleicht will ich nicht, dass etwas zu nahe an mich rankommt. Auch mein Studium – da habe ich auch den Eindruck, dass ich das nur mach, weil ich sonst nichts anzufangen wüsste mit mir.«

Ich spüre, dass ich gegen Hilflosigkeit und Verzweiflung anarbeite; wie so oft habe ich das Gefühl, dass ich die Verbindungen herstellen muss, und bemerke, dass ich auch noch Schuldgefühle wegen der längeren Unterbrechung habe. Ich sage: »Sie machen das enorm runter. Ich habe den Eindruck, das ist so, wie wenn Sie etwas zu mir schmeißen und dann nichts mehr damit zu tun haben wollen – und vielleicht geht es darum, die Dinge wieder aufzuheben.«

Petra stimmt mir zu: »Das ist so, dass ich da so ein schlechtes Gewissen hab« – und sie erzählt weiter, dass sie am liebsten nur das Pflichtprogramm an der Uni mache. Sie schmeißt nach der Vorlesung die Sachen in die Ecke, nimmt sie erst die Woche darauf wieder raus und schaut sie sich erst am Ende des Semesters wieder an.

Als ich meine, dass sie so wenig wie möglich mit der Uni (und ich denke, auch mit mir – Alma Mater!) in Kontakt tritt und sich damit von der Möglichkeit abschneidet, mehr zu wissen oder zufriedener zu sein und deswegen auch ein schlechtes Gewissen habe, antwortet Petra mir: »Ja, das ist so, dass ich den ganzen Tag lieber tagträume.«

Was Petra träumt, erfahre ich aber nicht, und über Monate stellt sich die Frage, ob sie im zeitlosen (undefinierten Zustand) Limbo, im Rückzug und in der Ablehnung ihrer inneren und äußere Realität bleibt.

Während es also in der Psychoanalyse nach wie vor Spitz auf Knopf steht, ich aber ihr Gefühl, hilflos und bedroht sein, zu spüren beginne, beginnt Petra, zu fotografieren. Erstmals zeigt sie mir sprachlich etwas, was ihr gefallen hat: »Eine Arbeit, auf der Flugzeuge zu sehen sind, viele ganz kleine, die oben auf ein blaues Papier geklebt waren. Die Oberfläche war ein bisschen zerstört, ein bisschen abgeschabt, durch Entwickler und so. Und dann unten, da waren viele Fische, und das war so, dass man bei dem Gesicht von den Fischen nur mehr den Mund gesehen hat. Und auch da war die Oberfläche etwas zerstört.« Ich bin überrascht und beeindruckt von der Genauigkeit ihrer Beschreibung und auch erschrocken von dem, was Petra da faszinierte. Die fast unkenntlichen Mäuler der Fische – was sollen sie darstellen? Bions bizarre Beta-Elemente fallen mir eben gerade ein. Beta-Elemente in der Psychose sind ja weder primitiv noch ursprünglich, sondern das Produkt des psychotischen Prozesses, der gerade in der Umwandlung von Gedanken in Sinneswahrnehmungen besteht (de Masi, 2015). Ich denke, dass ich wohl vorsichtig (auf Abstand, ihre Art des Denkens beachtend) bleiben soll und frage einfach: »Das hat Ihnen gefallen, dass da so viele kleine Dinge sind?« Petra: »Ja. Und dass es schon fast an der Grenze zum Abstrakten ist und dass das Ganze gleichsam aus dem Nichts auftaucht.«

Wenig später wird Petra mir davon erzählen, dass sie gerne Baustellen fotografiert, auf denen Häuser, die gerade abgebrochen werden, zu sehen sind. Diese Bilder vom Abriss geben das Innenleben der zerstörten Objekte preis und ermöglichen es Petra, neugierig zu sein. Langfristig tragen diese Bilder von Zerstörung und Zerbrechlichkeit dazu bei, das »zu früh« in ihrer Biografie gemeinsam zu verstehen, wesentliche Erfahrungen zu illustrieren (ihre Zeit im Krankenhaus als eineinhalbjähriges Kind, ihr Gefühl und ihre Überforderung, sich um die depressiven Mutter kümmern zu müssen). Petra gelingt es zunehmend besser, ihre eigene innere psychische Realität und die ihrer Herkunftsfamilie wahrzunehmen; sie hat einen Weg gefunden, hinzuschauen, ihre Sinnesorgane zu verwenden und sich ihrer eigenen Existenz zu versichern, die sie lange Zeit als so bedroht erlebt hat.

Zum Abschied unserer sehr langen gemeinsamen Arbeit schenkt mir Petra, die mich nun offen ansehen kann, folgenden Satz: »Wichtig ist, zu sehen, wie man ist, und zu sehen, dass das okay ist.«

Diskussion: Sehen und gesehen warden

In den Worten von Hanna Segal (2002) klingt das so: »Seeing the world and ourselves as we are is sanity, distorting the vision takes us into the world of hallucinosis.« Bei PatientInnen, die kurz vor einem psychotischen Zusammenbruch stehen und mit ihrem Blick in das (beneidete) Objekt (hinein-)kommen und mit ihm verschmelzen möchten, hat Segal eine vermehrte voyeuristische Aktivität beschrieben. Andersherum kann die Vermeidung des Blicks – die gesenkten Augen – zum Schutz vor eindringenden Blicken dienen. Denn Kinder, die dazu neigen, psychotisch zu werden, hatten oft Eltern, die nicht nur nicht wussten, wie sie die emotionalen Projektionen ihres Kindes emotional aufnehmen sollten, sondern die manchmal auch mit ihren eigenen pathologischen Anteilen in das Kind eindrangen (Ferenczi, 1985). Hier soll der Rückzug vor Kontakt mit der Beziehungswelt schützen.

Generell brauchen wir eine Fähigkeit zur Symbolisierung, um Ängste und Sehnsüchte bewältigen zu können – auch deren Aspekte, die näher an der körperlichen Erfahrung und Empfindung sind (Same same but different). Bilder gehen dem sprachlichen Ausdruck hier oft voraus. Petra half die Beschäftigung mit künstlerischem Ausdruck, nach außen wie nach innen zu sehen, den Blick zu suchen, sich selbst als Akteurin ihrer Wahrnehmung zu erleben und diese nicht mehr vermeiden zu müssen.

Der sogenannte psychotische Kern

Bereits 1975 meinte André Green, dass die AnalytikerInnen heute weniger an den perversen Phantasien der Neurotiker als an den psychotischen Abwehrmechanismen interessiert seien und aufgefordert würden, auf einen doppelten Code, auf andere Dinge zu hören, die früher unhörbar gewesen seien. Die Analyse einer Neurose sei nicht vollständig, solange die psychotische Schicht nicht erreicht sei. Wenn dieser psychotische Kern schließlich erreicht worden sei, finden sie das, was als der private Wahnsinn des Patienten bezeichnen werden kann. Diese archäologische, verdinglichte Metapher möchte ich um die Bemerkung ergänzen, dass wir uns notwendigerweise mit dem psychotischen

Funktionieren und den ubiquitären psychotischen Ängsten in der Analyse auseinandersetzen müssen. Dazu braucht es die Bereitschaft der AnalytikerInnen, sich auf diese ängstigenden und verunsichernden Erfahrungen in der klinischen Tätigkeit einzulassen, was sowohl herausfordernd ist, als auch lohnend sein kann. Starre oder unreflektierte unbewusste Idealisierungen der Methode, des eigenen Wissens um genetische Zusammenhänge oder der eigenen Person können dabei allerdings ein Hindernis darstellen.

Literatur

Augusta, G. (2021): Freud und die psychoanalytische Behandlung von Psychosen. *Psyche – Z. Psychoanal.* 75/1, 67–96.

Bach, B./Sellbom, M./Skjernov, M./Simonsen, E. (2018): ICD-11 and DSM-5 personality trait domains capture categorical personality disorders: Finding a common ground. *Australian and New Zealand Journal of Psychiatry* 52/5, 425–434.

Bronstein, C. (2020): Psychosis and Psychotic Functioning in Adolescence. *Int. J. Psycho-Anal.* 101, 136–151.

De Masi, F. (2015): Delusion and Bi-Ocular Vision. *Int. J. Psycho-Anal.* 96, 1189–1211.

Diamond, M. J. (2023): Die Wiederkehr des Verdrängten. Dissoziation und Psychoanalyse der traumatisierten Psyche neu betrachtet. *Psyche – Z. Psychoanal* 77/1, 1–48.

Ferenczi, S. (1985): *Ohne Sympathie keine Heilung. Das klinische Tagebuch von 1932*. Frankfurt a. M.: S. Fischer.

Freud, S. (1908e): *Der Dichter und das Phantasieren*. GW VII, 213–223.

Green, A. (1975): The Analyst, Symbolization and Absence in the Analytic Setting (On Changes in Analytic Practice and Analytic Experience) – In Memory of D. W. Winnicott. *Int. J. Psycho-Anal.* 56, 1–22.

Fonagy, P./Campbell, C. (2015): Böses Blut – ein Rückblick: Bindung und Psychoanalyse. *Psyche – Z. Psychoanal.* 71/4, 275–305.

Karacoağlan, U. (2020): Tattoo oder Psychose. Zur Bedeutung des Körperbildes, in (DPV): *Identität zwischen Beständigkeit und Wandel*. Herbsttagung 2019 der Deutschen Psychoanalytischen Vereinigung. Gießen: Psychosozial, 42–55.

Kernberg, O. F. (2019): Psychotic Personality Structure. *Psychodynamic Psychiatry* 47/4, 353–372.

Löffler-Stastka, H./Ponocny-Seliger, E./Fischer-Kern, M./Rössler-Schülein, H./Leithner-Dziubas, K./Schuster, P. (2007): Validation of the SWAP-200 for diagnosing psychostructural organization in personality disorders. *Psychopathology* 40/1, 35–46.

Ogden, Th. (2000): *Frühe Formen des Erlebens*. Wien: Springer.

Schramm, E./Klein, D. N./Elsaesser, M./Furukawa, T. A./Domschke, K. (2020): Review of dysthymia and persistent depressive disorder: history, correlates, and clinical implications. *Lancet Psychiatry* 7/9, 801–812.

Segal, H. (1991): *Dream, Phantasy and Art*. London: Routledge.

Segal, H. (2002): *Vision*. Unveröffentlichtes Manuskript.

Trimmel, M./Hinterbuchinger, B./Friedrich, F. et al. (2023): Klinische Umsetzung von Früherkennung und Frühintervention bei Psychoserisiko. *Psychopraxis. Neuropraxis* 26, 21–26.

Valle, R. (2020): Schizophrenia in ICD-11: Comparison of ICD-10 and DSM-5. *Revista de Psiquiatría y Salud Mental* 13/2, 95–104.
Wallis, H./Vogel, M./Junne, F. et al. (2023): Dissoziation: ein transdiagnostisches Phänomen. *Psychotherapie* 68, 141–154.

»Will kein Gott auf Erden sein, sind wir selber Götter«

Über die Allgegenwart von Allmachtsvorstellungen

Wolfgang Groysbeck

Unter den vielen neuen Erfahrungen, die wir alle während der Covid-Pandemie machen mussten, erschien mir folgende besonders rätselhaft: Viele Menschen, die durchwegs nicht manifest psychotisch waren, vertraten auf einmal völlig verrückte Ansichten oder waren zumindest nicht bereit, sich davon abzugrenzen. Damit meine ich nicht berechtigte oder auch überzogene Kritik an Maßnahmen, die der Eindämmung des Infektionsgeschehens dienen sollten, sondern Behauptungen wie: Die Pandemie sei mit der Absicht, die Herrschaft einiger weniger über die ganze Menschheit auszudehnen, geplant und ausgelöst worden, die Impfung dagegen diene der Tötung oder Manipulation der Menschen, dabei werde ein Chip implantiert, von geimpften Personen ginge eine Gefahr aus und ähnliche Verschwörungstheorien. Während dieser Zeit habe ich mich oft gefragt, wie diese Menschen nach dem Ende der Pandemie mit diesen Ideen umgehen werden. Ich weiß nicht, ob Sie in dieser Angelegenheit mehr mitbekommen, ich kann nur feststellen, dass es nach dem Ende der »Maßnahmen« einfach still um diese Thematik geworden ist. Laut einer Studie stimmten in Österreich über 16% einer 2022 befragten Gruppe Botschaften der Qanon-Bewegung zu (*Der Standard*, 6.4.2023). Einige von ihnen werden sich bestimmt auch mit anderen Inhalten dieser und ähnlicher Bewegungen identifizieren.

Dabei ist es sicher möglich, dass jemand, um seinen Protest gegen wissenschaftliche Erkenntnisse, die unangenehme Konsequenzen nahelegen, auszudrücken, sich bewusst vernunftwidriger Behauptungen, »alternativer Fakten«, wie das Donald Trump nannte, bedient, doch bezweifle ich, dass die Mehrheit der Menschen, die einer Verschwörungstheorie anhängen, durchgehend bewusst dieses Ausmaß an Zynismus aufbringen kann. Und wer kann schon sagen, ob Donald Trump all das, was er behauptet, nur theatralisch-manipulativ vorbringt oder ob er es am Ende auch selbst glaubt?

Sigmund Freud beschrieb in seinen letzten Werken eine Spaltung des Ichs, bei der sich zwei unterschiedliche Einstellungen zur Realität bilden,

> eine, die der Realität Rechnung trägt, die normale, und eine andere, die sich unter Triebeinfluss von der Realität ablöst. Die beiden bestehen nebeneinander. Der Ausgang hängt von ihrer relativen Stärke ab. Ist oder wird die letztere die stärkere, so ist damit die Bedingung der Psychose gegeben. Kehrt sich das Verhältnis um, so ergibt sich eine anscheinende Heilung der

> Wahnkrankheit. In Wirklichkeit ist sie nur ins Unbewußte zurückgetreten, wie man ja auch aus zahlreichen Beobachtungen erschließen muß, daß der Wahn lange Zeit fertig gebildet lag, ehe er manifest zum Durchbruch kam (Freud, 1940a, 133).

Soweit Sigmund Freud in einer seiner letzten großen, unvollendet gebliebenen Arbeit *Abriss der Psychoanalyse*, die als Fragment posthum veröffentlicht wurde.

Jeder, der sich mit psychotischen Menschen intensiver befasst, kann Freuds Beobachtung bestätigen, wonach selbst in gänzlich verworrenen psychotischen Zuständen »in einem Winkel ihrer Seele, wie sie sich ausdrücken, eine normale Person sich verborgen hielt, die den Krankheitsspuk wie ein unbeteiligter Beobachter an sich vorüberziehen liess« (a.a.O., 132). Dennoch hat das Konzept der Ichspaltung in der psychoanalytischen Theorie der Psychosen über längere Zeit eher wenig Beachtung gefunden; andere Überlegungen, insbesondere die Versuche, eine psychotische Struktur der gesamten Persönlichkeit festzumachen, haben diesen Gesichtspunkt in den Hintergrund gedrängt, obwohl das schlecht definierte Konzept eines »psychotischen Kerns« immer wieder auftaucht.

Wilfred Bions 1957 veröffentlichte Arbeit *Zur Unterscheidung von psychotischen und nicht-psychotischen Persönlichkeiten* führt, ohne sich unmittelbar auf Freuds Ausführungen zur Ichspaltung zu beziehen, diesen Gedanken unter anderen Aspekten weiter. Bion meinte u.a., dass der Rückzug von der Realität eine Illusion und keine Tatsache sei, sich aber für den Patienten als solche darstelle. Neben dem bei Psychosen dominierenden psychotischen Persönlichkeitsteil bestehe parallel auch ein nicht-psychotischer Persönlichkeitsteil, der die Schwierigkeiten des Seelenlebens mit verschiedenen neurotischen Mechanismen, mit denen sich die Psychoanalyse hauptsächlich befasst hat, zu bewältigen versuche. Der psychotische Persönlichkeitsteil hingegen versuche, das Realitätsbewusstsein zu zerstören. Dabei spielen Prozesse der kleinteiligen Fragmentierung und deren projektiver Identifizierung eine wesentliche Rolle, später wird Bion das als Ausstoßung von bizarren Elementen bezeichnen. Das wird in weiteren Beiträgen noch näher erläutert. Ein innerseelischer Angriff auf gerade die Funktionen, die der Wahrnehmung und dem Zur-Kenntnis-Nehmen der Realität dienen, wird auch von anderen Analytikerinnen und Analytikern der kleinianischen Tradition beschrieben.

Anders formuliert liegt der Unterschied zwischen dem nicht-psychotischen und dem psychotischen Persönlichkeitsteil darin, dass ersterer versucht, mit den wahrgenommenen schmerzhaften Erfahrungen mittels verschiedener Abwehrmechanismen zurechtzukommen, während letzterer versucht, die Wahrnehmung selbst und deren Anerkennung als tatsächliche Erfahrung von vornherein zu verhindern, was immer mit einem Angriff auf die Wahrnehmungs- und Denkfunktionen einhergeht. Mir erscheint es wichtig, diesen Unterschied nicht aus den Augen zu verlieren und irrtümlicherweise anzunehmen, dass Hinweise auf neurotisches oder auch »normales« Funktionieren psychotische Mechanismen oder Wahnbildungen ausschließen.

Tatsächlich lässt sich bei manifest psychotischen Patientinnen und Patienten beobachten, dass der psychotische Anteil nicht nur einfach stärker ausgeprägt ist, sondern den nicht-psychotischen Teil auch aktiv beeinflusst, bis dieser sich kaum mehr bemerkbar macht und den Kontakt zur äußeren Realität ebenfalls einschränkt. Dieser Einfluss hat oft den Charakter einer verführerischen, in späteren Stadien auch bedrohlichen Propaganda, in welcher der psychotische Teil sich als überlegen und viel wertvoller darstellt.

Der Titel meines Vortrags ist eine Zeile aus einem Gedicht mit dem Titel:

Muth!

Fliegt der Schnee mir ins Gesicht,
Schüttl ich ihn herunter.
Wenn mein Herz im Busen spricht,
Sing ich hell und munter.

Höre nicht, was es mir sagt,
Habe keine Ohren.
Fühle nicht, was es mir klagt,
Klagen ist für Toren,

Lustig in die Welt hinein
Gegen Wind und Wetter!
Will kein Gott auf Erden sein,
Sind wir selber Götter.

Dieses Gedicht von Wilhelm Müller wird Ihnen in Franz Schuberts Vertonung sicher bekannt sein, es ist in Müllers ursprünglicher Veröffentlichung das vorletzte Gedicht im Zyklus *Die Winterreise*. Die 22 Gedichte davor beschreiben die schmerzvollen Affekte eines Wanderburschen, dessen Liebe zur Tochter des Meisters enttäuscht wurde und der sich nun im Winter in der Nacht davonmacht – »Der Mai war mir gewogen/Mit manchem Blumenstrauß/Das Mädchen sprach von Liebe/Die Mutter gar von Eh'/Nun ist die Welt so trübe/Der Weg gehüllt in Schnee«. Anfangs dominieren noch die zärtlichen, schmerzlich-sehnsüchtigen Gefühle, die einen Kontrast zur frostigen Landschaft bilden. Diese Gefühle machen in weiterer Folge einer unruhigen Getriebenheit Platz, während der Protagonist sich nach Ruhe sehnt und immer wieder Todessehnsucht anklingen lässt. Er versucht, sich seine Sehnsucht auszureden – »Ich bin zu Ende mit allen Träumen« – er wird menschenscheu – »Was vermeid' ich denn die Wege/Wo die andern Wandrer gehn« – und depressiv – »So zieh' ich meine Straße/Dahin mit trägem Fuß/Durch helles, frohes Leben/Einsam und ohne Gruß«. Und dann folgt das zuvor zitierte Gedicht, das eine manische Reaktion eindrucksvoll zum Ausdruck bringt, mit Verleugnung negativer Gefühle und einer trotzigen omnipotenten Phantasie.

»Will kein Gott auf Erden sein« – die Erde als gottverlassener Ort scheint sich in diesem Kontext nicht nur auf die Einsamkeit ohne Trost zu beziehen, sondern v.a. auf ein Gefühl der Hoffnungslosigkeit angesichts einer ungerechten Demütigung. Dies wird in den vorangehenden Gedichten zwar nie direkt thematisiert, schwingt aber immer mit. Gott hat nicht für gute Objektbeziehungen gesorgt, so wie es Eltern für ihr Kind tun sollten, sondern den Wanderburschen eine Liebesenttäuschung, eine narzisstische Kränkung, erleben lassen. Dieser zieht sich in der Folge so sehr zurück, dass es ihm nicht mehr möglich ist, Trost bei anderen Menschen zu suchen. Darauf folgt: »Sind wir selber Götter.«

»Götter«, das ist natürlich Anmaßung. Es blitzt offenbar die Vorstellung auf, einer der Götter zu sein. Diese leiden keinerlei Not, sind unsterblich, Zeit spielt keine Rolle, denn sie altern nicht. Und sie können ihren Impulsen freien Lauf lassen, v. a. wenn es die Sterblichen betrifft.

Der »Muth«, im Titel des Gedichtes mit einem Rufzeichen versehen, beruht nicht auf einer wie immer gearteten Bewältigung des gequälten seelischen Zustands, sondern auf dessen Verleugnung und einer damit verbundenen Allmachtsvorstellung, die den Zustand der einsamen Hilflosigkeit als in sein Gegenteil verkehrt darstellt. Diese Illusion von Allmacht mag kurzfristige Erleichterung bringen, würde sie aber für eine Tatsache gehalten, wäre die Bedingung einer manifesten Psychose erfüllt. Für den Wanderburschen scheint dies nicht zuzutreffen. Er erscheint unreif, naiv und selbstbezogen, typisch »romantisch« könnte man sagen. Der Dichter hatte vielleicht einen Adoleszenten im Sinn, der mit wenig Lebenserfahrung in seine erste Verliebtheit hineinstolpert. Verliebtheit pflegt immer mit vielen Illusionen einherzugehen, und der unglückliche Wanderbursch macht keine Anstalten, sich von diesen Illusionen zu trennen, der Dichter gibt uns in keinem der 24 Gedichte irgendeinen Hinweis auf einen Trauerprozess. Die Adoleszenz ist der Lebensabschnitt, in dem Psychosen am häufigsten manifest werden.

Was Wilhelm Müller in der *Winterreise* beschreibt, entspricht dem Rückzug eines enttäuschten jungen Mannes, der nicht – oder vielleicht noch nicht – imstande ist, die Illusion seiner Verliebtheit aufzugeben und der schließlich eine manische Reaktion zeigt mit der dafür typischen Verleugnung seines seelischen Zustands und dem Auftreten einer omnipotenten Phantasie, die das Gefühl des Ausgeliefertseins ins Gegenteil verkehrt. Im letzten Gedicht, dem *Leiermann*, evoziert der Dichter das Bild eines Bettelmusikanten, dem niemand zuhört, und das ist der erste Mensch, den der Wanderbursch wahrnimmt – aber damit ist der Gedichtzyklus auch schon zu Ende. Wir bleiben mit der Frage, wie es weitergeht, allein.

Der Protagonist der *Winterreise* ist nicht im psychiatrischen Sinn psychotisch. Was er erlebt hat, ist weder besonders ungewöhnlich, noch ist sein Verhalten so, dass man sich nicht einfühlen könnte. Er hat sich dafür entschieden, seine befürchtete Ausgrenzung vorwegzunehmen und in der Nacht, ohne sich zu verabschieden, fortzugehen – »Was soll ich länger weilen/Daß man mich trieb hinaus?/Laß irre Hunde heulen/Vor ihrer Herren Haus!/Die Liebe liebt das Wandern/Gott hat sie so gemacht …« Doch auch wenn diese Reaktion nachvollziehbar ist, birgt sie ein gewisses Gefahrenpotenzial in sich. Zwar bringt ein Rückzug als vorübergehende Reaktion die vorerst unbedingt nötige Entlastung, aber wenn sich darin eine Phantasie verbirgt, die insgesamt als befriedigender als die Realität erlebt wird, ist die Gefahr, in diesem Rückzug zu verharren, groß. Im

Fall des Wanderburschen ist es die Illusion der romantischen Liebe, auf die er nicht zugunsten eines besseren Kontakts zu anderen Menschen verzichten möchte – das würde nämlich implizieren, dass sein Liebesobjekt doch nicht so einzigartig wäre. (Tatsächlich erfahren wir in den Gedichten über die Geliebte so gut wie gar nichts; nicht einmal, dass sie besonders schön wäre, wird erwähnt.) Obwohl so ein Zustand meistens nach einiger Zeit vorübergeht, können wir darin charakteristische Vorgänge feststellen, die auch bei der Entwicklung einer Psychose zu beobachten sind: einerseits den bereits erwähnten Angriff auf die Wahrnehmung der inneren Realität und die Entwicklung einer Omnipotenzvorstellung, andererseits der beinahe selbstverständlich erscheinende Rückzug aus der mit anderen geteilten Realität. Darauf möchte ich jetzt etwas näher eingehen.

Wir haben es in unserer Arbeit immer wieder mit Patientinnen und Patienten zu tun, die einen großen Teil ihrer Zeit in einer Art Rückzugszustand verbringen. Sie kommen zur Behandlung, weil sie unter unklaren Zuständen, ähnlich einer Depression, leiden oder andere unspezifische Symptome beschreiben, oft lange Krankenstände aufweisen oder im Studium nicht weiterkommen. Wenn man solche Patienten und Patientinnen fragt, was sie den ganzen Tag über so tun, antworten sie manchmal: nichts. Sie meinen damit, dass sie im Bett liegen, die Wand anstarren, manche schauen stundenlang Fernsehserien oder YouTube-Videos, ohne echtes Interesse daran; andere lassen sich in virtuellen Welten versinken. In der Regel erzählen sie nichts von den Tagträumereien, denen sie sich in solchen Zuständen hingeben. Wenn sie es doch tun, dann erfährt man von romantischen Vorstellungen, einem wundervollen Partner oder einer tollen Partnerin zu begegnen, manchmal ist das auch der Analytiker. Diese phantasierten Begegnungen werden oft nicht einmal, wie wir vielleicht vermuten würden, mit sexuellen Phantasien ausgeschmückt, sondern stellen einfach ein wunderbares Miteinandersein dar, bei dem gar nicht viel passiert. Oder sie stellen sich vor, reich, berühmt, mutig, bewundert etc. zu sein, aber auch dies eher als einen statischen Zustand. Im realen Leben sind diese Patienten oft ziemlich isoliert und unternehmen kaum etwas, um an diesem Zustand etwas zu ändern, denn diese Art von Tagträumen ist offenbar so befriedigend, dass sie alle Energie, die sonst dem realen Leben zur Verfügung stehen könnte, absorbiert. Diese Phantasietätigkeit erfordert keinerlei Aktivität, es genügt, sich das alles einfach vorzustellen, und schon ist es gegenwärtig. So ist man auch nicht mit den Schwierigkeiten realer Begegnungen konfrontiert, welche sich schon allein daraus ergeben würden, dass man es dann mit realen anderen Menschen zu tun hätte, die nicht automatisch so reagieren, wie man es sich gerne vorstellt. Es gibt also keinerlei Hindernisse, die überwunden werden müssen, alles ist in der Vorstellung sofort verfügbar und erscheint in dem Moment ebenso real wie sonst die mit den Sinnen wahrgenommene Realität. Dieser Aspekt ist wohl für den Suchtcharakter des Tagträumens verantwortlich.

Etwas anders betrachtet könnte man auch sagen, in dieser zurückgezogenen Art des Tagträumens wird die Psyche, *mind* auf Englisch, nicht zum Denken verwendet, sondern um sich eine neue Realität zu erschaffen, die wenig mit der äußeren und auch nichts mit der inneren Realität zu tun hat, denn letztere beinhaltet ja auch alle inneren Konflikte. Deswegen erscheinen diese Tagträume auch eher statisch und irgendwie banal.

Anders verhält es sich mit denjenigen Tagträumen, die sich in irgendeiner Weise mit der Lösung von Konflikten beschäftigen, beispielsweise solche, in denen sich jemand vorstellt, wie er sich für eine erlittene Demütigung rächt oder wie – und nicht nur dass! – er oder sie jetzt alle Anderen von seinen oder ihren überlegenen Fähigkeiten überzeugen wird. Solche Tagträume haben viel eher den Charakter des Denkens in seiner Funktion als Probehandeln, auch wenn sie nicht immer realitätsgerecht sind und zuweilen auch auf Vorstellungen von Omnipotenz zurückgreifen.

Ich bin jetzt etwas ausführlicher auf das süchtige Tagträumen in Rückzugszuständen eingegangen, weil dies ein regelmäßiger, meist nicht bemerkter Vorläufer von Wahnbildungen ist. Oft beginnt so ein Rückzug bereits in der Kindheit, ohne dass es jemandem auffällt, denn diese Kinder sind in ihren Traumwelten ja relativ zufrieden und machen daher keinerlei Probleme. Dieser Rückzug entspricht der Aktivität des psychotischen Persönlichkeitsteils, der die Auslöschung der Wahrnehmung bzw. das Nicht-zur-Kenntnis-Nehmen der inneren und äußeren Realität betreibt, in diesem Fall mittels Ersatz durch eine neugeschaffene, wunschgerechte, als alternative Realität erlebte Phantasie. (Auf diesen Zusammenhang hat vor allem Franco De Masi hingewiesen.)

Eigentlich stellt bereits die Vorstellung, die Realität einfach durch eine phantasierte alternative Realität ersetzen zu können, eine omnipotente Illusion dar, wie schon Bion angemerkt hat. Darüber hinaus haben diese Phantasien meist omnipotente Inhalte. In manischen Zuständen erleben sich Patientinnen und Patienten oft als überlegen, klüger, reicher, mächtiger, als sie tatsächlich sind. Die Verleugnung jeder Abhängigkeit ist ein wesentlicher Aspekt. Aber nicht nur die Innenwelt wird als besser und reicher erlebt, auch die Außenwelt wird oft als unerschöpflich betrachtet, es scheint unbegrenzt Möglichkeiten für neue Beziehungen zu geben, wenn man einmal durch sein destruktives Verhalten wichtige Beziehungen irreparabel beschädigt hat. Nichts erscheint unwiederbringlich verloren, kein Verlust unersetzbar, daher erscheint Rücksichtnahme eigentlich auch nicht nötig. Der eigene Körper wird ebenfalls als grenzenlos belastbar empfunden und dementsprechend behandelt, oft setzt erst körperliche Erschöpfung diesen Vorstellungen von Allmacht, Unbegrenztheit und Unverletzlichkeit eine Grenze.

Bei vielen Depressiven kann man paradoxerweise eine verborgene Vorstellung von eigener Vollkommenheit beobachten, z.B. auf moralischem Gebiet, womit dann das eigene Leiden rationalisiert werden kann. Und die abgespaltene Überzeugung, in Wirklichkeit allmächtig destruktiv zu sein, alles zerstören zu können, ist eine häufige Ursache für massive Hemmungen.

In wahnhaften Zuständen oder solchen, die als schizophren bezeichnet werden, sind omnipotente Vorstellungen immer im Vordergrund. Jemand, der sich verfolgt wähnt, ist überzeugt, tatsächlich so wichtig zu sein, dass die Verfolger all die Mühe auf sich nehmen. Bei denen, die überzeugt sind, die Welt retten zu können, ist die Vorstellung eigener Omnipotenz ohnehin offensichtlich.

Ein wesentliches Charakteristikum des psychotischen Persönlichkeitsteils ist die Vorherrschaft einer pathologischen projektiven Identifizierung. Mit projektiver Identifizierung bezeichnet man ein Erleben, bei dem eigene Impulse, Affekte, aber auch

Fähigkeiten als in einem Anderen befindlich und von diesem ausgehend erlebt werden. In gewissem Ausmaß, nämlich wenn damit korrelierend auch introjektive Vorgänge stattfinden, bei denen etwas vom Anderen wieder aufgenommen wird, also wieder als etwas Eigenes erlebt werden kann, ist dies ein normaler Vorgang, der beispielsweise in der vorsprachlichen Kommunikation und damit in der frühkindlichen Entwicklung eine zentrale Rolle spielt. Bei der pathologischen projektiven Identifizierung werden die Wahrnehmungen, die unerträglich sind, hingegen verzerrt, fragmentiert, somit aus dem Zusammenhang gerissen und dann projiziert. Damit man die Illusion empfinden kann, alles Unerträgliche auch wirklich losgeworden zu sein, werden Denk- und Wahrnehmungsfunktionen, die diese Wahrnehmungen wieder ins Bewusstsein zu bringen drohen, ebenfalls projiziert; so entsteht z.B. das Erleben, beobachtet oder abgehört zu werden.

Die Vorstellung eigener destruktiver Omnipotenz wird häufig ebenfalls projiziert – daraus resultiert die Vorstellung, dass andere allmächtig, böse und selbstsüchtig sind. Hier kann man leicht den Mechanismus für die Entstehung von Verschwörungstheorien aller Art erkennen. Was die während der Pandemie aufgetauchten Verschwörungserzählungen betrifft, möchte ich vor allem auf die Zuschreibung von Allmacht und Allwissenheit an die für die einschränkenden Maßnahmen Verantwortlichen hervorheben. Bisweilen wurden sie auch als für die gesamte Pandemie verantwortlich angesehen, Stichwort »Plandemie«. Dass viele der politisch Verantwortlichen und auch manche der Experten mitunter tatsächlich selbstsüchtig sein und sich selbst als grandios darstellen können, ist hingegen eine realistische Wahrnehmung. Die »Götter in Weiß« und auch viele andere Experten gebärden sich mitunter tatsächlich als solche; aber anzunehmen, dass sie schon von Beginn der Pandemie an über alles Bescheid gewusst und nur aus bösen Motiven falsche Maßnahmen empfohlen haben, ist mit dem eben beschriebenen Mechanismus zu erklären.

Wenn Verschwörungstheorien von einem Einzelnen als Gewissheit vertreten würden, wäre die Einstufung als Wahn klar. Wenn diese Erzählungen aber von vielen geteilt werden, spielen massenpsychologische Mechanismen eine wesentliche Rolle, deren Erörterung ich aber ebenso wie die Rolle der sozialen Medien berufeneren Leuten überlasse. Worum es mir geht, ist die Frage, was die individuellen Voraussetzungen dafür sind, dass sich derart viele Menschen als anfällig für Verschwörungstheorien erwiesen haben; schließlich muss es eine ziemlich ubiquitäre Prädisposition dafür geben. Die Annahme, dass ein psychotischer Persönlichkeitsanteil sich bei vielen – vermutlich allen, auch den als »normal« erscheinenden – Personen finden ließe, wäre eine Erklärung dafür.

Aber wie können wir uns das Zusammenspiel des psychotischen und des nicht-psychotischen Persönlichkeitsteils im Regelfall vorstellen? Ich möchte als Versuch einer Antwort Astrid Lindgren zu Wort kommen lassen, die offenbar einen sehr guten Zugang zu den tagträumerischen Phantasiewelten hatte, in die sich die einsamen, vernachlässigten Waisenkinder in ihren Romanen wegträumen. In einem Interview sagte sie:

> Sicher glaubt ein erwachsener Leser, auch ich, daß Mio immer noch voller Sehnsucht auf seiner Bank im Tegner-Park sitzt, so einsam wie eh und je, und daß Matthias und Anna der Winterkälte zum Opfer fallen, bevor sie ihre Sonnenau erreichen. Aber alle Kinder – auch das Kind in mir – wissen, daß es nicht so ist. Mio ist im Land der Ferne und es geht ihm so gut, so gut bei seinem Vater, dem König. Matthias und Anna verschließen lächelnd die Pforte, die die Kälte und Dunkelheit des Winterwaldes von der Sonnenau des ewigen Frühlings trennt.

So könnte man ein freundliches Koexistieren des psychotischen Persönlichkeitsteils mit dem nicht-psychotischen beschreiben. Der letztere betrachtet den weltabgewandten, den Tagträumen hingegebenen Anteil als Kind und behandelt ihn auch so. Er wird beschützt und es wird nicht zugelassen, dass er die realen Beziehungen beeinträchtigt. In einem derart geschützten Rahmen kann er Trost spenden und zur Kreativität beitragen.

Astrid Lindgren war keine Psychoanalytikerin, aber in dem Interview unterschied sie intuitiv zwischen dem »Kind«, das »weiß«, und dem Erwachsenen, der »glaubt«. Der psychotische Persönlichkeitsteil vermittelt das Erleben von Gewissheit, im Gegensatz zum nicht-psychotischen Teil, der mit den Unwägbarkeiten der äußeren Realität und der Erfahrung, dass es in der inneren Welt auch unkontrollierbare, weil unbewusste Vorgänge gibt, in Kontakt bleibt. Auch dieser Aspekt, dass der psychotische Persönlichkeitsteil vorgibt, Sicherheit anstelle aller Zweifel bieten zu können, kann ihn überlegen erscheinen lassen.

Bei manifest psychotischen Menschen dominiert der psychotische Teil; er präsentiert sich dem mit der inneren wie äußeren Welt beschäftigten Teil als überlegen und verführt ihn dazu, sich ganz dem psychotischen Teil zu überlassen, bis letzterer auch die Kontrolle über die Gestaltung der Beziehungen zur äußeren Welt erlangt. Der nicht-psychotische Teil lässt dies passiv geschehen und es kommt zu einer zunehmenden Entfremdung zwischen den beiden Teilen. Dieser Zustand wird, wenn er andauert und nicht nur einem vorübergehenden psychotischen Funktionieren entspricht, als kennzeichnend für eine psychotische Organisation der gesamten Persönlichkeit beschrieben.

Und dazwischen gibt es natürlich alle möglichen Abstufungen. Wie wir gesehen haben, sind Belastungen, denen wir während der Pandemie ausgesetzt waren, auslösend für ein verstärktes Hervortreten des psychotischen Persönlichkeitsteils. Eine besondere Belastung stellte die durch die Maßnahmen gegen die Übertragung von Covid erforderliche Distanzierung der Menschen dar – nicht zufällig dieselbe Situation, in der sich Lindgrens Romanfiguren ihren Tagträumereien hingeben. Kinder fürchten nicht den Tod, sie fürchten das Alleinsein, sagte sie.

Verschwörungserzählungen bieten in dieser Situation die Möglichkeit, sich mit der vorgeblichen Allwissenheit der »Informierten« zu identifizieren und die allmächtige Destruktivität auf die beneideten Eliten zu projizieren. Dies macht die meist rechten Bewegungen, deren Erfolg auf Verschwörungstheorien basiert, auf der ganzen Welt attraktiv für die, die ihre Situation so erleben, als wolle kein Gott auf Erden sein.

Literatur

Bion, W.R. (1957): Zur Unterscheidung von psychotischen und nicht-psychotischen Persönlichkeiten, in: Bott Spillius, E. (Hg.): *Melanie Klein heute*, Bd. 1. München, Wien: Verlag Internationale Psychoanalyse, 1990, 75–102.

De Masi, F. (2017): Some Paths towards Psychotic Alienation. *American Journal of Psychoanalysis* 77, 347–358.

Freud, S. (1940a): *Abriss der Psychoanalyse*. GW XVII, 63–138.

Der paradoxe Erfolg der Schizoanalyse

Sebastian Baryli

Psychose und Schizophrenie beschäftigten die Psychoanalyse nicht nur in dem Bestreben, eine klinisch-pathologische Entität zu fixieren. Es gab zudem Bemühungen, die Schizophrenie als eine Art Modell der Lebensführung zu begreifen. Mit dem Begriff der Schizoanalyse sind Gilles Deleuze und Félix Guattari 1972 angetreten, um die Psychoanalyse einer grundlegenden Kritik zu unterziehen. Es war aber – und das wird meist vergessen – eine Kritik im doppelten Sinne: Die Psychoanalyse wurde zwar fundamental infrage gestellt, doch es war gleichzeitig auch die Psychoanalyse selbst, die diese Kritik geübt hatte.

Eine wesentlichen Grundidee der Schizoanalyse ist, dass keineswegs die Neurose mit dem Mechanismus der Verdrängung das Grundmodell des Unbewussten sei, sondern vielmehr die Schizophrenie, die ständige, ungehinderte Wunschproduktion. Damit räumen die beiden Autoren der Psychose einen zentralen Stellenwert ein: Sie sollte dazu dienen, die gesamte Psychoanalyse in eine Schizoanalyse umzuarbeiten.

Dabei handelt es sich beim *Anti-Ödipus* – jenem Text, in dem Deleuze und Guattari (1984) die Schizoanalyse unter anderem entwickeln – um ein besonderes, paradoxes Werk. Es nimmt eine eigenwillige Stellung in einer Umbruchssituation sowohl der Gesellschaft als auch der Psychoanalyse ein. Obwohl dem Text innerhalb der psychoanalytischen Bewegung meist Ablehnung entgegenschlug, so gibt es doch überraschende Berührungspunkte mit dem aktuellen Kanon der Psychoanalyse. Mit diesem Zusammentreffen wurde dem Text aber gleichzeitig sein aufrührerischer Charakter genommen. Die Paradoxie besteht also darin, dass der *Anti-Ödipus* in dem, wo er erfolgreich war, gleichzeitig dazu beigetragen hat, nicht erfolgreich zu sein. Er zerrüttete das Konzept der Neurose und drängte den Begriff der Verdrängung aus dem theoretischen Diskurs, doch aus dieser neuen Konstellation ist nicht das erwachsen, was sich die Autoren eigentlich erhofft hatten: eine revolutionäre Umgestaltung der Psychoanalyse ebenso wie der Gesellschaft überhaupt.

Die Rezeption der *Schizoanalyse* nahm in den theoretischen Debatten unterschiedliche Formen an. Die Psychoanalyse selbst war darum bemüht, den Text zu ignorieren; außerhalb der Psychoanalyse gehört er aber zu den Standardwerken der postmodernen Philosophie. Der *Anti-Ödipus* war jedoch kein zufälliges Ereignis der Geschichte, sondern das konkrete Produkt eines speziellen Zusammentreffens von verschiedenen Tendenzen innerhalb der Psychoanalyse. Eine Möglichkeit, diese Konstellation zu verstehen, wäre – so der Vorschlag –, dies in Zusammenhang mit dem Übergang von einer ödipalen zu einer postödipalen Gesellschaft zu denken. In diesem Zusammenhang gedacht, können wir diese eigenartige Konstellation als eine Form der passiven Revolution auffassen, so wie sie Antonio Gramsci beschrieben hatte – also eine Revolution, um eine Revolution zu verhindern, eine »Restauration-Revolution« (1996, S. 1728). Die Veränderungen innerhalb der Psychoanalyse wären somit nicht nur technische Erfordernisse, sondern sind eingebettet in eine gesamtgesellschaftliche, politische Bewegung.

Ich möchte in drei Schritten diese Bewegung der Schizoanalyse nachzeichnen:

1. In einem ersten Schritt werde ich versuchen, die wesentliche Kritik der Schizoanalyse an der Psychoanalyse in Erinnerung zu rufen.
2. Im zweiten Schritt der Argumentation werde ich versuchen, exemplarisch Aspekte der aktuellen Psychoanalyse herauszugreifen, bei denen es Berührungspunkte mit der Schizoanalyse gibt.
3. Im letzten Schritt der Argumentation werde ich zudem darstellen, wie sich die Kritik des *Anti-Ödipus* im Kontext der postödipalen Gesellschaft verkehrt hat.

1. Kritik der Psychoanalyse

Deleuze und Guattari sind mit dem Ziel angetreten, die Psychoanalyse zu erschüttern und sie zu einer Schizoanalyse umzugestalten. Das Konzept der Schizophrenie sollte dabei als wesentlicher Dreh- und Angelpunkt der Kritik und der Neukonstruktion dienen. Auf auch ironisierende Art und Weise wurde die Schizophrenie als Gegenkonzept zur Neurose entwickelt: »Das Umherschweifen des Schizophrenen gibt gewiß ein besseres Vorbild ab als der auf der Couch hingestreckte Neurotiker. Ein wenig freie Luft, Bezug zur Außenwelt.« (Deleuze/Guattari, 1984, 7) Ihr Konzept der Schizophrenie entspricht dabei aber weniger einem klaren klinischen Bild, sondern bleibt als Zentralbegriff ihrer metapsychologischen Überlegungen in seiner Bedeutung offen.

Der Begriff der Schizophrenie ist dabei eng mit jenem der Wunschmaschine oder Maschine des Begehrens verbunden. Für Deleuze und Guattari ist der Kern der Schizophrenie die ungehinderte Wunschproduktion, also das ständige Produzieren und Reproduzieren von Wünschen. »Die Produktion als Prozeß übersteigt alle idealen Kategorien und stellt derart einen Kreis dar, dem der Wunsch immanentes Prinzip ist. Daher bildet die Wunschproduktion die reale Kategorie einer materialistischen Psychiatrie, die den Schizophrenen als *Homo natura* vorgängig setzt und behandelt.« (Deleuze/Guattari, 1984, 11 f.) Das Unbewusste wird in diesem Sinne verstanden als ein Prozess, der ähnlich beschaffen sei wie der Produktionsprozess auf dem Feld der Ökonomie. Insofern hat der Begriff der materialistischen Psychiatrie einen klaren Referenzpunkt, nämlich jenen der Kritik der politischen Ökonomie von Karl Marx. Der Schizophrene wird als der materialistische Kern einer Anthropologie entworfen, die sich gegen idealistische Kategorien wie den Ödipuskomplex richten sollte, wobei gleichzeitig auch eine Spur zu Nietzsches *homo natura* gelegt wird.

Um diesen Prozess des Unbewussten genauer beschreiben zu können, müsste man ihn als ständige Deterritorialisierung und Reterritorialisierung bzw. Decodierung und Recodierung der Produktion des Begehrens darstellen. Die Grenzen dieses Produktionsprozesses seien demnach die verschiedenen Formen der Reterritorialisierung, wie sie durch die Gesellschaft bzw. durch deren bürokratischen Apparat etabliert werden. Insbesondere der Ödipuskomplex wäre eine solche Form, den Produktionsprozess zu limitieren, eine Form, die jedoch eine Erfindung der Psychoanalyse sei. Neurose, Perversion und Psychose könnte man auch als verschiedene Stufen der gelingenden Territorialisierung auffassen.

Dieses Zusammenwirken von Wunschproduktion, (De-)Territorialisierung und (De-) Codierung zeigt sich meines Erachtens etwa auch in der Frage der Transgeschlechtlichkeit. Diese Thematik bündelt in gewisser Weise die Kernfragen der Psychoanalyse, da hier die sexuelle Identität des Subjekts, Mangel, Begehren und das Gesetz verdichtet aufeinandertreffen. Die Transgeschlechtlichkeit könnte man im Verständnis des *Anti-Ödipus* als ein neues Zusammenwirken der Wunschmaschinen auffassen. Zwar ist unbestreitbar, dass dieses Phänomen eine lange Geschichte hat, doch nimmt es im aktuellen Diskurs eine neuartige Position ein. Diese neue Position könnte man als eine neuartige Konfiguration der Energieströme der Maschinen, deren Unterbrechungen und Transmissionen interpretieren. Als Territorialisierung wäre demnach das juristische Regelwerk zu verstehen, das z.B. für den Prozess der Transition entworfen wurde, oder auch die verschiedenen Prozedere der Krankenkassen, wie dieser Prozess zu finanzieren sei. Dies stößt immer wieder an neue Grenzen und es kommt zu Prozessen der Auflösung und Erweiterung dieser Regelungen. Aber wir sehen, dass diese Regelungen grundsätzlich immer als eine Form der Repression gegen die Dynamik der Wunschmaschinen verstanden werden, als ein Versuch der Normierung, der ständig in einem Spiel von Auflösung und Restrukturierung gefangen ist.

Zwei Dinge sind für die weitere Argumentation wichtig: erstens, dass das Primäre und gleichzeitig Ursprüngliche des Unbewussten als Prozess das Schizophrene ist. Der primäre Zustand ist ein solcher des ungehinderten Produktionsprozesses des Begehrens. Hier zeigt sich ein gewisser Berührungspunkt zu Melanie Kleins Ideen, insbesondere zur paranoid-schizoiden Position. Der Neurotiker im Gegensatz dazu hat nicht die Psychoanalyse hervorgebracht, sondern in gewisser Weise hat die Gesellschaft und mit ihr die psychoanalytische Klinik den Neurotiker als Resultat hervorgebracht.

Und zweitens ist bedeutungsvoll, dass die Wunschmaschinen die Negativität negieren, sie funktionieren ohne Mangel und ohne Nein. Sie produzieren ständig etwas, nämlich Wünsche. Damit ist die Funktionsweise des Unbewussten aber grundlegend anders strukturiert als in der orthodoxen Konzeption der Psychoanalyse.

Wenn wir nämlich Freuds Begriff des dynamischen Unbewussten ernst nehmen, dann ist dieser eng mit dem Konzept der Verdrängung und damit mit der neurotischen Problematik verknüpft: »Unseren Begriff des Unbewußten gewinnen wir also aus der Lehre von der Verdrängung. Das Verdrängte ist uns das Vorbild des Unbewußten.« (Freud, 1923b, 241) In den *Vorlesungen* präsentiert Freud eine Formel für die Ätiologie der Neurose. Diese Formel hat zwar vorwiegend didaktischen Charakter, wie er betont, doch ist sie durchaus hilfreich, um die Grundstruktur der Neurose zu verstehen. Freud spricht von der Gleichung der Neurose: Neurose = Libidofixierung + Versagung (Freud 1916–17a, 376). Es handelt sich demnach um einen Gegensatz von libidinösen Triebimpulsen und deren Versagung – einer Versagung, die mit dem Gesetz in Zusammenhang steht, sodass sich der Triebimpuls im Symptom darstellen muss.

Das Unbewusste des Schizophrenen, so Deleuze und Guattari, ist vollkommen andersartig strukturiert. Es stellt sich nicht als antikes Drama dar, in dem das Symptom etwas repräsentiert, sondern es ist als produzierende und sich selbst reproduzierende Maschine zu verstehen. Diese Wunschmaschine und die Produktion des Begehrens bildet den Gegensatz vor allem zum Verständnis des Unbewussten als sprachlich strukturiert, womit vor allem die Lacan'sche Sichtweise ins Visier genommen werden sollte: »Was eintritt sind Maschineneffekte, nicht Wirkungen von Metaphern.« (Deleuze/Guattari, 1984, 7)

Die Entdeckung dieser Wunschproduktion sei somit das eigentliche Verdienst der Psychoanalyse:

> Die große Entdeckung der Psychoanalyse war die Wunschproduktion, waren die Produktionen des Unbewußten. Mit Ödipus wurde diese Entdeckung schnell wieder ins Dunkel verbannt: an die Stelle des Unbewußten als Fabrik trat das antike Theater, an die Stelle des produktiven Unbewußten trat ein solches, das sich nur mehr ausdrücken konnte [...]. (Deleuze/Guattari, 1984, 32 f.)

Wie an dieser Textstelle deutlich wird, ist in diesem Verständnis der Ödipuskomplex nicht Ausdruck der Wunschproduktion – etwa eines Begehrens nach dem verbotenen Objekt –, sondern vielmehr der Gegensatz zur Wunschproduktion.

Eine wesentliche Kritik des *Anti-Ödipus* richtet sich gegen die Ödipalität der Psychoanalyse, womit zum einen die psychoanalytische Theorie der Ödipalität gemeint war, gleichzeitig aber auch die Form der Technik, die sich am Ödipuskomplex als Kernkomplex der neurotischen Struktur abarbeitete. Dem hielten Deleuze und Guattari die grundlegende Andersartigkeit ihrer Konzeption des Unbewussten entgegen: »Zur Debatte steht die absolut anödipale Natur der Wunschproduktion.« (1984, 57)

Letztendlich versuchten Deleuze und Guattari eine Antwort zu finden auf Probleme, mit denen die gesamte Psychoanalyse konfrontiert gewesen war: die gesellschaftliche Erosion des Modells der bürgerlichen Kleinfamilie auf der einen sowie die feministische Kritik an Konzepten wie Penisneid und Ödipuskomplex auf der anderen Seite. Das Modell Vater – Mutter – Kind hatte, falls es überhaupt jemals gegolten hatte, ausgedient. Der Ödipuskomplex wurde von Deleuze und Guattari als eine Art idealistische Wende, als Restaurationsversuch gegen die progressiven Tendenzen innerhalb der Psychoanalyse verstanden (1984, 70). »[...] statt an der wirklichen Befreiung mitzuwirken, ist die Psychoanalyse Teil jenes allgemeinen bürgerlichen Werkes der Repression, das darin besteht, die europäische Menschheit unter dem Joch von Papa-Mama zu belassen und nie mit diesem Problem zu brechen« (Deleuze/Guattari, 1984, 63).

Im Wesentlichen können wir also zwei Aspekte der antiödipalen Kritik festhalten: Zum einen wird der Vorwurf erhoben, dass die Psychoanalyse die grundlegend schizoide Beschaffenheit des Unbewussten, seinen maschinellen Charakter, verkennt. Dieser Vorwurf erweitert sich in einem zweiten Schritt zu einem Vorwurf der Komplizenschaft: Sie wirke durch die Klinik, die sich am ödipalen Kernkomplex orientiere, an der Repression des Unbewussten mit.

2. Der Erfolg der Schizoanalyse

Meines Erachtens ist es keineswegs Unkenntnis oder gar ein Irrtum, wie vor allem von Psychoanalytikern behauptet (Bégoin, 1978; Brede, 1979; Schmid Noerr, 1979), dass Deleuze und Guattari sich bei der Konzeption des Unbewussten als Wunschmaschinen auch auf Melanie Kleins Konzept des Partialobjekts bezogen hätten. Schon in seinem Text *Logik des Sinns* (1993) hatte sich Deleuze mit Melanie Kleins Ideen auseinandergesetzt. Diese Überlegungen fanden dann im *Anti-Ödipus* ihre Fortsetzung.

Deleuze und Guattari knüpften hohe Erwartungen vor allem an Kleins Konzept des Partialobjekts: »Fest steht, daß die Partialobjekte ausreichend geladen sind, um Ödipus in die Luft zu sprengen und ihn seines dümmlichen Anspruchs zu entkleiden, das Unbewußte zu repräsentieren, es zu triangulieren, die gesamte Wunschproduktion zu leiten.« (Deleuze/Guattari, 1984, 56 f.)

Meinem Dafürhalten nach hat der *Anti-Ödipus* eine Tendenz innerhalb der psychoanalytischen Bewegung zum Ausdruck gebracht, die das Gesamtbild der Psychoanalyse grundlegend verändert hatte. Gegen die damals noch dominante Ich-Psychologie brachten sich mehrere Strömungen in Stellung: So hegte Lacan etwa die Hoffnung auf eine Art Allianz zur Erneuerung der Psychoanalyse mit Melanie Klein (Roudinesco, 2021). Diese Allianz scheiterte wahrscheinlich nicht nur an Lacans persönlicher Unzuverlässigkeit, sondern auch an tiefergehenden, konzeptuellen Unterschieden.

Ich möchte zwei Berührungspunkte zwischen der Schizoanalyse und dem aktuellen Kanon der Psychoanalyse beispielhaft herausgreifen. Diese Berührungspunkte sind vor allem negativer Art, beziehen sich also auf eine gemeinsame Ablehnung.

1. Die Neurose hat ihre ursprüngliche Bedeutung für die psychoanalytische Theorie eingebüßt. Der direkte Angriff des *Anti-Ödipus* auf die psychoanalytische Konzeption als Verkennung und Repression trifft dabei auf klinische Veränderungen in anderen psychoanalytischen Strömungen. Die Behandlung jener Patientengruppen, die mit dem sogenannten Standardverfahren nicht behandelbar schienen, hatte technische Veränderungen hervorgebracht. Auf konzeptioneller Ebene konzentrierte man sich auf sogenannte primitive Abwehrmechanismen wie Projektion, Introjektion, Spaltung und projektive Identifizierung, womit auch der theoretische Fokus verschoben wurde. Die Verdrängung als zentraler Abwehrmechanismus

wurde selbst aus dem theoretischen Diskurs verdrängt. Damit wurde aber auch die klassische Ätiologie der Neurose – Stichwort Libidofixierung plus Versagung – hinfällig. Die gesamte Idee einer Abwehr verdrängter sexueller und aggressiver Triebregungen schien sich erledigt zu haben. Auch wenn beispielsweise Bion die Verdrängung als wesentlichen Mechanismus des neurotischen Persönlichkeitsanteils beschreibt, so wäre doch eine wesentliche Vorbedingung dieses neurotischen Anteils die Ausgewogenheit von Projektion und Introjektion (Bion, 1957, 82f., 85). Der *Anti-Ödipus* zielte auf das Konzept der neurotischen Struktur ab, dieses befand sich aber durchaus schon im Wanken.

2. Als weiteren Berührungspunkt möchte ich die Ablehnung des ursprünglichen Konzepts des Unbewussten herausgreifen. Zunächst verstand die Psychoanalyse das Unbewusste vor allem als eine Ansammlung verdrängter sexueller Triebregungen. Das Symptom konnte inhaltlich-symbolisch als eine Form der Repräsentation dieses sexuellen und später auch aggressiven Inhalts verstanden werden. Diesem symbolischen Unbewussten stellten Deleuze und Guattari den maschinellen Charakter des Unbewussten entgegen. Doch auch in anderen psychoanalytischen Strömungen bildeten sich divergierende Konzepte des Unbewussten heraus. Besonders dominant ist die Form eines Unbewussten, das man metabolisierend nennen könnte. Dabei geht es vor allem um nicht zugängliche Objektbeziehungen, die ständig ausgestoßen und introjiziert werden, und darum, ein Gleichgewicht dieser Prozesse herstellen zu wollen.
   Damit hat sich aber der Charakter des Unbewussten deutlich verändert. Während es ursprünglich um eine Dynamik, um einen Konflikt zwischen widerstrebenden Instanzen ging, so wird im aktuellen Diskurs im Rahmen etwa des Containments projiziert, metabolisiert und reintrojiziert. Überspitzt formuliert können wir feststellen, dass die Konflikttheorie in eine Prozesstheorie umgearbeitet wurde. Der Konflikt zwischen gegnerischen Parteien – ein Ausdruck, den Freud immer wieder verwendete – wurde ersetzt durch einen mehr oder weniger funktionierenden Metabolismus. Auch hier zeigt sich der Erfolg des *Anti-Ödipus*: Das Unbewusste wird jedenfalls nicht mehr als ein Symbolisches oder auch Konflikthaftes verstanden.

3. Die Verkehrung in der postödipalen Gesellschaft

Der *Anti-Ödipus* ist unter anderem auch deshalb von einer Spannung getragen, weil er Zeugnis ablegt von einem fundamentalen Umbruch, der sich in den damaligen Ereignissen vollzog. Dieser Umbruch hat, obwohl politisch nicht erfolgreich, die Fundamente der Gesellschaft verändert und das transformiert, was Lacan (2023) das soziale Band nennt. Die Art und Weise, wie Subjekt und Gesellschaft konstituiert werden, hat sich verändert.

Der *Anti-Ödipus* wollte den Produktionsprozess des Begehrens befreien von der Repression des Ödipus. Dies war verbunden mit einer gesellschaftspolitischen Hoffnung, die Grenze des kapitalistischen Regimes zu überschreiten. Die Wunschproduktion wurde ein Stück weit tatsächlich deterritorialisiert; dies hat den Kapitalismus aber befeuert und ihm eine neue Form verliehen, die Form einer postödipalen Gesellschaft. Im Kontext dieser neuen, postödipalen Ordnung verkehrt sich der emanzipatorische Impetus des Textes jedoch in sein Gegenteil: im politischen Sinne, da die Produktion des Begehrens eine neue Stufe erreicht hat und als Produktion und Distribution des Genießens den gesellschaftlichen Zusammenhalt bestimmt. Damit hat der Kapitalismus sich seine eigentliche Form gegeben, da die Mehrwertproduktion unmittelbar das Genießen des Produkts voraussetzt (Soiland, 2022, 35). Und im klinischen Sinne, da in der psychoanalytischen Technik die Ödipalität und das dynamische Unbewusste der Verdrängung erodiert sind.

Historisch gesehen ist die Schizoanalyse angetreten, um der Psychoanalyse die Ödipalität im jakobinischen Sinne auszutreiben und ihr den revolutionären Charakter des Unbewussten wiederzugeben. Dies kann man Resultat der veränderten Konstellationen innerhalb der Psychoanalyse verstehen; gleichzeitig setzte sie eine neue Bewegung in Gang, die zwar eine Veränderung angestoßen hat, aber keinen grundlegenden Wandel. Die veränderte Stellung der Psychoanalyse, die sich eben in Bezug auf die Ödipalität und das Unbewusste nachzeichnen lassen, sind Ausdruck einer passiven Revolution, einer Veränderung, die sich »einen Teil der Antithese selbst einzuverleiben vermochte, um sich nicht ›aufheben‹ zu lassen« (Gramsci, 1996, 1728).

Deleuze und Guattari verfolgten die Idee einer Befreiung der Wunschmaschinen von der Repression des Ödipus. Damit war gleichzeitig aber eine Illusion verbunden, die Illusion nämlich, dass die Befreiung von der Repression gleichzusetzen wäre mit der Befreiung vom Kapitalismus. Denn der Grundgedanke war, dass die Befreiung der schizoid strukturierten Wunschmaschine den Kapitalismus in seiner schizoiden Selbstwidersprüchlichkeit an seine äußerte Grenze treiben sollte (Govrin, 2022, 43), ähnlich der Dialektik von Produktivkraft und Produktionsverhältnissen.

Diese Idee war jedoch gescheitert. Die Revolution von 1968 war in einem engeren, politischen Sinne nicht so erfolgreich wie erhofft, und der *Anti-Ödipus* kann als »Abrechnung« (Neubaur, 1978, 136) mit diesem Scheitern verstanden werden. Dennoch: Das Schlimmste an dem Misserfolg von 1968 war sein partieller Erfolg. Denn der revolutionäre Impetus transformierte sich in einen antiödipalen Lebensstil: »[...] anti-ödipal zu sein, ist ein Lebensstil geworden, eine Art und Weise zu denken und zu leben« (Foucault, 1978, 228). Damit transformierte sich die Radikalität in das »Modell einer falschen subversiven Radikalisierung, die ganz ausgezeichnet zu den bestehenden Machtverhältnissen passt« (Žižek, 2010, 342). Dieser Lebensstil hat jedoch keineswegs den Kapitalismus an seine äußere Grenze gebracht, wie ursprünglich gedacht, sondern ihn beschleunigt durch Mechanismen, die wir in verschiedenen Varianten beschreiben können. Eine Möglichkeit besteht darin, die Veränderung des sozialen Bandes von einem Diskurs des Herren hin zu einem Diskurs des Kapitalismus zu verstehen (Soiland, 2022, 32). Eine andere Möglichkeit besteht darin, dieses neue Subjekt als ein »manisches Subjekt« (Recalcati, 2019, 219) zu beschreiben, ein Subjekt, das die Tatsache des Unbewussten selbst leugnet.

Wie auch immer wir diese Veränderung beschreiben wollen, so muss doch die psychoanalytische Klinik auf diese veränderte Situation der Gesellschaft eine Antwort finden. Denn während sich der ödipale Patient noch gefragt hatte, wo denn sein Begehren hinter dem Gesetz sei, so fragt sich der postödipale Patient meist, wo denn das Gesetz sei, damit er überhaupt ein Begehren spüren könne.

Der Ödipuskomplex und damit verbunden der Kastrationskomplex hatten in der Theorie der Psychoanalyse wesentliche Aufgaben zu erfüllen: die Etablierung des Symbols, die Etablierung des Gesetzes und damit auch die Etablierung des Mangels. Die Dialektik von Gesetz und Begehren erfährt in der postödipalen Gesellschaft eine völlige Neukonfiguration, wodurch sich die Vorzeichen des Ödipuskomplexes verkehrt haben. Das Gesetz und die symbolische Kastration sind aufgeweicht, der Mangel nicht aushaltbar und damit das Begehren nicht mehr spürbar. Der *Anti-Ödipus* erhält unter diesen neuen Vorzeichen eine überraschende Aktualität. In gewisser Weise kann er uns als ein Negativ für die postödipale Gesellschaft dienen. Vieles von dem, was im *Anti-Ödipus* kritisiert wurde, ist heute obsolet geworden. Insofern wäre der Anti-Ödipus der postödipalen Gesellschaft ein Anti-Anti-Ödipus, der jedoch die aufrührerische Atmosphäre des ursprünglichen Textes aufnehmen müsste. Es ist offen, in welche Richtung das gehen könnte. Auf die neuartige Dialektik von Gesetz und Begehren gibt es nämlich mehrere Antworten: eine konservative Betonung des Gesetzes ist da genauso möglich wie die Erneuerung der Suche nach dem Mangel und damit nach dem Begehren.

Literatur

Bégoin, J. (1978): Der Anti-Ödipus oder die neidvolle Zerstörung der Brust, in: Chasseguet-Smirgel, J. (Hg.): *Wege des Anti-Ödipus*. Frankfurt a. M. u. a.: Ullstein, 110–126.

Bion, W. (1957): Zur Unterscheidung von psychotischen und nicht-psychotischen Persönlichkeiten, in: Spillius, E. (Hg.): *Melanie Klein heute. Entwicklungen in Theorie und Praxis.* Bd. 1: Beiträge zur Theorie. Stuttgart: Klett-Cotta, 5. Aufl. 2016, 75–99.

Brede, W. (1979): Anmerkungen zum »Anti-Ödipus« von Deleuze/Guattari. *Psyche* 33, 784–791.

Chasseguet-Smirgel, J. (1978): Einführung, in: Chasseguet-Smirgel, J. (Hg.): *Wege des Anti-Ödipus.* Frankfurt a. M. u.a.: Ullstein.

Deleuze, F. (1993): *Logik des Sinns*. Frankfurt/Main: Suhrkamp, 8. Aufl.

Deleuze, G./Guattari, F. (1984): *Anti-Ödipus. Kapitalismus und Schizophrenie I.* Frankfurt a. M.: Suhrkamp, 4. Aufl.

Foucault, M. (1978): Der »Anti-Ödipus«. Eine Einführung in eine neue Lebenskunst, in: *Dispositive der Macht. Über Sexualität, Wissen und Wahrheit*. Berlin: Merve, 225–232.

Freud, S. (1916–17a): *Vorlesungen zur Einführung in die Psychoanalyse*. GW XV.

Freud, S. (1923b): *Das Ich und das Es*. GW XIII, 237–289.

Govrin, J. (2022): *Begehren und Ökonomie. Eine sozialphilosophische Studie*. Berlin: de Gruyter.

Gramsci, A. (1996): Gefängnishefte. Bd 7: 12. bis 15. Heft. Hamburg: Argument.

Lacan, J. (2023): *Die Kehrseite der Psychoanalyse. Das Seminar, Buch XVII (1969–1970).* Wien, Berlin: Turia + Kant.

Neubaur, C. (1978): Verwünschter Wunsch, in: Chasseguet-Smirgel, J. (Hg.): *Wege des Anti-Ödipus.* Frankfurt a. M. u. a.: Ullstein, 136–185.

Recalcati, M. (2019): Die Zerstörung des sozialen Bandes und die Hyperaktivität im Diskurs des Kapitalsten. *Limina – Grazer theologische Perspektiven* 2, 214–231.

Roudinesco, E. (2021): *Jacques Lacan. Bericht über ein Leben, Geschichte eines Denksystems.* Wien, Berlin: Turia + Kant.

Schmid Noerr, G. (1979): Ethnologie des Unbewußten. Zum »Anti-Ödipus. Kapitalismus und Schizophrenie I« von Gilles Deleuze und Félix Guattari. *Psyche* 33, 1146–1156.

Soiland, T. (2022): Genießen als Faktor des Politischen – psychoanalytische Zugänge zur Gegenwart. Eine Einleitung, in: Soiland, T./Frühauf, M./Hartmann, A. (Hg.): *Postödipale Gesellschaft*. Bd. 1. Wien, Berlin: Turia + Kant, 9–49.

Žižek, S. (2010): *Die Tücke des Subjekts*. Frankfurt a. M.: Suhrkamp.

Die Bedeutung von Bions Theorie der seelischen Verbindungen für die analytische Psychosentherapie

Thomas Müller

Theorie der seelischen Entwicklung

Bions Theorie der seelischen Verbindung und des Containments ist zentraler Bestandteil seiner Überlegungen zur Konstituierung des Seelischen und des analytischen Prozesses (Bion, 1962b, 1967; Bott Spillius, 1990). Ausschlaggebend für die psychische Entwicklung ist die Fähigkeit des Selbst (Säugling/Patient), Versagungen und die daraus resultierenden Ängste mit Hilfe von Gedanken/Denken zu verarbeiten. Dies kann dem Selbst mit Hilfe der seelischen Funktionen des (primären/analytischen) Objekts gelingen. Es sollte die Fähigkeit besitzen, das, was das Selbst erlebt, (noch) nicht verstehen und verbalisieren, aber mittels projektiver Identifizierungen mitteilen kann, seelisch zu metabolisieren, um die Projektionen auf eine Weise vermitteln zu können, die es dem Selbst ermöglicht, die jeweilige Bedeutung des Mitgeteilten zu erkennen sowie besonders diese spezifische Funktion einschließlich dieser gutartigen Beziehungserfahrung zu verinnerlichen. Dadurch kann im Selbst eine seelische Ich-Struktur entstehen, im Kern gebildet durch ein inneres Objekt, das die Funktion hat, Sinneseindrücke, körperliche Empfindungen und unbestimmte Gemütsverfassungen, die zunächst faktisch und konkret erlebt werden, in psychisch Repräsentiertes zu verwandeln und darin Bedeutungen zu erkennen. Ein funktionales Element dieser Struktur bildet die »contact barrier«, die es erlaubt, zwischen bewusst und unbewusst ebenso zu differenzieren wie zwischen Selbst und Objekt, Realität und Phantasie. Schließlich kann sich ein psychischer triangulärer Raum entwickeln, in dem aus einer dritten Position über sich selbst und über Beziehungen zu inneren und äußeren Objekten nachgedacht werden kann (Britton, 1998).

Für diese seelischen Reifungsprozesse haben die projektive und die introjektive Identifizierung – neben ihrer Abwehrfunktion – insbesondere die Aufgabe, seelisch bedeutungsvolle Verbindungen zum Objekt herzustellen; sie sind zudem die ursprüngliche Art der Kommunikation mit dem Objekt wie auch Ausdruck des Wisstriebes, der Neugierde auf die eigene psychische Realität und die der Objekte; sie stellen mentale Verknüpfungen zwischen Gedanken und Emotionen her. Bion maß dem Wunsch nach Wissen (k = knowledge) die gleiche Bedeutung zu wie den Affekten Liebe und Hass (Fisher, 2008). Er postuliert daher drei emotionale Qualitäten von seelischen Verbindungen des Selbst zu seinen inneren und äußeren Objekten: Liebe, Hass und Wissen; die gelingende Internalisierung der Containment-Beziehung bezeichnet er als eine

K-Verbindung; die Fähigkeit der Mutter zum Containment sieht er in ihrer Liebe zu ihrem Säugling sowie zu dessen Vater begründet.[1]

Theorie der Psychose

Eine Vielzahl innerer und äußerer Gründe kann zu wiederkehrenden Störungen oder gar zum weitgehenden Scheitern dieser Prozesse führen. Das Selbst und seine Objekte können auf unterschiedliche Weise daran beteiligt sein. Dies kann besonders leicht in biologischen und psychosozialen Schwellensituationen des Objekts oder des Selbst (Anzieu-Premmereur, 2017) der Fall sei. Was den möglichen Beitrag der realen äußeren Objekte betrifft – in der ursprünglichen Situation die primären Objekte, in der Therapie der Analytiker –, kann eine vorübergehende oder strukturelle Einschränkung der Funktion des Containments und der Fähigkeit, dem Selbst seelische Verbindungen zu ermöglichen, vorliegen. Allerdings gilt dieser Befund der Internalisierung eines Objekts mit gestörter Funktion des Containments als pathognomisch relevante Größe für eine Vielzahl seelischer Erkrankungen. In der Regel werden Hypothesen diskutiert, die einen Zusammenhang postulieren zwischen einerseits dem Schweregrad der seelischen Störung und andererseits der je individuellen Disposition in Verbindung mit Zeitpunkt sowie Ausmaß und Qualität der Störung des Containment-Prozesses.

Spezifisch für die Entstehung und Aufrechterhaltung von Psychosen ist nach Bion daher nicht alleine ein gegebenenfalls katastrophal erlebter Mangel, ein seelischer Zusammenbruch infolge eines emotionalen Traumas, sondern zum Einen eine individuelle Disposition des Selbst. Mit Bezug auf die Disposition nennt Bion (1957; 1959) u.a. eine ausgeprägte Vulnerabilität gegenüber Ängsten und eine Aversion gegen die innere und äußere Realität. Kennzeichnend für Psychosen ist zum Zweiten die Art und Weise, wie das Selbst (im Verlauf der seelischen Entwicklung respektive der Therapie) die Störungen des Containments aufseiten des Objekts verarbeitet. Hier nennt er besondere protektiv-defensiv motivierte Prozesse[2] wie die fragmentierenden Spaltungen der ge-

1 Bions Theorie des Wisstriebes steht in der Tradition Freud – Klein – Segal, wenngleich entwickelt in einem anderen theoretischen Bezugsrahmen (Blass, 2006; Fisher, 2008; Hinshelwood, 1991). Hatte Freud den Wisstrieb in der Libidotheorie vorwiegend im Zusammenhang mit exhibitionistischen und voyeuristischen Partialtrieben und später dann mit der Sublimierung konzipiert, gewann er für Melanie Klein im Rahmen ihrer Theorie der Symbolisierung und der Wiedergutmachung besondere Bedeutung als Mittel der Verarbeitung von Angst und Schuldgefühlen infolge von aggressiven Impulsen. Sie erkannte dadurch seine Rolle bei den Symbolisierungsstörungen der von ihr analysierten psychotischen Kinder. Sie verstand zudem Neugier und Wissen als symbolisierende Funktionen des Ich, die als angeborene rudimentäre Fähigkeiten von Beginn des Lebens an beitragen zur Differenzierung von guten und bösen Eigenschaften jeweils von Selbst und Objekt, von innerer und äußerer Realität und deren Erforschung im Zuge der Wiedergutmachung.

2 Einige der für die Entstehung von Psychosen psychodynamisch wirksamen Auslösesituationen sowie die dagegen entwickelten Abwehrmechanismen wurden zuerst von Freud in seiner

nannten, sich in den primären Beziehungen entwickelnden Strukturen und Funktionen des Selbst. Diese zersplitterten Anteile des Selbst werden anschließend in die Objekte der äußeren Realität evakuiert/externalisiert, mit ihnen vermischt und erneut verinnerlicht. Durch sich einschleifende Zyklen von Reintrojektion und -projektion entstehen belebte und unbelebte psychotische Objekte, in Bions Terminologie »bizarre Objekte«. Sie bilden sich schon früh in der Entwicklung, abgetrennt und im Rückzug aus der Welt der zwischenmenschlichen Beziehungen. Sie operieren auf dem Niveau konkret(istisch)er Gleichsetzungen (Segal) und psychotischer Identifizierungen (Jacobson, Kernberg). Sie sind strukturiert zu einer Organisation innerhalb des Selbst (Rosenfeld, Steiner).

Die Beziehung zwischen dem nicht-psychotischen Selbst und der psychotischen Organisation ist vielschichtig und mehrfach determiniert. Zum einen lockt sie das Selbst durch Aussicht auf omnipotent erzeugte, megalomane Lösungen mittels manischer Reparatur/Restitution in eine Kollusion, womit sie zugleich dem Selbst vorübergehend eine Angst lindernde (Pseudo-)Kohärenz verschafft (Abensour, 2013). Die kleinteiligen Spaltungen der Funktionen und Strukturen der psychotischen Organisation bedeuten aber auch eine destruktive Aktion gegen das Selbst. Denn wegen der von primärer und/oder sekundärer (eine Reaktion auf die traumatische Erfahrung des Scheiterns der Containing-Prozesse; vgl. Bion, 1957, 1962b; vgl. Bergstein, 2015) Aggression motivierten Angriffe auf Strukturen, Funktionen und Verbindungen des nicht-psychotischen Selbst und damit auf die Grundlagen seiner seelischen Existenz kann das Selbst nur auf omnipotente Weise, d.h. vom psychotischen Teil des Selbst repariert werden.

So bleibt einerseits angesichts ursprünglicher unerträglicher seelischer Schmerzen (sensu Winnicott) und Vernichtungsängste scheinbar als einziger Halt und Zuflucht nur die psychotische Organisation und die durch sie vermittelte Pseudo-Kohärenz; Begegnungen mit der Realität, gar Untersuchung der psychotischen Anteile des Selbst lösen daher existenzielle Ängste und massive Widerstände aus; zugleich wird durch die fundamental erlebte Abhängigkeit von der psychotischen Funktionsweise gegenläufig die Angst verstärkt, dauerhaft von der psychotischen Organisation kontrolliert zu werden und immer mehr Funktionen zu verlieren – eine Angst vor der stummen, schrittweisen Inbesitznahme des gesünderen Anteils des Selbst durch die psychotische Organisation.

Man könnte die von Bion beschriebenen seelischen Verfassungen des »Ohne-Seins« (1962a, 155), des »Nichts« (a.a.O., 156) und des »Stupors« (1970, 29) als von einem introjizierten Objekt verursacht verstehen. In Anlehnung an Bions Konzept der »Brust in –K« (Bion, 1962a, 154) wird dieser Zustand in der Forschung als »noK« bezeichnet (O'Shaughnessy, 1988, 24f.; Hinshelwood, 1991, 716). Dies kann als eine Variante jener oben genannten bizarren Objekte konzipiert werden. Dieses »noK«-Objekt stellt vielleicht die äußerste Manifestation der Auslöschung von seelischen Verbindungen und des Wissens im oben genannten Sinne dar (O'Shaughnessy, 1988). Denn in der von einem »noK«-Objekt bewirkten seelischen Verfassung wird die Fähigkeit, die eigenen

Theorie der Psychosen erforscht (Müller, 2008; Aebi, 2016). Zur Beziehung zwischen der Psychosentheorie Freuds und jener Bions vgl. Müller (2017).

wie fremden mentalen Zustände affektiv zu verstehen und kognitiv zu erfassen, emotional bedeutungsvolle Verbindungen des Selbst zu seinen inneren und äußeren Objekten und zu seinen eigenen Funktionen (wieder-)herzustellen, kurz: werden die symbolisierenden und reparativen Funktionen des Ich – Intuition, Introspektion, Empathie, die Fähigkeit zur Traumarbeit, die Herstellung von psychischen Verbindungen – als irreversibel beschädigt erlebt.

Entscheidend für die Genese eines »noK«-Objektes könnte demnach nicht allein die Internalisierung wiederkehrender Erfahrungen der Aussichtslosigkeit, dem Objekt Empfindungen und Ängste der Vernichtung und Fragmentierung vermitteln zu können, sein, sondern überdies der Umstand, ein Objekt zu introjizieren, das seinerseits angesichts der mitgeteilten Ängste des Selbst unbewusst den Zerfall der eigenen seelischen Struktur befürchtet. Dieses Objekt erlebt und verkennt deshalb das verbale Denken als die eigene Identität vernichtend und kann daher kaum aufnehmen, was symbolisch repräsentiert ist. In der Folge kann sich eine von beiderseitigen Verwirrungs- und Vernichtungsängsten geprägte Beziehung bilden, in der die Angst vor der eigenen Nicht-Existenz in eskalierenden paranoiden Zyklen beständig projiziert und reprojiziert wird.

Liegt die Funktion des »noK«-Objekts eher (mit Freud formuliert) im Abzug der Besetzungen und der Verwerfung, erfüllt ein psychotisches »–K«-Objekt, wie ich meine, mehr restitutive Funktionen. Bion hat das »–K«-Objekt vorwiegend im Zusammenhang mit dem »psychotischen« Anteil schwerer (Borderline- und narzisstischer) Persönlichkeitsstörungen, zuweilen auch schizophrener Psychosen beschrieben, wo es als absichtlich missverstehendes und als obstruktives sowie als selbstdestruktives Objekt im Inneren des Selbst fungiert.[3] Wie im Falle nicht-psychotischer Störungen bewirkt

3 In der Literatur (O'Shaughnessy, 1988; Fisher, 2086; Skogstadt, 2013) wurden im Anschluss an Bion verschiedene Eigenschaften und Funktionen dieses Objekts herausgearbeitet. Zusammengesetzt aus wechselweise sich bestätigenden und daher verstärkenden primär und sekundär aggressiven Projektionen des Selbst und des Objekts (Grotstein, 2009, 258) imponiert es als grundsätzlich ablehnend gegen das verbale Denken, die Symbolisierung und die projektive Identifizierung als kommunikativem und Beziehungsmodus sowie dem Wisstrieb, neigt zu einer pervertierenden Art der Neugierde und beraubt die Projektionen des Selbst dadurch ihrer emotionalen und kognitiven Bedeutungen und damit der für die seelische Entwicklung unabdingbaren K-Verbindungen. Ferner reprojiziert es die vom Selbst mitgeteilten Erfahrungen und Gefühle nicht nur in ihrer psychisch nicht metabolisierten Form, sondern reichert sie gleichsam an mit je eigenen komplexen bewussten und unbewussten, mitunter psychisch nicht integrierten, regressiv wiederbelebten Gemütszuständen. Als obstruktives, selbstdestruktives Über-Ich (Bion, 1959; 1962b) wird dieses Objekt unbewusst als bemächtigend und besitzergreifend erfahren, als emotional nicht erreichbar, böswillig lebensnotwendig gute Erfahrungen, gleichsam seelische Nahrung vorenthaltend. Identifiziert und innerlich kontrolliert von einem –K-Objekt, kann das Selbst seinerseits zu ideal oder paranoid eingefärbten Missrepräsentationen und malignem Missverstehen der eigenen inneren Realität und jener der Objekte sowie der äußeren Realität neigen (Money-Kyrle, 1956; Fisher, 2008) oder die inneren Verbindungen zu seinen emotionalen und geistigen Fähigkeiten blockieren und dadurch in einem Zustand der Sinn- und Bedeutungslosigkeit verharren – mit schwerwiegenden Beeinträchtigungen der Symbolisierungsprozesse, der Introspektion, Intuition, Empathie.

das »–K«-Objekt auch bei strukturellen Psychosen eine Verzerrung und Missrepräsentation der inneren und äußeren Realität. Die Spezifität eines genuin psychotischen »–K«-Objektes könnte darin liegen, dass zum Einen ein Objekt verinnerlicht wird, das aversiv und/oder defensiv speziell gegen den Wisstrieb (sensu Bion) des Selbst eingestellt ist. Zum Anderen werden diese Erfahrungen vom Selbst verarbeitet mithilfe der psychotischen Identifizierung mit dem Ziel der Herstellung einer gleichsam psychotischen Wahrnehmungsidentität,[4] um die aus dem Erleben von Desintegration und Fragmentierung resultierende Verwirrung in einer Struktur zu organisieren und dadurch eine – wenn auch labile, vulnerable – seelische Kohärenz zu erlangen (Restitution sensu Freud). Dabei werden sowohl Worte und Sachen gleichgesetzt (Freud, 1915e; Segal, 1957; Jacobson, 1971) wie auch bloße sensorische Eindrücke und somatische Vorgänge auf omnipotente Weise transformiert, d.h. umgedeutet zu je idiosynkratischen Überzeugungen, Eingebungen, objektiven Gewissheiten.

Was der psychotische Anteil unserer Patientinnen und Patienten hört, sieht, riecht und schmeckt, beruht für sie daher nicht auf der Funktion ihrer Sinnesorgane, das Sensorium wird nicht zur Wahrnehmung benutzt, die dann interpretiert und in den Kontext der zwischenmenschlichen Realität integriert werden muss; was sie denken und fühlen ist ihnen auch nicht Ausdruck ihres je subjektiven Empfindens, Resultat der von ihren Ich-Funktionen verarbeiteten inneren oder äußeren Realität oder der inneren Realität anderer. Vielmehr werden Sinneseindrücke und körperliche wie seelische Eindrücke/Wahrnehmungen umgewidmet zur Quelle von Eingebungen und objektiven Gewissheiten, sie werden zum unmittelbaren »Denken« und »Fühlen« eingesetzt (vgl. Kafka, 1991; DeMasi, 2020).

Unweigerlich werden diese psychotischen noK- und –K-Objekte in zwischenmenschlichen Beziehungen und daher auch in der therapeutischen Situation aktiviert, was die nun folgenden beiden Vignetten veranschaulichen sollen.

Klinisches Material[5]

Ich hole Herrn N., Mitte 20, zu seinem Termin im Wartezimmer ab. Sein Blick ist auf den Boden gerichtet, er schwitzt sichtbar, wirkt übergewichtig, die Körperpflege vernachlässigend. Er ist ganz in Schwarz gekleidet, dunkle Haare, die tief in sein Gesicht hängen, eine schwarze Stoffmaske. Da er auf meine Anrede nicht reagiert, muss ich ziemlich nahe an ihn herantreten, damit er mich sieht, und bitte ihn ins Behandlungszimmer. Dort steht er, auch nach meinem Angebot, Platz zu nehmen, unschlüssig wie verloren im Raum. Erst nachdem ich mich dann doch als Erster gesetzt habe, nimmt auch er, nach vorne gebeugt, Platz.

4 Vgl. Freud (1900a, Kap VII): Der Primärvorgang versucht mittels halluzinatorischer Wunscherfüllung erneut jene Wahrnehmung hervorzurufen, die mit dem Befriedigungserlebnis respektive dem Bild des befriedigenden Objekts äquivalent/identisch ist.

5 Zur Wahrung der Vertraulichkeit orientiert sich die Falldarstellung an den Empfehlungen Gabbards (2001).

P: »Ich bin auf der Station, ich soll mir einen Therapeuten suchen...«, worauf er verstummt.
A (ermunternd): »Ja... ich bin Therapeut.«
Langes Schweigen.
A: »Vielleicht wollen Sie davon sprechen, weshalb Sie einen Therapeuten suchen sollen?«
Weiterhin kein Blickkontakt, Schweigen.
A: »Die Situation hier ist für Sie ungewohnt, ich bin Ihnen unbekannt und es bereitet Ihnen Angst, hier zu sein...?«
P: »Keine Ahnung... weiß nicht...«

Auf weitere Fragen meinerseits: Er liege »im Bett«, mache »nichts«, berichtet dann einsilbig und widerstrebend von »Gedankenknoten im Kopf«, er fühle und denke an »überhaupt nichts«, er wisse nicht ... Als ich daran anknüpfen will (etwa: er habe vielleicht Angst, ich verstünde seine Probleme nicht, ich könne ihm nicht helfen bei seiner Angst), verstummt er.

Auch in den anschließenden Gesprächen setzt sich diese recht zähe und »bemühte Fragen – bemühte Antworten«-Kommunikation fort. Ich habe während dieser Zeit den Eindruck, keinen Zugang zu ihm finden zu können, ihn höchstens zu bedrängen, bleibe oft ratlos und unsicher, ob er überhaupt wiederkommen werde. In den Sitzungen gegen eine hypnotisch anmutende Lähmung – eine Art seelisch-geistiges Time-out – im Wechsel mit Irritation und Resignation ankämpfend, versuche ich, vielleicht in gereizt-lustlosem Ton, ihn auf diese Art des »bemühten« Gesprächs – Nachfragen von meiner Seite, die er meist mit »keine Ahnung, ich weiß nicht...« beantwortet – aufmerksam zu machen, allerdings ohne erkennbaren Eindruck.

In einer weiteren Sitzung blickt er zum ersten Mal kurz auf und richtet dann seinen Blick auf eine große Plastiktasche, die er heute zum ersten Mal bei sich trägt und auf seinem Schoß fest zusammengepresst hält.

A: »Sie haben heute Ihre Tasche dabei, ob Sie mir von Ihrer Tasche erzählen wollen?«
Er beginnt zunächst in der Tasche zu wühlen, dann einen Teil des Inhalts auf dem Tischchen zwischen unseren beiden Sesseln auszubreiten: ein Durcheinander von Aufzeichnungen, Papieren, Nahrung, Bildern, Handy, sein Personalausweis.
A: »Ihre Tasche enthält einen Teil Ihrer Welt, die Sie mir zeigen?«
Auf den Entlassungsbericht zeigend, meint er, der sei für mich.

In den nächsten Stunden wird er nun etwas gesprächiger. Er liege viel im Bett, PC-Spiele mit seinen Freunden, die Mutter sage, er solle endlich »einen Beitrag« zu Hause leisten und mithelfen, sie an ihrem Arbeitsplatz im Discounter unterstützen, »Regale einräumen, Waren sortieren...«. Die Busfahrten zum Hausarzt seien »auch nervig«, die dauern fast eine Stunde, der Bus sei immer voll, dann noch zu Fuß, das volle Wartezimmer, so laut alles, die reden darüber, wer was hat und welche Medikamente braucht, kein Sitzplatz, »die schauen alle auf mich« (was ich mir sehr gut vorstellen kann), »kurz beim Arzt drin«, der rede gar nicht groß mit ihm, dann wieder zurück...

A: »Hierher zu mir sollen Sie auch kommen, sagt die Klinik, auch hierher ist die Fahrt anstrengend, und dann meinen Sie vielleicht, ich wolle, dass Sie einen Beitrag zu der Therapie leisten sollen...?«
P: »Hier ist es besser, es ist hier auch viel ruhiger im Wartezimmer und nicht so voll und nicht so laut...« Dann, sich umblickend, interessiert, ungläubig: »Haben Sie die Bücher alle gelesen...? Mein Englischlehrer hat auch so viele, ich hab sie gesehen, als wir mal bei ihm eingeladen waren... (trauriger) Ich wollte auch mal Englischlehrer werden ...« Ich versuche, etwas davon aufzugreifen, er geht tatsächlich darauf ein und spricht über seine Berufspläne (Lehrer für die Grundschule oder Mitglied einer militärischen Spezialeinheit), er wollte »den Schwächeren und Benachteiligten« helfe...

Daraufhin kommt er überraschend und plötzlich außerhalb seiner Stunde (während meiner Mittagspause) und wirkt verwirrt, panisch, wieder stark schwitzend (was jüngst nicht mehr zu beobachten gewesen ist). Ich versuche seine Angst aufzugreifen. Er beruhigt sich etwas und schrittweise kann er formulieren: Seine Tasche sei weg, darin seinen Personalausweis, seine Monatskarte, sein Handy seien ihm während des Einkaufes »gestohlen« worden, sein Ausweis sei weg, wiederholt er immer wieder...

A: »Sie zeigen mir hier Ihre Schwierigkeiten und Ihre Angst, sodass wir versuchen könnten, sie zu verstehen. Mir fällt auf, dass Sie sich während der letzten Sitzungen geöffnet haben, mir etwas von sich gezeigt und erzählt haben, und jetzt auf einmal diese Angst, etwas für Sie ganz Elementares, Wichtiges verloren zu haben...«

Er will nun unbedingt von mir wissen, was er tun solle: An wen solle er sich wenden, werde er einen neuen Ausweis erhalten, werde man ihm glauben etc., am drängendsten: was passiere, »wenn einer behauptet, er ist ich«? Ich erwidere, er fühle sich beunruhigt, weil er Angst habe, nicht nur seine Dokumente, sondern sich selbst verloren zu haben und nicht wieder finden zu können? Darauf lacht er, wie mir scheint, etwas verlegen: »Ich weiß, dass ich ich bin«, aber »wenn mir das jemand nicht glaubt«, habe er »keine Beweise«...

In der nächsten Sitzung besteht er dann aber darauf, seinen Personalausweis in der Praxis zu deponieren (Geld und Handy waren gestohlen, sein Ausweis aber gefunden worden), ich müsse »ihn hier einschließen«, damit »er nicht gestohlen« werde. Er legt ihn auf das Tischchen, nimmt ihn aber sofort wieder an sich, steht auf, will gehen, kommt zurück, legt ihn wieder ab, was sich mehrmals wiederholt.

A: »Sie wollen Ihren Ausweis, vielleicht auch Ihre Gedanken und Gefühle, Ihre Erlebnisse bei mir in der Praxis in Sicherheit bringen, in der Hoffnung, ich könne Ihnen beim Sortieren helfen, haben dabei aber scheinbar auch eine Befürchtung...«, vielleicht, dass er sich unter Druck gesetzt fühle, einen »Auftrag« zu erfüllen und »seinen Beitrag zu leisten« und vielleicht die Angst, ich arbeite im Auftrag der Klinik.

Darauf, zum ersten Mal, fügt er hinzu, er sei »auf der Geschlossenen gewesen« und er sei »ans Bett gefesselt« worden. Auf meine ermunternde Nachfrage: die Stimme habe ihn als »Null« beschimpft oder »Häng dich auf, du Versager«, er habe »versagt, den Kampf verloren«, seinen Cousin von »THC- und Internet-Sucht zu befreien«; er habe versucht, sich mit Medikamenten das Leben nehmen. Als ich das Thema aufgreifen und vertiefen will, meint er tonlos, er wolle einfach nur in Ruhe gelassen werden in seinem Bett, am besten sei es, »ich werde ganz vergessen«…

Diskussion

Während der Vorgespräche und zu Beginn der Therapie stand sein Selbst unter dem dominierenden Einfluss eines noK-Objektes. Dies kam phänomenologisch als ausgeprägter Negativismus zum Ausdruck (Müller, 2016) und löste in der Gegenübertragung Hilflosigkeit, Ideenlosigkeit, einen Sog ins Hypnotische aus. Diese Reaktionen beruhten auf einer konkordanten Identifizierung mit jenem von einem noK-Objekt kontrollierten Teil seines nicht-psychotischen Selbst. Meine dagegen mobilisierte defensive Gegenbewegung – Fragen stellen, seine Therapieziele ergründen – stand dagegen teilweise in Zusammenhang mit der Übernahme anderer Anteile seines Selbst, hier seiner projizierten Ich-Funktionen, teilweise aber auch mit meiner Schwierigkeit, diese Art der Interaktion und Kommunikation zu verstehen. Denn ich hatte seine Formulierungen zunächst irrtümlich als eine Eigenheit seiner Rede, eine Art Sozio- oder Idiolekt (wie ein an einen Satz angehängtes »oder«, »nicht wahr«), zum Teil auch als einen Widerstand verstanden.

Erst beim Nachdenken über eine Sitzung gewann ich den Eindruck, dass sie eine konkrete und faktische Mitteilung, eine konkretistische Symbolisierung (Bion, 1959; 1962a; O'Shaughnessy, 1992, 93) seiner inneren Situation darstellte (Zerstörung eines Teils seiner Ich-Funktionen wie Urteilsbildung, Realitätsprüfung, Intuition und Einfühlung). Dadurch wurde es eher möglich, sie zu verbalisieren, und er schien sich verstanden zu fühlen. Er versuchte dann, sich auf seine Weise aus der noK-Verfassung zu lösen, indem er konkret erlebte Teile seines Selbst, aufbewahrt in seiner Plastiktasche, auf dem Tischchen ausbreitete. Damit konnte er mir Einblick gewähren in die Verfassung seines fragmentierten Selbst wie auch seiner Bemühungen um dessen Zusammenhalt. Mit der Geste des Ausbreitens schien er auf einer Ebene die Hoffnung auf ein Objekt verbunden zu haben, das ihm beim Sortieren, Zusammensetzen seiner Gedanken, Gefühle, seines Selbst (Entwicklung zu K) helfen könnte, dem er aber auf einer anderen Ebene zugleich offenbar auf konkrete psychotische Weise ideale Fähigkeiten (ihm selbst und anderen Menschen »Beweise« für seine Identität liefern) zuschrieb (was ihm dann wiederum Angst machte, wie sich in der Pendelbewegung beim Verlassen der Praxis zeigte). So wurde er immer lebendiger und konnte auf seine Weise seine verzweifelte Ausweglosigkeit mitteilen. Er veranschaulichte in der sich anschließend ereignenden psychotischen »Szene« – Verlust und Wiedergewinnung seiner Dokumente – sein zentrales Thema: die Angst seines nicht-psychotischen Selbst, von der psychotischen Organisation »gestohlen« zu werden und zugleich seine Sorge um Selbst und Objekt (der Wunsch nach konkreter Aufbewahrung seines Selbst in Praxis).

Eine Sitzung gegen Ende des ersten Jahres der Behandlung

In dieser Phase wirkte Herr N. zwar immer noch sehr fragil, aber deutlich kohärenter als zu Beginn; die akute Wahnsymptomatik – die kommandierende Stimme – und seine suizidalen Impulse waren in den Hintergrund getreten. In den jüngsten Sitzungen hatte er begonnen, sich mit seiner persönlichen Situation unmittelbar vor dem Suizidversuch zu befassen, vielleicht auch ermuntert durch meine wiederholten Hinweise auf die Bedeutung der Gründe für seinen ersten manifesten Zusammenbruch. In einer Sitzung erzählte er, etwas verschämt, von seinem damaligen Vorhaben, nach Schulabschluss Mitglied einer militärischen Spezialeinheit zu werden. Er schwieg darauf und erwähnte dann, dass er sich damals »in der Pflicht« gesehen habe, seinen Cousin »im Kampf gegen Drogen-Konsum und Internet-Zocken« zu unterstützen, da er gesehen habe, dieser gleite immer weiter ab; inzwischen sei er »voll drauf« und habe kürzlich »seine Ausbildung geschmissen«, er liege »nur noch im Bett oder vor dem PC«. Er wurde beim Erzählen von starken Gefühlen so ergriffen, dass seine Gesichtszüge bebten. Ich hob zunächst hervor, dass sein gewachsenes Vertrauen in die Therapie ihm ermögliche, sich hier diesen schwierigen Themen zuzuwenden, und brachte seine augenblicklichen Gefühle – wie mir schien vor allem Hass und Ohnmacht – in Zusammenhang mit der Gefahr, die ihm und seinem Cousin von »übermächtigen Gegnern« drohten. Vielleicht habe er deshalb auch beschlossen, Mitglied einer militärischen Einheit zu werden und dadurch Unterstützung von »Spezialkräften« zu erlangen. Dies schien ihm plausibel, denn er beruhigte sich etwas. Er sprach nun von »seiner Niederlage«, seinem »verlorenen Kampf« und seinem stationären Aufenthalt auf eine Art und Weise, dass ich den Eindruck hatte, er beziehe dies auch auf seinen Zusammenbruch und seine Erfahrungen während der zwangsweisen Unterbringung – dort hatte er sich extrem beschämt und ausgeliefert (u.a. Fixierungen) erlebt. Er stimmte dem unmittelbar zu und wirkte nun aber völlig hoffnungslos, leer, apathisch, er wäre besser »weg…«.

Dann schwieg er einen Moment, musterte mich und brach kurz darauf unvermittelt in ein schrilles, panisches Gelächter aus. Dann, inmitten des Lachens: »Machen Sie das? Waren Sie das?« Auf meine überraschte Nachfrage, nach verwirrendem, heftigem Hin und Her, wer (Sie? sie?) wen und weshalb und wie zum Lachen bringe: Die Stimme habe ihm gesagt, ich habe ihn zum Lachen gebracht, weil ich mich über das Scheitern seiner Ausbildungspläne lustig gemacht habe, er aber lasse sich von mir die »Spezialeinheit« nicht schlechtreden! Als ich zu antworten versuchte, hielt er sich die Ohren zu und schrie: »Still jetzt!«, dann heftig, ich wolle ihn verunsichern und einweisen lassen wie zuvor der Hausarzt! Ich schlug vor, er wirke durcheinander, vielleicht weil unklar sei, wer schweigen müsse, wer wen weshalb auslache, verwirre oder einweisen lassen wolle. Er darauf, noch wütender, er sei überhaupt nicht durcheinander, das lasse er sich von mir nicht einreden, er sehe alles ganz klar! Ich erwiderte, mehr und mehr in Wallung und in ein Wortgefecht geratend, immer wieder unterbrochen von dem schrillen Lachen und dem »Still jetzt!«, er habe mir von seiner Stimme erzählen können, von seinen äußeren und inneren Kämpfen, von seiner vergeblichen Suche nach Unterstützung durch »Spezialisten«, auch soeben seine Verzweiflung gezeigt; jetzt drohe das in der Therapie gemeinsam Erreichte zunichte gemacht zu werden, unterminiert durch die Propaganda der Stimme, die seine verzweifelten Gefühle, seine Ohnmacht »wegmachen« wolle und seine Verbindung zu mir als Gefahr missverstehe.

Er fixierte mich misstrauisch, warf mir mehrfach vor, ich würde im Auftrag der Station arbeiten, »Informationen« aus den Sitzungen weitergeben: Ich hätte »zugegeben, ein Gutachten« über ihn zu schreiben, auch auf der Station sei »ein Gutachten« erstellt worden... Ich empfand starke Bedenken angesichts der drohenden Ausweitung der floriden psychotischen Übertragung und versuchte daher zunächst, den Unterschied zwischen Antragsverfahren (Psychotherapie) und Gutachten (Beschluss zur Unterbringung) zu erläutern, nur um von seinem höhnischen Lachen unterbrochen zu werden, ich wolle mich nur rausreden... Ich erwiderte darauf, es handele sich jetzt offenbar um zwei unvereinbare Sichtweisen, die von der Stimme vertretene und meine, und er sei unsicher, wem er vertrauen könne, letztlich stelle sich die Frage, wer verdrehe, wer verrücke die Realität: Sage die Stimme die Wahrheit über mich oder ich selber? Finde hier Therapie statt – das sei mein Standpunkt – oder versuche ich – dies sei offenbar die Überzeugung der Stimme – ihn auszulachen, auszuhorchen, um ihn unterbringen zu lassen? Er blickte mich lange und prüfend an, mit ruhiger, nachdenklicher Stimme, er glaube nicht, dass ich ihn anlüge, ich hätte ihn noch nie angelogen... dann, in verächtlichem, kaltem Tonfall: aber weil ich mit der Station zusammenarbeite, könne ich die Wahrheit ja gar nicht sagen!

Diskussion

Als er wagte, sich für die inneren und äußeren Umstände zu interessieren, die seinem manifesten Zusammenbruch vorausgegangen und nachgefolgt waren (Entwicklung in Richtung K), kam er in Berührung mit seinen auf den Cousin verschobenen existenziellen Ängsten und Schuldgefühlen. Er konnte sich ihnen eine Zeitlang stellen und sie verbalisieren (seine trostlose Verzweiflung). Sie lösten dann aber unkontrollierbare körperliche und emotionale Erschütterungen aus, vielleicht ein Ausdruck seiner inneren Desintegration, weil er sich (und seine Objekte) auf konkrete und faktische Weise als »verloren« und »weg« wähnte (der Zusammenbruch seiner megalomanen manischen Abwehr). Denn tatsächlich waren sowohl die Rettung seines Selbst durch projektive Identifizierung in den Cousin als auch die Rettung des Cousins nicht alleine an realen

Gegebenheiten, sondern auch an der psychotischen Omnipotenz der »Rettungsversuche« gescheitert. Er versuchte sich gegen die wiederkehrende Erfahrung eines seelischen Zusammenbruchs zu schützen durch die defensive Aktivierung eines –K-Objektes und operierte, funktionierte nun auf der Ebene von Eingebungen, Erleuchtungen, Gewissheiten. Unweigerlich bezog er mich in seine Wahnwelt ein und folgerichtig ging es in dem sich anschließenden Rededuell um die »richtige Sicht der Wirklichkeit« (Kernberg, 1992, 243 ff.). Allerdings gelang es ihm auch, die libidinöse Besetzung der Therapie und des Analytikers aufrechtzuerhalten. So schwankte er am Ende der Stunde zwischen –K und K, der anhaltenden paranoiden Überzeugung und zugleich an deren Zweifel.

Vielleicht hatte zu der dargestellten Entwicklung auch beigetragen, dass er meine Einschätzung der Bedeutung einer vertiefenden Beschäftigung mit der psychodynamisch relevanten auslösenden Situation seiner Erstmanifestation gespürt hatte und mich als nicht mehr ausreichend an ihm, sondern an eigenen Theorien und (Rettungs-)Phantasien interessiert erlebt hatte (Rosenfeld, 1987), ja, mehr noch, diese eigenen Ideen ihm überstülpend, damit identifiziert mit einem megalomanen Objekt (–K), sein Selbst vereinnahmend. Unbewusst könnte insofern ein mutuelles Enactment zur Verschlechterung seiner Verfassung beigetragen haben in dem Sinne, dass er auf einer Ebene versucht hatte, die in seinen Cousin externalisierte Projektion seines bedrohten Selbst zurückzunehmen (Money-Kyrle, 1956), mithin zu differenzieren zwischen Selbst und Objekt mit Interesse an beiden, auf der »psychotischen Wellenlänge« mich allerdings als identifiziert mit »Spezialkräften« erlebte, die eine manisch-omnipotente Wiedergutmachung/Rettung seines vom »Diebstahl« durch die psychotischen Organisation bedrohten Selbst anstrebten, eine Wiederholung der Beziehung zu seinem Cousin, gleichsam mit vertauschten Rollen.

Zusammenfassung

Ich komme nun abschließend zu einigen behandlungstechnischen Überlegungen und möchte aus der Fülle der Fragen/Herausforderungen, vor denen wir in der Therapie von Menschen, die an einer Psychose leiden, stehen, einige Aspekte diskutieren.

Ich meine, das klinische Material veranschaulicht, dass psychotische Objekte, mit Bion –K- und noK-Objekte, in unterschiedlichen Varianten auftreten und abrupt mit K-Verfassungen oszillieren können. Zudem erlaubt es die Hypothese, dass eine Entwicklung und Differenzierung der K-Funktionen zu beobachten war – seiner wachsenden Fähigkeit, psychotische und nicht-psychotische Funktionsweisen wahrzunehmen und zu unterscheiden. Dadurch verlor die psychotische Organisation einen Teil ihrer Anziehungskraft und ihres Einflusses auf das nicht-psychotische Selbst, ohne allerdings aufgelöst werden zu können. Eine wesentliche Bedingung für diese Entwicklung – und dies ist m.E. ein erster wesentlicher Aspekt der Behandlungstechnik – bestand im zumindest partiellen Durcharbeiten der dynamischen und psychogenetischen Gründe für die Wirkung der psychotischen Organisation auf das Selbst in der Übertragung auf der Grundlage einer stabilen libidinösen Besetzung der Therapie und des Analytikers.

Ferner unterstützt die bei Herrn N. in der Übertragung sich manifestierende und oft erst nachträglich zu erkennende Oszillation zwischen psychotischer und nicht-psychotischer Funktionsweise die Fluktuation zwischen K und –K/noK die klinische Erfahrung, dass selbst bei einer deutlichen Entwicklung zu K-Symbolisierung, Intuition, Introspektion etc. die psychotischen Objekte, einmal als organisierende Struktur etabliert, auch in klinisch stummen Phasen, gleichsam im Verborgenen, immer aktiv(ierbar) sind und eine Unterminierung, Vereinnahmung der gesünderen Anteile des Selbst droht. Die Anfälligkeit des Selbst, Zuflucht bei einer psychotischen Abwehrorganisation zu suchen, bleibt häufig in nicht unerheblichem Umfang, wie oben ausgeführt, u. a. auch deshalb bestehen, weil einmal das psychotische Selbst mit omnipotenten »Lösungen« lockt, zum anderen das nicht-psychotische Selbst den Verlust der durch die Abwehr errichteten Pseudo-Kohärenz fürchtet. Folglich kann, was auf einer Ebene wie eine vertiefende Entwicklung hin zu K anmutet – das eigene Selbst und die Welt der Objekte kennenzulernen und zu verstehen – von einem psychotischen Objekt auf einer anderen Ebene zugleich missdeutet werden als Versuch des Therapeuten, das Selbst zu vereinnahmen, im vorliegenden Falle auszuspionieren. Dies kann sich selbst verstärkende »paranoide Zyklen« aufrechterhalten, die, ähnlich wie im Falle mancher psychosomatischer Symptombildungen, eine Eigendynamik entfalten und mit der Zeit nur noch schwer mit den ursprünglichen lebensgeschichtlich bedeutsamen Ereignissen in Verbindung gebracht werden können. Deshalb liegt ein zweiter wichtiger behandlungstechnischer Gesichtspunkt (Rosenfeld, 1987; DeMasi, 2009) darin, dem nicht-psychotischen, libidinösen Selbst die Voraussetzungen und die Motive für die Aktivität der psychotischen Organisation zu veranschaulichen, um die gesünderen Anteile des Selbst zu unterstützen.

Von ebenso großer Bedeutung für die Behandlungstechnik ist die Suche des gesünderen Selbst nach einem Objekt, das auf unaufdringliche Weise (Loch, 1962) ein Verständnis der verstörenden psychotischen Erlebnisweisen anbietet, die seelisch nicht symbolisierten konkreten Zustände versteht und transformiert (in Analogie zu Bion zur Konzeption der Entwicklung von Denkprozessen; siehe oben). Im Zentrum steht dabei die unbewusste Bemühung, herauszufinden, wie der Analytiker das psychotische Material handhabt (O'Shaughnessy, 1992, 2004). Winnicott zufolge besteht die analytische Psychotherapie der Psychosen darin, dass Patienten den ursprünglichen Zustand ihres Zusammenbruches emotional erreichen und damit Zugang zu ihren Ängsten und ihrer »Abwehrorganisation« (1965, 262) bekommen können. Da sich dieser Zusammenbruch zu einem Zeitpunkt vor der Integration ihrer Ich-Organisation zugetragen hat, kann er nicht erinnert werden.

Die einzige Möglichkeit, die dem Patienten in dieser Situation bleibt, besteht darin, dass der Zusammenbruch »im analytischen Rahmen [...] erneut erlebt werden« muss (a. a. O., 260); der Patient muss die Möglichkeit haben, seine Verrücktheit in einer wahnhaften Übertragung zu organisieren und »der Analytiker muss die wahnhafte Übertragung aufnehmen, annehmen und ihre Inszenierung verstehen« (a. a. O., 260). Dazu zählt in der Psychosenbehandlung m.E. auch und besonders die Identifizierung unserer Patientinnen und Patienten mit der Fähigkeit des Analytikers, seine Unfähigkeit oder sein begrenztes

Verständnis für viele Äußerungen wie auch Verhaltensweisen, die dunkel bleiben werden aufgrund irreparabler Beschädigungen und nicht-rekonstruierbarer, nicht-integrierbarer Ereignisse, zu akzeptieren, sich aber auch davon erholen zu können, um einen therapeutischen, kurativen Umgang mit der psychotischen Organisation zu entwickeln.

Literatur

Aebi Schneider, E. (2016): Freud und die Psychose, nach-gedacht. *ZpTP* 31, 261–283.

Abensour, L. (2013): *The Psychotic Temptation*. New York: Routledge.

Anzieu-Premmereur, Ch. (2017): Attacks on linking in parents of young disturbed children, in: Bronstein, C./O'Shaughnessy, E. (Hg.): *»Attacks on linking« revisited*. London: Karnac, 107–126.

Bergstein, A. (2015): Attacks on linking or drive to communicate? *Psychoanalytic Quarterly* 84, 921–942.

Bion, W. R. (1957): Zur Unterscheidung von psychotischen und nicht-psychotischen Persönlichkeiten, in: Bott Spillius, E. (Hg.) (1988): *Melanie Klein heute, Bd. 1*. München, Wien: Verlag Internationale Psychoanalyse, 75–102.

Bion, W. R. (1959): Angriffe auf Verbindungen, in: Bott Spillius, E. (Hg.) (1988): *Melanie Klein heute,* Bd. 1. München, Wien: Verlag Internationale Psychoanalyse, 110–129.

Bion, W. R. (1962a): *Lernen durch Erfahrung*. Frankfurt a. M.: Suhrkamp.

Bion, W. R. (1962b): Eine Theorie des Denkens, in: Bott Spillius, E. (Hg.) (1988): *Melanie Klein heute,* Bd. 1. München, Wien: Verlag Internationale Psychoanalyse, 225–235.

Bion, W. R. (1967): *Second Thoughts*. London: Heinemannn. Dt.: Frühe Vorträge und Schriften. Mit einem kritischen Kommentar: »Second Thoughts«, Veröffentlichungen des Klein Seminars Salzburg, Bd. 16, Frankfurt a.M.: Brandes & Apsel, 2013.

Bion, W.R. (1970): *Aufmerksamkeit und Deutung*. Frankfurt a. M.: Brandes & Apsel.

Blass, R. (2006): A Psychoanalytic Understanding of the Desire for Knowledge as Reflected in Freud's Leonardo da Vinci and a Memory of his Childhood. *Int. J. Psycho-Anal.* 87, 1259–1276.

Bott Spillius, E. (Hg.) (1988): *Melanie Klein heute*. 2 Bde. München, Wien: Verlag Internationale Psychoanalyse.

Britton, R. (1998): *Glaube, Phantasie und psychische Realität*. Stuttgart: Klett-Cotta.

De Masi, F. (2009): *Vulnerability to Psychosis*. London: Karnac.

De Masi, F. (2020): *A Psychoanalytic Approach to Treating Psychosis*. London: Routledge.

Fisher, J. (2008): The Emotional Experience of K. *Int. J. Psycho-Anal.* 87, 1221–1237.

Freud, S. (1900a): *Die Traumdeutung*. GW II–III.

Freud, S. (1915c): *Triebe und Triebschicksale*. GW X, 209–232.

Freud, S. (1915e): *Das Unbewusste*. GW X, 263–303.

Gabbard, G.O. (2001): Disguise or Consent: Problems of Recommendations Concerning the Publication of Clinical Material. *Int. J. Psycho-Anal.* 81, 1071–1086.

Grotstein, J. (2009): *»... but at the same time and on another level ...« Psychoanalytic Theory and Technique in the Kleinian/Bionian Mode*. London: Karnac.

Hinshelwood, R. (1991): *Wörterbuch der kleinianschen Psychoanalyse*. Stuttgart: Verlag Internationale Psychoanalyse.

Jacobson, E. (1971): *Depressionen. Eine vergleichende Untersuchung normaler, neurotischer und psychotisch-depressiver Zustände*. Frankfurt a. M.: Suhrkamp.

Kafka, J. S. (1991): *Jenseits des Realitätsprinzips. Multiple Realitäten in Klinik und Theorie der Psychosenanalyse.* Heidelberg: Springer.

Kernberg, O. F. (1992): *Wut und Hass*. Stuttgart: Klett-Cotta.

Klein, M. (1946): Bemerkungen über einige schizoide Mechanismen, in: dies: *Das Seelenleben des Kleinkindes*. Stuttgart: Klett-Cotta, 131–163.

Loch, W. (1962): Anmerkungen zur Pathogenese und Metapsychologie einer schizophrenen Psychose. *Psyche – Z. Psychoanal.* 15, 684–720.

Money-Kyrle, R. (1956): Normale Gegenübertragung und mögliche Abweichungen, in: Bott Spillius, E. (Hg.) (1988): *Melanie Klein heute*, Bd. 2. München, Wien: Verlag Internationale Psychoanalyse, 29–44.

Müller, Th. (2016): Psychosis: Not Thinking in a Bizarre World, in: Anderson, R. (Hg.): *Clinical Lectures on Klein and Bion.* London: Routledge, 89–101.

Müller, Th. (2017): A Projective Identification with Frankenstein, in: Hargreaves, E./Varchevker, A. (Hg.): *In Pursuit of Psychic Change*. London: Routledge, 168–184.

O'Shaughnessy, E. (1988): Zur psychotischen Negativität, in: Matejek, N./Müller, Th. (Hg.): *Negativität in der Psychose*. Schriftenreihe Forum der psychoanalytischen Psychosentherapie, Bd. 32, 13–28.

O'Shaughnessy, E. (1992): Freud – Bion – Rosenfeld: Theorien der Psychose. *ZpTP* 32, 239–262.

O'Shaughnessy, E. (2004): W.R. Bions Theorie des Denkens und neue Techniken der Kinderanalyse. In: Bott Spillius, E. (Hg.) (1988): *Melanie Klein heute*, Bd. 2. München, Wien: Verlag Internationale Psychoanalyse, 237–256.

Rosenfeld, H. (1987): *Sackgassen und Deutungen*. München, Wien: Verlag Internationale Psychoanalyse.

Skogstadt, W. (2013): Impervious and Intrusive: The Impenetrable Object in Transference and Countertransference. *Int. J. Psycho-Anal.* 94, 221–238.

Steiner, J. (1993): *Orte des seelischen Rückzuges*. Stuttgart: Klett-Cotta.

Winnicott, D.W. (1965): Die Angst vor der Verrücktheit. *Psyche – Z. Psychoanal.* 72, 254–266.

»... der Stoff selbst war marode und da war nichts zu machen«

Versuch über Chantal Akerman und die Frage der Wiedergutmachung

Tjark Kunstreich

I

In der letzten Szene des Films *Dis-moi* (*Sag mir*) sitzen eine alte Frau und eine junge Frau auf dem Sofa. Man hört den Fernseher, der nicht im Bild ist; den Stimmen nach, die man hört, handelt es sich um einen *film noir*, die Namen jüdischer Mafiosi fallen, ein Mord wird geplant. Die Frauen auf dem Sofa essen, trinken ab und zu einen Schluck Wodka. Die junge Frau wird müde, sie schläft fast ein. Sie geht, die alte Frau bleibt allein zurück und schaut weiter fern. Stunden vorher sitzt das Paar auf Stühlen, auf der anderen Seite des Sofas im Wohnzimmer der alten Frau, und die alte Frau berichtet mit hartem osteuropäischem Akzent auf Französisch über ihr Leben. Währenddessen fordert sie die junge Frau immer wieder auf, zu essen, einmal sagt sie, sie erzähle nicht weiter, wenn die junge Frau nicht äße; sie scheint ihr zu mager. Die junge Frau nimmt vorsichtig immer wieder kleine Bissen von den kleinen *latkes*. Die alte Frau erzählt eine Geschichte.

Die junge Frau ist Chantal Akerman. Als der Film, eine Fernsehdokumentation, 1980 ausgestrahlt wird, ist sie 30 Jahre alt. Als Folge einer Serie über Großmütter besuchte Akerman drei Großmütter, Überlebende der Shoah. Es gibt aber noch eine vierte Protagonistin, die nicht im Bild erscheint: Es ist Akermans Mutter, deren Stimme man hört. Keine der Frauen hat einen Namen. Ihre Geschichten sind immer ähnlich. Es sind Bruchstücke von Erinnerungen, kleine Geschichten, Lieder, scheinbar unzusammenhängend. Die Filmemacherin hört zu, ist höflich. Sie drängt nicht, fragt kaum nach, hilft höchstens, wenn ein Wort fehlt. Obwohl dem Film anzumerken ist, dass er fürs Fernsehen produziert wurde, hält Akerman an den Grundelementen ihrer Filmästhetik fest: lange Einstellungen, die es ermöglichen, den Raum, der im Bild zu sehen ist, zu erfassen; alltägliche Verrichtungen werden wiederholt gezeigt, wenn auch in diesem Film nicht so ausführlich wie in anderen Werken der Künstlerin. Es ist der erste Film, in dem sich Akerman direkt mit der Shoah auseinandersetzt. Obwohl er beiläufig daherkommt und der Schnitt einem assoziativen Rhythmus folgt, geht er eine Konfrontation ein. Es geht Akerman nicht darum, die Leerstellen in den Erinnerungen zu füllen; es gibt ein

Davor und ein Danach; danach ist nichts mehr so, wie es vorher war. Die Großmütter sprechen über ihre Großmütter, aber das, was es einmal ausgemacht hat, Großmutter zu sein, gibt es nicht mehr. So ist *Dis-moi* ein Versuch Akermans, der Erfahrung ihrer Mutter, Natalia Leibel Akerman, die als Jugendliche nach Auschwitz deportiert wurde und in der Shoah über 50 Angehörige verlor, einen Rahmen zu geben, ihr erratisches Sprechen in einen Zusammenhang anderer Erzählungen zu stellen; dabei geht es nicht darum, mehr zu wissen, sondern einer Erfahrung habhaft zu werden, die sich nicht im »Wissen um etwas« erschließt.

Die Konfrontation dieses Films vermittelt sich nicht über die Darstellung der Wirklichkeit der Vernichtung der Juden, sondern in der Sprachlosigkeit über den Verlust und stellt derart eine ästhetische Antithese zur Rekonstruktion Claude Lanzmanns dar, der bekanntlich mithilfe von Zeitzeugen – Überlebenden und Tätern – die Abläufe der Vernichtung an den Tatorten minutiös nacherzählte. Beide Verfahrensweisen, so antithetisch sie sein mögen, weisen auf je ihre eigene Art und Weise auf die Leerstellen und Splitter hin, die sich nicht zu einem Ganzen zusammenfügen lassen. Die ästhetische Kraft dieser gegensätzlichen Herangehensweisen liegt aber darin, dass sie diese Wahrheit nicht verschweigen, sondern im Wortsinn sichtbar, also visuell erfahrbar machen. Auch wenn *Dis-moi* nicht zu den großen Filmen Akermans gehört, ist er doch, gerade in seiner kleinen, eher kommerziellen Form, eine »break through work«, wie der Londoner Filmemacher und Kurator Adam Roberts schreibt, indem sie eine andere Sichtweise auf die Shoah formuliert:

> Völkermord ist [...] die Erschütterung dessen, was eine Mutter ihrem Kind gibt, die lebendige Wahrheit; die Wörter, die Geschichten und ein Handbuch für das Leben, in dem Moral, Gebote und Prinzipien verkörpert sind. Alles, was eine Kultur definiert. Was wir hier sehen, ist eine Redefinition der Bedeutung von Völkermord, gesehen in dem, was hinter einer Person liegt, was den gelebten verlorenen Leben eignet und was von den Überlebenden durchlebt wurde. [...] Chantal Akerman, *zuhörend wie nur eine Psychoanalytikerin zuhören kann*, zu keiner Zeit gezwungen zu unterbrechen, zu strukturieren, zu ordnen, zusammenzufassen, ermöglicht es diesen Frauen zu sprechen (mehr noch, sie ermutigt sie.) [...] »Essen Sie, essen Sie«, fordern diese Frauen Chantal auf, aber sie meinen damit nicht nur, dass Chantal das Essen zu sich nehmen soll. Chantal nimmt Kommunion von dem, was übrig ist von der jüdischen Tafel. (Roberts, 2019, 189 f.; Übers. u. Herv. T.K.)

Was passiert, wenn der Wort-Trägerin – der *porte-parole* –, wie Piera Aulagnier in Anlehnung an Lacan eine zentrale mütterliche Funktion beschreibt, die Worte fehlen (Aulagnier, 1975)? Es scheint, als suche Akerman eine Antwort auf diese Frage für sich selbst, für ihr Leben.

II

Chantal Akerman wird 1950 in Brüssel geboren. Ihre Mutter und ihr Vater, beide Überlebende, arbeiten viel. Das Kind verträgt die Milch der Mutter nicht (man kann an Celans *Todesfuge* denken: »Schwarze Milch ...«). Es ist viel Schweigen in der Familie. Die Mutter ist sehr ängstlich, sie lässt die Tochter nicht mit anderen Kindern auf der Straße spielen. Das Mädchen sieht vom Fenster aus zu. Sie besucht zunächst die jüdische Schule, lernt Hebräisch. Nach dem Tod des Großvaters väterlicherseits muss sie die Schule wechseln: eine nachträgliche Emanzipation ihres Vaters von seinem orthodoxen Vater. Aus polnisch-jüdischen Familien kommend, die vor dem Krieg nach Belgien emigriert waren, sind die Verluste kaum zu beziffern, der Wunsch nach Normalität und die Wiederbelebung der Generationenfolge stehen im Zentrum. Das Mädchen sieht im Alter von 15 Jahren *Pierrot le fou* von Godard (1965) und beschließt, sie möchte Filme machen. 1968 bricht sie die Filmhochschule ab, um ihren ersten Film zu drehen: *Saute ma ville* – übersetzt etwa: »Meine Stadt in die Luft jagen« – ist 13 Minuten lang und beschreibt die hektische Suche einer jungen Frau, die am Ende, bei dem Versuch, einen Brief zu verbrennen, mit dem Gasofen in die Luft fliegt. Ob es sich hier um einen Suizid handelt, bleibt offen; es könnte auch ein Abschied sein. Akerman verlässt danach Brüssel, geht nach Paris, um dann einige Monate in Israel zu verbringen, von dort aus geht sie nach New York, wo sie von 1971 an immer wieder leben wird. 1972 entsteht *Hotel Monterey*, ein fast sprachloser Film, der die ästhetische Formensprache etabliert, die Akerman fortan nutzen wird. Lange Einstellungen, wenig Sprache, Serialität der Handlungen. Dieser Rundgang durch das Hotel, in dem Akerman selbst einige Zeit lebte, lädt zu einer Haltung *without memory or desire* ein. *Hotel Monterey* kann sowohl als Liebeserklärung an New York und das Leben im Hotel verstanden werden als auch als Versuch über Einsamkeit. Diese Doppeldeutigkeit, manchmal am Rande der Paradoxie, findet sich nicht nur in den Filmen Akermans wieder; sie reflektiert auch die Existenzweise der Künstlerin selbst: zwischen dem Genuss des nomadischen Lebens, der Verzweiflung, kein Zuhause zu haben, und der Unmöglichkeit, einen Ausweg zu finden.

Als im Dezember 2022 die angesehene britische Filmzeitschrift *Sight and Sound* ihre seit 1952 alle zehn Jahre erscheinende Liste der besten Filme veröffentlichte, gab es eine große Überraschung: Weder *Vertigo* von Hitchcock noch *Citizen Kane* von Welles, die sich seit Jahrzehnten bei den ersten Plätzen abgewechselt hatten, belegten den ersten Platz, sondern *Jeanne Dielman, 23, Quai du Commerce, 1080 Bruxelles* von Chantal Akerman! Dieser dreieinhalbstündige Film aus dem Jahr 1975 war weder kommerziell erfolgreich, noch erschloss er sich ein größeres Publikum, aber er gilt als einer der wichtigsten Avantgarde-Filme der 1970er-Jahre. Mit Delphine Seyrig in der Hauptrolle beschreibt der Film drei Tage im Leben der verwitweten Jeanne Dielman, die in einer Wohnung am Quai du Commerce mit ihrem Sohn zusammenlebt. Sie wird ausführlich bei der Zubereitung von Mahlzeiten und anderen alltäglichen Verrichtungen gezeigt. Ihr Geld verdient sie mit Prostitution. Es wird ein Leben voll Tristesse und Einsamkeit gezeigt, zugleich schlummert etwas in Jeanne Dielman, das erst ganz am Ende des Filmes zutage tritt. Erste Anzeichen für eine unbändige Wut und einen Lebensdrang zeigen sich, als die Protagonistin einmal die Kartoffeln verkochen lässt, und ein weiteres Mal, als ein Briefmarkenautomat nicht funktioniert. An jedem Tag kommt ein Kunde. Sie lässt den Geschlechtsakt über sich ergehen, sie hat Stammkunden, die zu jeder Woche am gleichen Tag kommen. Am dritten Tag jedoch hat Jeanne Dielman einen Orgasmus. Sie bringt den Freier daraufhin um. Erneut ist eine beinahe dilemmatische Konstellation zu finden; diesmal sehr unmittelbar zwischen Lebensdrang und der Notwendigkeit, das Leben zu meistern, und Jeanne Dielman kann weder ausbrechen noch sich einrichten. *Jeanne Dielman* ist ein Spielfilm, der, gerade weil er bis ins kleinste Detail durchinszeniert ist, wie dokumentarisch wirkt. Akerman sagte über diesen Film, dass er feministisch sei, weil er das zeige, was sonst nicht gezeigt werde, und mehr noch: dass er eben aus ihrer, der Perspektive der Regisseurin gedreht worden sei; die Kamera gebe nie vor, die Perspektive beispielsweise des Sohnes einzunehmen; so vermeide sie eine Schlüsselloch-Perspektive. Um die Bewegungen und Handlungen wirklich im Raum einzufangen, sei die statische Kamera notwendig. Und weiter:

> Es ist wirklich schwer zu sagen, was den Rhythmus einer Frau unterscheidet, weil ein Mann die gleichen Formen des Ausdrucks verwenden kann. Ich weiß nicht, ob wir die Worte haben, ob sie schon existieren … Wissen Sie, einige Theoretiker sagen, es [der unterschiedliche Rhythmus von Männern und Frauen; T.K.] hat damit zu tun, dass wir Lust in anderer Weise erfahren als Männer. Sexuelle Lust. Ich glaube wirklich, dass dies in Filmen unmittelbar vorhanden ist. Als ich »Hotel Monterey« wiedergesehen habe heute morgen, dachte ich wirklich, es war ein erotischer Film. Ich habe mich so gefühlt – *la jouissance du voir* [der Genuss des Sehens]. (Akerman, 2019, 55; Übers. T.K., Herv. i. Orig.)

III

Mit dem 1977 entstandenen Film *News from Home* setzt Akerman diesen Weg fort, etwas über den Rhythmus herauszufinden; sie reflektiert in langen Aufnahmen aus New York, die mit von ihr gelesenen Briefen ihrer Mutter unterlegt sind, die Zeit von 1971 bis 1973. Als würde sie einen neuen Anlauf nehmen wollen, Subjektivität und ästhetischen Ausdruck zu verbinden. Die Briefe ihrer Mutter mit Nachrichten aus der Familie, ihren Sorgen um die Tochter, manchmal ambivalenter Anerkennung für ihren Mut sowie alltäglichen Sorgen kontrastieren die Bilder von New York, die Geräusche; sie sind sehr leise, wie eine Hintergrundmusik, und vermitteln, dass das Wesentliche nicht gesagt wird. Der Versuch, Brüssel und die Familie hinter sich zu lassen, ist ebenso gescheitert wie der, sich ein eigenes Zuhause einzurichten. *News from Home* wirkt wie ein doppelter Abschied, von New York *und* von der Familie. Es scheint der Zeitpunkt zu sein, an dem sich Akerman entscheidet, an mehreren Orten – oder keinem – zu Hause zu sein. Wie auch dieser Film hat keiner der Filme von Akerman ein Ende, es bleibt unbestimmt, worum es geht, und es scheint nicht nur die Untersuchung des Rhythmus des Weiblichen eine Herausforderung für die Regisseurin zu sein, sondern auch für das Publikum, sich auf eine rezeptive Haltung einzulassen, die sich vor allem von den eigenen Wahrnehmungen und Empfindungen leiten lässt. Diese Unabgeschlossenheit, die ästhetisch viele Zugänge ermöglicht, zeigt zugleich ein weiteres Dilemma auf: Sie kann verschwimmen, oder wie Akerman schreibt:

> Dabei hat mir jemand gesagt, wenn du Filme machst, stürzt du dich ganz hinein. Ich wusste es nicht, weil ich mich nicht kannte und ganz sicher nicht mein Ganzsein. Und wenn die Filme fertig waren, war es so, als hätte ich nur Dunst gemacht. Ich musste Dunst machen. Wirklich, ich musste es tun, aber mein Stoff war immer noch marode. (Akerman, 2022, 98 f.)

So distanziert sich Akerman mit der Zeit von Labeln wie »feministisch« oder gar »queer« – sie möchte ihre Filme nicht ghettoisieren, gleichzeitig aber sind ihre eigenen jüdischen, lesbischen und weiblichen Erfahrungen ihre Themen, für die sie, in verschiedenen Formen, eine universelle Sprache der ästhetischen Erfahrung zu finden versucht.

IV

In ihrem Buch *Meine Mutter lacht*, das 2013 auf Französisch und 2022 auf Deutsch erschienen ist, beschreibt sie – während sie ihren letzten Film *No Home Movie* dreht – den maroden Stoff:

> Ich hatte genug von diesen ganzen Geschichten von Überlebenden. Jahrelang hatte ich an nichts anderes gedacht. Jetzt hatte ich genug davon. Wirklich genug. Ich dachte, vielleicht ist davon genug haben der Anfang meiner Heilung, denn ich war ja auch krank. Und ich bin es immer noch. Das ist eine zyklische und chronische Krankheit. Ich nehme jeden Tag Tabletten für meine Stimmung. Das ist eine Stimmungskrankheit. Wenn ich sehr guter Stimmung bin, muss ich übrigens aufpassen. Ich muss diese sehr gute Stimmung schnell überwinden, sonst komme ich auch ins Krankenhaus, wo man mich einsperrt. Wenn ich ohne Stimmung bin, ganz ohne Stimmung, ohne Lust auf gar nichts, dann sieht mich niemand und ich sehe niemanden, dann sperrt man mich nicht ein. Ich habe ein bisschen naiv gedacht, wenn ich genug davon habe, an die Überlebenden zu denken und an die, die keine sind, würde ich meine Stimmung und meine Krankheit in den Griff kriegen, dann habe ich gelesen, das sei nicht möglich, meine Krankheit stehe in Verbindung zu meinem Zustand als Säugling, weil ich als Säugling nicht gemerkt hatte, dass ich einen Vater hatte, oder weil meine Mutter es mich nicht hatte merken lassen, also dass meine Mutter und ich zu eng verbunden waren und dass diese Verbindung mein Verhängnis war. Das stimmt nicht, denn als ich klein war, sagte ich immer, dass ich einen Ehemann wie meinen Vater will. Es stimmt also nicht, aber das ändert nichts.
> Und es war kein Loch, das ich in meinem Stoff hatte, ein Loch, das man vielleicht reparieren konnte, sondern der Stoff selbst war marode und da war nichts zu machen. Ich kann also weiter an die Überlebenden denken und an die, die gestorben sind, aber ich denke nicht mehr daran,

> nur wenn mich mein Schwager wieder daran denken lässt. Oder jemand anderes. Oder etwas anderes. (Akerman 2022, 95 f.)

In diesem Buch beschreibt Akerman verschiedene Besuche bei ihrer alternden, sterbenden Mutter in Brüssel, von der jeder der letzte sein könnte und es dann doch nicht ist. Wie in einem ihrer Filme geht sie nicht chronologisch vor, sondern reiht verschiedene Szenen und Gedanken aneinander, deren Komposition sich während der Lektüre offenbart. Akerman hat, wie in dem Zitat, immer wieder selbst Bezüge zur Psychoanalyse hergestellt – sie hat mit *Eine Couch in New York* 1996 eine Komödie über die Psychoanalyse gedreht, die erstaunlich kenntnisreich und lustig ist, und sie sagte in einem Interview 2011, dass sie selbst zur Analyse geht, aber unregelmäßig, weil sie viel unterwegs ist. Ihr Werk lädt zur psychoanalytischen Lektüre ein. Nicht nur aufgrund der assoziativen und offenen ästhetischen Form, sondern vor allem, weil diese eine rezeptive Haltung verlangt, die der gleichschwebenden Aufmerksamkeit sehr ähnlich ist. Nun wäre es naheliegend, zu versuchen, Akermans Ästhetik auf ihre psychische Erkrankung oder die traumatischen Erfahrungen ihrer Eltern zu beziehen. (Wobei ich »traumatische Erfahrungen« angesichts dessen, wie der Trauma-Begriff heute oft verwendet wird, verniedlichend finde.) Ein solcher Versuch könnte entweder darin enden, das Werk der Künstlerin als Widerstandsakt gegen die Überwältigung durch die intergenerationelle Weitergabe des Traumas, als gelungene Bewältigung zu beschreiben, oder aber darin, sie als manische Abwehr jener Bedingung zu deuten, die es ihr unmöglich gemacht hätte, ein authentisches Kunstwerk zu schaffen und als *wandernde Jüdin* zwischen den Formen gefangen zu bleiben. Das Problem ist aber, dass beides wahr und unwahr zugleich ist.

V

Das wiederum scheint mir nicht das Problem Akermans zu sein, sondern eines der Psychoanalyse: Wie kann die künstlerische Bearbeitung einer zutiefst verstörenden historischen Realität und ihrer Folgen bis in die tiefsten Schichten der Psyche, deren Bewältigung notwendig misslingen muss, erfasst werden? Für mich war die erneute Befassung mit Akermans Œuvre Anlass, mir diese Frage zu stellen. Der historische Bruch der Shoah hat in psychoanalytischen Kunstauffassungen kaum einen Platz, sie bewegen sich größtenteils in einem Rahmen, der vor diesem Bruch entstanden ist. Die Psychoanalyse ist nicht allein damit, könnte man zu ihrer Verteidigung einwenden; aber gleichzeitig bleibt die Frage, wieso die verschiedenen psychoanalytischen Schulen sich darin gleich sind, dass sie eine grundsätzliche Veränderung nicht wahrzunehmen scheinen. Sowohl Kurt R. Eissler als auch Hanna Segal halten am klassischen Ideal der Kunst fest. Doch dieses Ideal hat nach 1945 nicht dieselbe Bedeutung wie zuvor – obschon Kurt R. Eissler in Bezug auf den Begriff des Traumas den historischen Bruch durchaus realisiert hat, ohne aber den Bezug zur Kunst herzustellen, der sich aufdrängt. Die harte Lebensbemeisterung Jeanne Dielmans ist ein bitteres Zitat jenes Ideals, dessen

Dysfunktionalität Akerman demonstriert, ohne die Figur zu beurteilen. Es gibt keine Wiedergutmachung, aber es gibt die Dokumentation des Scheiterns.

Wiedergutmachung ist als Begriff in der Psychoanalyse der Kinderanalyse zu verdanken: Vor allem Kinder in der Latenz haben den Wunsch, fantasierte oder reale Untaten wiedergutzumachen. Damit wurde aber in den 1920er-Jahren eine Phase beschrieben, in der Kinder nach der ödipalen Phase Versuche unternehmen, ihre Vernichtungsversuche gegen beide Elternteile zu revidieren, was zur Rigidität der Moral in der Latenz führte – das ist die »Identifizierung mit dem Angreifer« (Anna Freud). Die Umdeutung zur Kategorie psychoanalytischen Erfolges bei Erwachsenen erfolgte durch Melanie Klein, die Spuren dieses Wunsches in den Erwachsenen wiederentdeckte: allerdings als eine der jeweils individuellen ödipalen Konstellation. Nur insofern wurde der Wiedergutmachungswunsch eine allgemeine psychoanalytische Kategorie, nicht jedoch in der Auseinandersetzung des Subjekts mit traumatischen Erfahrungen: Diese Verbindung ist eine Erfindung der späten 1990er-Jahre – wie auf Pep-Web nachzulesen ist. Dass traumatische Erfahrungen in den Kontext von Wiedergutmachung im psychoanalytischen Sinn gesetzt worden sind, ist eine Fehlleistung sondergleichen; er stellt in erster Linie eine Verleugnung des historischen Zivilisationsbruchs der Shoah dar.

Um ein Beispiel zu nennen, wie sich der historische Bruch in der Kunst ausdrückte: Nach 1945 fand die gegenständliche Malerei in den USA ein wirklich plötzliches Ende. Jackson Pollock begann zum Ende des Zweiten Weltkriegs seine berühmten Drip-Paintings, indem er unbewusst die ersten Drip-Paintings der emigrierten nicht-jüdischen Surrealisten (wie Max Ernst) adoptierte: als Jude, zu dem er als nichtjüdisches adoptiertes Kind geworden war. Außer auf Picasso – und auf den auch nur äußerst oberflächlich – bezieht sich Hanna Segal in *Traum, Phantasie und Kunst* (Segal, 1991) auf nicht einen modernen Künstler nach 1945. Damit soll nicht gesagt sein, dass Segals Theorie falsch ist – im Gegenteil, das Scheitern beim verzweifelten Versuch, die in der äußeren und inneren Realität beschädigten Objekte zu reparieren, zeichnet Chantal Akermans Werk aus; aber es ist eben das Zulassen des Bewusstwerdens des Scheiterns, nicht das omnipotente Festhalten an einer Phantasie eines Gelingens – der Wiedergutmachung –, welches das Funktionieren der Lebenstriebe beweist und Akermans Filme zu Kunst macht. Der marode Stoff, aus dem Akerman ihr Werk formte, indem sie eine Oberfläche schuf, die ihre individuelle Erfahrung verallgemeinern konnte, ohne ihre Subjektivität darin aufzugeben, könnte ein wichtiger Maßstab sein. Eine Oberfläche herzustellen, heißt, etwas sagen zu wollen, das Andere verstehen sollen. Diese Fähigkeit zu entwickeln, ist aus meiner klinischen Erfahrung für das Subjekt zentral, und sie betrifft alle gesellschaftlichen Bereiche.

VI

Verallgemeinerung heißt nicht, die eigene Erfahrung aufzugeben oder zu leugnen, es heißt, sie nachvollziehbar zu machen. Es heißt, Interesse an dem, was unter der Oberfläche ist, zu wecken. Das Problem mit traumatisierten oder psychotischen Patienten ist oft, dass sie keine Oberfläche haben, dass sie nur sie selbst sind, furchtbar einsam, weil sie spüren, wie wenig sie vermitteln können. Die oftmals hilflosen Versuche, eine Sprache oder einen anderen Weg der Vermittlung zu finden, enden nicht selten in einer Katastrophe.

In einem Erstgespräch konnte ein 18-jähriger psychotischer Patient – nachdem er mir einigermaßen geordnet hatte erklären können, was mit ihm los war – die Oberfläche nicht mehr aufrechterhalten. Er schwieg. Dann fragte er mich, ob er eine der Figuren, die ich in meinem Behandlungszimmer stehen habe, in die Hand nehmen dürfe. Ich nickte und schaute neugierig. Der Patient setzte sich auf den Boden und spielte mit der Figur, es war eine Schildkröte. Ich sah ihm zu und sagte nichts, der Patient brabbelte Unverständliches vor sich hin; es war nicht die Zeit, zu verstehen. Nach zwei Jahren zweistündiger Therapie entdeckte der Patient die Schildkröte erneut und fragte mich, ob er sie wieder nehmen dürfe. Ich nickte. Diesmal setzte der Patient sich wieder auf den Sessel, die Schildkröte setzte er auf den kleinen Tisch zwischen uns, und er ließ die Schildkröte eine kurze Geschichte erzählen, die von einer Schildkröte handelte, die keinen Panzer entwickeln konnte und schutzlos der Außenwelt ausgeliefert war. Hier war der Stoff nicht einmal marod, er war kaum vorhanden, aber der Patient konnte es ausdrücken und mir verstehbar machen, wie er sich wahrnahm. Hier waren die Fähigkeiten des Patienten entscheidend, verschiedene Schichten der Psyche zu reparieren, und dies gelang ihm in einem Prozess, in dem er Zugang zu schützenden inneren Objekten finden bzw. die Beziehung *Container–Contained* rekonstruieren konnte. Auch wenn dies keine Symbolisierung darstellte: Der Patient hatte eine Oberfläche herstellen können, die mir wiederum erlaubte, zu deuten (was ich in diesem Zusammenhang noch nicht tat, aber später, als ich mir sicher war, dass die symbolische Funktion einigermaßen stabil war).

Eine schwer traumatisierte 54-jährige Analysandin brachte mir im dritten Jahr der Analyse ein Tagebuch und wollte, dass ich es lese. Ich sagte ihr, dass sie es mir vorlesen oder mir erzählen könne, welche Bedeutung es für sie habe, aber dass ich es nicht außerhalb unserer Stunden lesen würde. Sie sagte, es sei nicht ihr Tagebuch, sondern das ihrer Mutter und sie würde sich nicht trauen, es zu lesen. Die Mutter war kurz zuvor verstorben. Ich fragte sie, warum sie das Gefühl habe, es jetzt lesen zu müssen. Sie antwortete, sie fühle sich wie ein rohes Stück Fleisch, wenn sie das Buch in Händen halte. Ich sagte, vielleicht sei es zu früh. Es war eine Morgenstunde und die Patientin meinte, ja, es wäre besser in einer Abendstunde. Ich hatte den Impuls, ihr zu erklären, was ich gemeint hatte, verzichtete aber darauf und sagte, das müsse erst einmal vernarben. Das schien die Analysandin zu verstehen. Sie erzählte mir in der nächsten Sitzung, dass sie das Tagebuch in ihren Tresor gelegt habe. Ein Jahr später erfuhr ich, dass sie in die Psychiatrie gekommen sei, weil sie in ihrer Wohnung randaliert habe. Als sie wieder in die Sitzungen kam, erzählte sie mir, dass sie das Tagebuch gelesen und alles bestätigt bekommen habe, was sie vermutet hatte: Das hätte unbändige Wut in ihr ausgelöst. Der Aufenthalt in der Psychiatrie, es waren zwei Wochen, hatte sie stabilisiert, und nun erzählte sie mir, was sie so erschreckt hatte. Ich dachte mir, vielleicht hätte sie sich noch etwas Zeit lassen sollen, aber zugleich war die Bestätigung ihrer Vermutungen auch ein Beweis dafür, dass sie nicht verrückt war: Genau diese Erkenntnis hat sie dann aber für einen kurzen Zeitraum wirklich verrückt gemacht. Indem die Analysandin für sich selbst und ohne mich zu informieren den Zeitpunkt gewählt hatte, das Tagebuch ihrer Mutter zu lesen, hatte sie überprüfen wollen, ob ein Narbengewebe entstanden sei, jedoch mit katastrophalen Folgen; zugleich hat sie das Lesen des Tagebuchs aber nicht zerstört, sie hat sich nicht umgebracht und ist nach ihrem Psychiatrieaufenthalt wieder in die Stunden gekommen. Das Leben – und die Analyse – ging weiter.

Die psychische Oberfläche, die eben nicht allein Abwehr ist, entsteht dort, wo die Sprache eingeführt wird: wie Aulagnier sagt, bei der Wort-Trägerin. Dort, wo jene Funktion versagt, ist der Psychoanalyse eine Grenze gesetzt, weil sie unsere Möglichkeit übersteigt – ich mache dennoch die Erfahrung, dass Sprachlosigkeit etwas ermöglicht: entweder dann, wenn ich Worte finde, oder dann, wenn ich es aushalte, schweigend *anwesend* zu sein (und eben nicht: abwesend). Das zerbrochene, fragmentarische, zersplitterte Subjekt der modernen Kunst in seinem Scheitern zu gewahren, ermöglichte auch in der psychoanalytischen Klinik eine Distanz zum individuellen biografischen Ausgangspunkt. Die Frage ist: Was *interpretieren* wir? Unsere Theorien, seien sie entwicklungspsychologisch oder konfliktorientiert, gehen weitgehend immer noch von entweder abschließbaren Entwicklungen, lösbaren Konflikten oder tiefen Erfahrungen aus, das heißt von einer Subjektkonstellation, die in jedem Fall in ihren Grundzügen vor 1945 entstanden ist.

VII

Chantal Akerman beging am 5. Oktober 2015 Suizid, ihre Mutter war im April 2014 verstorben. Ihr letzter Film, *No Home Movie*, in dem sie endlich! mit ihrer Mutter über die Shoah spricht, wird bei der Uraufführung für Kritiker in Locarno im Sommer 2015 ausgebuht; das öffentliche Publikum am Abend danach ist freundlicher.

> Als Freud perverse und neurotische Charakterzüge bei Künstlern beschrieb, zeigte er auch, wie pathologische Dispositionen in der Kunst einen Ausweg finden können. Wenn die zeitgenössische Kunst zu Mitteln greift, die in manchmal unverblümter und kaum symbolisierter Weise perverse, narzisstische und höchst destruktive Phantasien auslösen, scheint sich seine Intuition zu bestätigen. Statt die pathologischen Charakterzüge von Künstlern hervorzuheben, möchte ich Freuds Gedanken etwas umformulieren, weil ich die Frage hilfreicher finde, wie es Künstlern gelingt, sehr archaische psychische Inhalte in ihr Werk einzubeziehen,

schreibt Adela Abella (2011, 263), und ich denke, dies trifft auch auf unser Nachdenken über Trauma und Psychose zu: Wie wir in unserer Klinik die Originalität und Kreativität der individuellen Bewältigungsmuster und Kompromissbildungen unserer Analysanden/Patienten verstehen und deuten, erscheint mir wichtiger als die Einschätzung ihrer individuellen Pathologie, denn gerade diese Perspektive versetzt uns in die Lage, die Anstrengungen zur Wiedergutmachung und ihr Scheitern in ihrer oftmals existenziellen Situation wenigstens nachzuvollziehen. Es gilt auch für die Klinik, was Reimut Reiche zur Interpretation von Kunstwerken schrieb: »Vorrang der Methode vor dem Wissen« (Reiche, 2011, 85).

Dass uns schwer leidende Menschen Zugang zu den tiefsten Schichten der Psyche erlauben, sollte uns mit der gleichen Ehrfurcht erfüllen, das heißt: der Möglichkeit zur ästhetischen Erfahrung, wie sonst nur Kunst es kann.

Literatur

Akerman, Ch. (2022): *Meine Mutter lacht*. Wien: Diaphanes.

Akerman, Ch. (2019): Chantal Akerman on Jeanne Dielman (1977), in: Hogg, J./Roberts, A.: *Chantal Akerman Retrospective Handbook*. London: A Nous Armours, 53–55.

Aulagnier, P. (1975): *La violence d'interprétation*. Paris: PUF.

Reiche, R. (2011): *mutterseelenallein #2 – Das Tabu über die Schönheit in Psychoanalyse und Kunst*. Frankfurt a. M.: Stroemfeld/Nexus.

Roberts, A. (2019): Dis-moi – a break through work by Chantal Akerman, in: Hogg, J./Roberts, A.: *Chantal Akerman Retrospective Handbook*. London: A Nous Armours, 188–191.

Segal, H. (1991): *Traum, Phantasie und Kunst*. Gießen: Psychosozial, 2023.

verloren, verbunden, verrückt

Surreale Zergliederung in André Bretons *Nadja*

Katrin Mackowski

Es war im Hochsommer 2022, als ich *Nadja* mit in den Norden Deutschlands nahm und Ferien machte. Ein schmales Buch, das mich früher schon fasziniert, aber ratlos zurückgelassen hatte. Worum ging es da eigentlich?

Alles, woran ich mich erinnern konnte und mir jetzt zusammenphantasierte, waren die dunklen Straßen von Paris, eine Stadtstreicherin namens Nadja und ein verlorener Schuh. Aber war Nadja wirklich eine Stadtstreicherin, und warum blieb mir ausgerechnet dieser Schuh im Sinn?

Ich wollte es nun aufs Neue mit *Nadja* und dem literarischen Surrealismus versuchen. Mit einem Genre, das sich auf den »objektiven Zufall« und eine Art Trance im Wachzustand kapriziert hatte. Prinzipien, die Breton leidenschaftlich wie apodiktisch in den surrealistischen Manifesten 1924 und 1930 verkündet hatte. Dazwischen, 1928, erschien sein Roman *Nadja*, die künstlerische Verkörperung dieser Ideen.

Der Surrealismus sucht die Kräfte des Traums im Wachen freizusetzen und so die Trennung von Wachen und Träumen, von Kunst und Leben niederzureißen. Vorbild dieser Idee war die Psychoanalyse. André Breton, der Kopf der Bewegung, las Freud, schrieb ihm Briefe, versuchte die freie Assoziation in eine Schreibtechnik zu verwandeln und aus dem, was er unter dem Unbewussten verstand, eine künstlerische Haltung zu machen. Doch Freud blieb höflich distanziert, so sehr sich Breton auch um ihn bemühte. Erst viel später sollte der literarische Surrealismus Anerkennung finden.

Jean-Bertrand Pontalis schätzte *Nadja* so sehr, dass er dem Surrealismus in seiner Abhandlung *Zwischen Schmerz und Traum* Aufmerksamkeit schenkte und nun *die* Bedeutung zuteilwerden ließ, die ihm Freud verweigert hatte. Pontalis fand, dass der Surrealismus die in der psychoanalytischen Theorie vernachlässigten Zustände aus dem Zwischenreich der Psyche, all die Schwellenzustände und Übergangsphänomene, zu neuem Leben erweckte. Er rief Breton auf die Bühne der psychoanalytischen Theoriebildung. Ein geschickter Schachzug, um Freud und seine eher aufklärerische Beziehung zum Traum-Objekt auf diese Weise zu kritisieren. Der Blick auf den Traum sollte sich mit dem Surrealen verbinden, das so sehr auf leidenschaftliche, tranceartige Erregung aus war. Denn André Breton, so schreibt er, hätte es vermocht, »ein Traumleben des Alltäglichen hervorzubringen, das imstande ist, sein gesamtes Verzauberungsvermögen unversehrt zu bewahren« (Pontalis, 1998, 77).

Verzauberung?

Ich wollte mir die Sache genauer ansehen und bezog mit *Nadja* in der Tasche ein kleines, reetgedecktes Ferienhaus in Fischerhude, das sich mit seinem knubbeligen Dach dicht an ein zweites anschmiegte.

An meinem ersten Morgen sah ich einen grauen Sportschuh auf der gemeinsamen Auffahrt liegen, einen Converse, wie ihn junge Leute tragen. Am nächsten Tag lag an derselben Stelle ein grünes Halstuch, später eine weiße Küchenrolle.

Als ich eines Nachmittags auf der Terrasse saß, erkannte ich von Weitem eine hagere, alte Frau in Jeans und genau solchen Converse. Sie goss die Blumen im hinteren Teil des Gartens. »Ich bin unsichtbar«, sagte sie, als wir uns zufällig am Eingangstor trafen. »Ich bin es auch«, antwortete ich, worauf sie der Meinung war, dass wir uns dann ja bestens verstehen würden.

Von da an gab es keine wie zufällig vergessenen Dinge mehr auf der Auffahrt. Keine Zeichen, die Breton sicher sofort als verlorene Objekte aufgesammelt hätte, um sie sogleich auch wieder verschwinden zu lassen – wie Nadja. Nadja, die ich als Figur aus einer Ding-Welt betrachte, hinter der sich der Autor verstecken muss, anstatt sich von ihr verzaubern zu lassen. Dabei wurde sie doch immerhin zu so etwas wie Poesie.

Aber auch ohnedies ist bekannt, dass Nadja zeichnete und künstlerisch begabt war. Ihre Arbeiten sind Teil des Romans. Breton schob sie zwischen die Seiten seiner Roman-Collage. Da gibt es diese surreale Gesicht-Schuh-Fersen-Komposition, »Mit Grüßen vom Teufel«, wie Nadja sie nennt (Breton, 2019, 106). Und wie wir später erfahren werden, spielen Schuh, Hand, aber auch Hand-Schuh für die sur-reale Verdichtung und ihre Wahrnehmung die Hauptrolle.

Breton trifft Nadja am 4. Oktober 1926 in der Rue Lafayette. Das datiert er nach 53 Seiten. Erst dann macht er den Leser mit ihr bekannt.

> Plötzlich, sie ist vielleicht noch zehn Schritte von mir entfernt, sehe ich eine sehr ärmlich gekleidete junge Frau mir entgegenkommen [...] erhobenen Hauptes. So zierlich, dass sie kaum den Fuß aufsetzt. Ein unmerkliches Lächeln huscht über ihr Gesicht. Merkwürdig geschminkt, wie jemand, der mit den Augen begonnen hat, jedoch nicht die Zeit hatte, sich fertig zu schminken, um die Augen allerdings zu schwarz für eine Blondine. (Breton, 2019, 53)

Breton war, wie sich bald herausstellte, auf eine Wahnsinnige gestoßen; das Ideal seiner Idee und genau so, wie er es zuvor im ersten surrealistischen Manifest betont hatte:

> [...] tatsächlich sind Halluzinationen, Illusionen, usw. keine gering zu achtende Quelle des Genusses. Ich könnte mein Leben damit verbringen, die Wahnsinnigen zu Bekenntnissen zu provozieren. Sie sind Menschen von peinlicher Ehrlichkeit und Unschuld.« (Breton, 1986, 12)

Für diesen Genuss empfahl Breton eine Schreibtechnik, die schnell, unkontrolliert und in einem höchst rezeptiven Zustand erfolgen sollte. So wird der Surrealismus »in den Tod einführen, der eine Geheimgesellschaft ist. Er wird Ihrer Hand den Handschuh überziehen und darin das tiefe M eingraben, mit dem das Wort Memoria beginnt« (Breton, 1986, 32).

Hand und Handschuh sollen sich im Text als Fetische behaupten, von Breton stilistisch eingesetzt als Metonymie: Der Handschuh bildet den Ersatz für die Frau und ihren Wahnsinn. Er wird eben nicht als Metapher geführt. Das erzeugt etwas Starres, Unbewegliches und Unverbundenes beim Lesen. Genau dieser Zustand erinnert mich an eine Erfahrung mit einer Patientin, Ingrid.

Ich stelle also Ingrid vor, der ich ziemlich nahegekommen bin – dann wieder bin ich Breton auf den Fersen, der Nadja dagegen heftig ausgewichen ist. Eine Parallelbewegung. Dabei setze ich das Literarische mit dem Psychoanalytischen in Beziehung und frage mich, aus beiden Perspektiven betrachtet, wie es möglich ist, sich der Psychose zu nähern, ohne sich und sein Gegenüber dabei zu verlieren, ohne eine folie à deux zu bilden oder gar die psychotische Übertragung zu fördern, was allerdings literarisch gesehen doch interessant gewesen wäre.

Wenn ich von Wahnsinn oder Verrücktheit spreche, verstehe ich diese Zustände mit André Green (1986), der Wahnsinn mit Eros und Leidenschaft verbindet. Wahnsinn soll ja auch in der Verliebtheit vorkommen. Die Psychose dagegen geht mit Mechanismen wie Verleugnung, Spaltung und Destruktivität einher, aber auch mit der weitgehenden Abwesenheit von psychisch verarbeiteten Repräsentationen sowie mit der Nicht-Besetzung des Objekts. Und ich füge noch einen Aspekt hinzu, den Franco De Masi in seinen Arbeiten mit schwierigen Patienten betont, und zitiere aus seinem gleichnamigen Werk, *Arbeit mit schwierigen Patienten*: »Meiner Meinung nach sind Psychose und Rückzug in einen lustvollen Zustand gleichbedeutend. Wäre die Faszination einer Psychose nicht zunächst lustvoll, könnten wir den Impuls, psychotisch zu werden, nicht verstehen.« (De Masi, 2022, 78)

Die Psychose ist so lange lustvoll, bis alles kippt und nur mehr die Angst regiert – bis das Denken und Sprechen zergliedert, zersetzt und zerfahren wirken. Dann wird die Psyche nicht zum Denken, sondern als Sinnesorgan verwendet. Wahnvorstellungen, Geruchs- oder Bild-Ton-Halluzinationen haben dieselbe Qualität wie alltägliche sinnliche Wahrnehmungen, die durch äußere Stimulation hervorgerufen werden. Eine Synchronizität von real und irreal, innen–außen, unbewusst–bewusst entsteht. Das hatte Breton wohl im Sinn, als er *Nadja* schrieb.

Ingrid, die mich an Nadja erinnert, kam drei Jahre nach einer unbehandelten Psychose zu mir in Psychotherapie. Sie saß in einer Atmosphäre psychotischen Funktionierens fest. Das, was sie mit mir in der Übertragung machte, nenne ich ein kaltes Manöver. Ingrid verstand recht gut, dass es im wahrsten Sinne des Wortes ver-rückt war, weder zu arbeiten noch ihre Ausbildung wieder aufzugreifen. Doch sie bestand darauf, dass alles so bleiben sollte, wie es war, auch mit mir. Ein Leben lang wollte sie bei mir in Behandlung bleiben, »auf ewig«, wie sie sagte. Ingrid hatte ein ähnliches Martyrium wie Natascha Kampusch durchgemacht, jedoch von Geburt an und nicht erst als Schulkind. Sie war eingeschlossen bei offenen Türen.

Ingrid, die mir ausführlich und monoton von einem paranoiden, perversen Vater erzählte, aber auch von einer »dumpfen Mutter«, zeigte selbst eine perverse Lust daran, mich in überaus zärtlichen Tönen und gespielter Unterwürfigkeit in ihre sadomasochistischen Gewaltfantasien zu ziehen. Das alles geschah im Nebenbei, so dahingesagt, und oft ganz leise. In der letzten Stunde vor der Weihnachtspause äußerte sie die Sorge, sie könnte sich auf dem Weg zu mir mit ihrem neuen Schal ersticken. Dann wieder phantasierte sie, mir eine Vase zu schenken, an der ich mich aber »eventuell« ritzen könnte, »vielleicht sogar daran sterben«, weshalb sie mir dann doch lieber kein Geschenk machen wollte.

Ingrid hatte sich schon früh in eine masturbatorische Welt zurückgezogen, in der sie sich in keinem Fall mit der Hand berühren, sondern nur an harten Gegenständen reiben durfte. Dazu stellte sie sich Mischwesen vor, sah sich als Mann-Frau, aber auch als Tier-Mensch. So wie auch die Romanfigur Nadja, die sich als Meerjungfrau oder als Augen-Blume zeichnet.

Ingrid tauchte schließlich in pornographische Websites ab. Mit 13 exhibitionierte sie sich auf YouTube und veröffentlichte alle Details ihrer väterlichen Misshandlung.

In einer Freitagsstunde sprachen wir darüber, wie es für sie wäre, einer Arbeit nachzugehen. Am Montag saß sie, wie immer, kerzengerade vor mir: mit ihren fest geschlossenen Knien, ihrem streng zurückgekämmten Haar und, wie immer, notorisch lächelnd. Sie sagte, dass sie seit Freitag in einen Hunger- und Trinkstreik getreten war, weil ich das Wort Arbeit in den Mund genommen hatte. Die Erpressung nahm ich gelassen.

Dicke Luft machte sich breit, und Ingrid kam heraus mit lauter Vorwürfen. »Sie wissen doch, wenn ich arbeiten gehe, mache ich Fehler, und ich darf keine Fehler machen. Bei Papa durfte man auch keine Fehler machen. Wenn ich was arbeite, dann kommt doch die Panik wieder. Ich will nicht, dass wir über Arbeit sprechen.«

Ingrid hörte nicht auf zu klagen. Das Zimmer schien sich unter ihrem Redeschwall zu verdunkeln, obwohl drei verschiedene Lampen im Behandlungsraum brannten. Ingrids Sätze waren ein Wust aus Erlebnissen während ihrer Psychose. Sie hatte die Stimme ihrer Mutter im Kopf, eine »dunkle Wolke«, sagte sie, dann wieder sprach sie über die Sorge um ihre Schwester, die die Schule verweigerte. Dazwischen stach dieser Satz hervor, als Ingrid sagte: »Wieder dieses Barbie-Puppen-Gefühl.«

Ich selbst war inzwischen müde, fühlte mich bleiern und schwer, und doch bemerkte ich, dass ich genauso aufrecht und starr dasaß wie sie. Ich lockerte daraufhin meine Beine und schlug sie übereinander. Ingrids Ton war nun spitzer als zuvor.

Dieser Satz war es: »Ich hatte damals dieses Barbie-Puppen-Gefühl«, wiederholte sie. »Gläsern, mit so verdrehten Gliedern.«

Die Monotonie ihrer kindlichen Stimme zog sich darauf blitzartig in ein Wispern zurück, als ob dünne Spinnweben über uns ein dichtes Netz bildeten. Da stellte ich mir das Gefühl vor, gläsern zu sein, während das Verdrehte und Eingesponnene längst auf meinen Körper eingewirkt haben musste.

Ich fühlte mich gefangen, konnte Ingrid nicht mehr ansehen und musste meinen Blick von ihr abwenden, durch das Fenster nach draußen auf einen kahlen Baum sehen.

Ich fragte Ingrid, wie sich dieser Moment jetzt gerade für sie anfühlte. »Ich fühle nichts, gar nichts, überhaupt nichts«, sagte sie.

Die, die nicht mal das Nichts fühlt, hallte es in mir nach.

Weniger die Worte, sondern die Art, wie Ingrid mit mir sprach, war es, die unheimlich wirkte: leise, eindringlich, drohend. Und wie ihr zierlicher Körper noch aufrechter, noch starrer wurde, sich ihre Lippen unter die Zähne zogen, zu einem dünnen Strich. Ein Strich, der sie vor meinen Augen um Jahrzehnte altern ließ. Diese Art der Verfestigung, fast wie eine Mumifizierung, zog durch mich durch wie eine eisige Böe.

Ich sollte also fühlen wie sie, überlegte ich.

Meine Hände wurden klamm, ich begann zu frieren und klemmte die Finger unter meine Schenkel. Eine weitere Welle bleierner Müdigkeit überkam mich. Ich konnte kaum die Augen offenhalten, obwohl doch Wut und Anklage im Raum standen.

Und trotzdem dieses Nichts.

Ich sah nur noch eine Sprechpuppe vor mir. Worte, die dämmrig und wie aus der Ferne vorbeizogen.

Das Gläserne, die verdrehten Arme und Beine. Mir kam das »Puppenprojekt« von Hans Bellmer in den Sinn. Bellmer, der 1930 seine schizophrene Frau, die Autorin Unica Zürn, verschnürt hatte und dann fotografiert, der ihr Arme und Beine verdrehte und auch irgendwelche Schaufensterpuppen ummontierte, der rot bemalte Schenkel an dunkle Äste hängte.

Für den Rest der Stunde aber hatte ich weder Bilder noch sonst irgendwelche Gedanken. Ingrid hatte sich mit mir zu *einem* Ding gemacht, das unbelebt, aber doch körperlich anwesend war. Wir saßen gemeinsam fest.

Später wurde mir klar, dass ich ihr die Illusion von einer ewigen Therapie bei mir genommen hatte. Sollte ich darum in ihr sadomasochistisches Karussell einsteigen? Schließlich hatte sie durch die frühe Sexualisierung keine andere Möglichkeit, als ihre Angst, ich könnte getrennt von ihr sein, durch dieses kalte Manöver zu bannen.

»Sie haben mir gezeigt«, sagte ich, »wie es ist, so zu leben. Immer kalt und starr. Nichts, was die grausame innere Verbindung zwischen Ihnen und Ihrem Vater stört, darf hier aufkommen.«

In den folgenden Therapiestunden ging es zunächst darum, Ingrids Sinneswahrnehmungen zu fördern und zu besprechen. Ingrid brauchte Kontrolle in Momenten wie diesem. Sie führte Regie. Sie wusste, wie man eine Art von grausamer Intimität erzeugt. Das war ihre Technik.

Auch in *Nadja* geht es um etwas Puppenhaftes, Dinghaftes, dieses Mal aber durch die Augen des männlichen Autors und seines kalten Manövers geschildert, der sein surreales Gesetz im Kopf hat. Aus meiner Sicht ist dieses Gesetz wirksam wie die Propaganda einer psychotischen Stimme, die dem Autor verbietet, sich mit dem Leser, der Figur und letztlich auch mit sich selbst zu verbinden oder gar eine Psychose zu simulieren. So entsteht eine Art der Entfremdung, wie sie Masud Khan eindrücklich bei Perversionen beschreibt.

Darum lässt sich der sur-automatische Auftrag allenfalls auch als poetischer Versuch bezeichnen. Er ist ein Experiment, das Aufregung und Obsession erzeugen soll, Erwartung schüren. Jedoch: Die surreale Methode vermochte immerhin ein gestörtes, durchgerütteltes Vorbewusstes zu inszenieren, das zunächst noch mit dem Traum, dann mit dem Wahn um die Wette läuft; im Text hervorgerufen durch die Ästhetisierung eines wie zufällig hingeworfenen Fetischs, der auf Zerstörung aus ist, denn der Roman als Genere, eine gestaltete Figur mit Charakter, literarische Symbolisierungen oder die Sprache der Gefühle anzustimmen, das alles war verpönt.

Breton selbst bezeichnete seine Textsorte darum auch als Bericht. Es ging ihm tatsächlich um eine dokumentierte psychische Wahrheit, während er durch Paris flanierte und zwischen Zufällen, Plakaten und Menschen, die er irgendwie noch eben sprachlich erwischte und dazwischen dunkle Fotos schoss, auf Nadja traf.

Ihr echter Name war Léona Delcourt. Sie arbeitete als Prostituierte, doch außer einem Kuss auf ihre Zähne und Bretons Verewigung geht sie leer aus, verschwindet in der Psychiatrie und verstirbt dort.

Die Ärzte schreiben über ihre manierierte Sprache, in der sie die Ideen des Surrealismus verbreitete und sich zuweilen die Kleider vom Leibe riss – ähnlich wie Ingrid, die die Methoden ihres Missbrauchs im Internet preisgab.

Dana Birksted-Breen hat in ihrem Aufsatz mit dem Titel *Bi-ocularity, the functioning mind of the psychoanalyst* (2016) über etwas nachgedacht, das ebenso für den Schreibprozess von Bedeutung ist. Sie erklärt, wie das symbolische Denken des Patienten dadurch gefördert wird, dass sich ein Auge des Analytikers auf »unfokussiert« stellt, das andere auf »fokussiert«, um so die Abwehrmechanismen zu analysieren. Dazwischen, so erörtert sie, geht es um eine Lücke, in der sich das Noch-nicht-Repräsentierte, Ungedachte ereignet, wenn es die Analytikerin gut anstellt.

Aber die zwei voneinander getrennten Wahrnehmungsmechanismen überlappen sich in Wahrheit. Trotzdem besteht Dana Birksted-Breen auf Trennung, auf Bi-Okularität. Sie schreibt: »›Bi-Okularität‹ betont die Kluft und Disjunktion […] wie wenn das Fernglas unscharf ist« (Birksted-Breen, 2016, 28). Und weiter heißt es: »Die Zeit der Transformation durch Träumerei im Geist des Psychoanalytikers, die ich ›Nachhallzeit‹ nenne, bewahrt diese zeitliche Lücke zwischen dem, was ist, und dem Nicht-Seienden, dem Moment des Verlustes, der zu seiner Transformation in etwas anderes führt. In der Lücke bildet sich Bedeutung.« (a. a. O., 29)

Die Erfahrung mit schwierigen Patienten zeigt jedoch, dass einem oft nicht nur eine Lücke zum Denken fehlt, sondern dass es notwendig ist, diese Lücke sogar zunächst aufzugeben, um in eine Überblendung zu kommen, wie wenn das Fernglas der psychoanalytischen Situation und Beobachtung unscharf wäre. Es ist sogar notwendig, in diese Unschärfe zu gehen. In diesen Momenten ist es gar nicht möglich, zwei Modi des Sehens und Zuhörens voneinander getrennt zu halten, sodass sich vielmehr eine vorübergehende Diffusion mit Zuständen des Patienten ergibt.

In der Filmsprache gibt es einen Begriff für ein ähnliches Phänomen. Es handelt sich um einen Vorgang während des Filmens, in dem das Bild in der Kamera zuerst unscharf und verschwommen, dann aber langsam in die Schärfe gezogen wird. Das nennt sich Schärfenverlagerung. In dieser Verlagerung kann sich die Transformation im Analytiker ereignen. Erst später ist Platz für eine Lücke, in der es zu Deutungen kommen kann oder vielleicht auch nur dafür, die Wahrnehmung einer Patientin wie im Fall von Ingrid zu entwickeln. Das Gefühl für »kalt« zum Beispiel, für »starr«, für »reglos« in Verbindung mit der Wut auf mich.

In der literarischen Produktion ist es oft die Metapher, welche die Schärfenverlagerungen im Kontext einer Passage erzeugt. Breton jedoch verwendet die Metonymie. Er setzt Hand und Handschuh für die Frau und ihren Wahnsinn ein. Dadurch geht er mit seiner Figur Nadja wie mit einem Ersatzteil um. Als pars pro toto, für den surrealen Effekt.

Hand und Handschuh müssen wir in Bretons Text – eine Collage aus Auto-Fiktion, Reportage und philosophischem Essay – aber erst aufspüren; wie die Dinge, die meine Nachbarin auf der Auffahrt deponiert hatte und wieder verschwinden ließ.

Bretons Technik, die wenig verzaubert, wie Pontalis jedoch annimmt, ist ähnlich. Es geht um das Andeuten, Hinwerfen, Haltmachen und Umkehren. Es geht um das Sammeln von Ereignissen, sonst könnte er sich in der wahnsinnigen Frau und dem weiblichen Genitale womöglich verirren. Es handelt sich um eine Geste oder Bewegung, wie sie Freud bereits 1927 im Fetischismus beschreibt, also ein Jahr vor dem Erscheinen von *Nadja*.

> Bei der Einsetzung des Fetisches scheint vielmehr ein Vorgang eingehalten zu werden, der an das Haltmachen der Erinnerung bei traumatischer Amnesie gemahnt. Auch hier bleibt das Interesse wie unterwegs stehen, wird etwa der letzte Eindruck vor dem unheimlichen, traumatischen, als Fetisch festgehalten. So verdankt der Fuß oder Schuh seine Bevorzugung als Fetisch oder ein Stück derselben dem Umstand, dass die Neugierde des Knaben von unten, von den Beinen her nach dem weiblichen Genitale gespäht hat. (Freud, 1927e, 314)

So ist es sicher kein surrealer Zufall, dass Hand und Handschuh noch vor Nadjas erstem Auftritt auftauchen. Und zwar so: Eine Frau besucht Breton in seinem Büro und möchte ihm ihren himmelblauen Handschuh schenken. Breton fleht sie darauf an, den Handschuh ja nicht auszuziehen, und überlegt: »Mir ist unklar, was damals an dem Gedanken, dass dieser Handschuh diese Hand für immer verlassen sollte, so furcht-, so wunderbar endgültig gewesen sein mag.« (Breton, 2019, 49)

Die Vorstellung, dass der Handschuh für immer von der Hand der Dame getrennt sein könnte, ist für Breton unerträglich. Zu seiner Kastrationsangst gesellt sich die Verwunderung. Das Gedankenkreisen legt sich wie eine schützende Zwangsjacke um die Schultern des Autors.

Nadja, seine Erfindung, macht es ihm nach. Auch sie fixiert sich auf Hände, sucht nach Erinnerungen und erzählt von einem ehemaligen Liebhaber, den sie getroffen hat. Plötzlich entdeckt sie, während sie sich erinnert, dass diesem Mann zwei Finger zusammengewachsen sind.

Wenn Nadja in diesem Moment nicht gerade halluzinierte, könnte man diese Episode auch als Reflexion über eine Unwissenheit betrachten, wie man sie selbst nur in der intimsten Beziehung haben kann. Ist es also eine Art Blindheit, die der Liebe innewohnt, oder ist es eher der Mangel an Liebe, der einen dieses Detail übersehen lässt?

Die Betonung der Hände und der körperlichen Präsenz weckt nun Seite für Seite die Erwartung einer leidenschaftlichen Liebesaffäre, hebt aber im Nachhinein betrachtet den merkwürdigen Mangel körperlicher Zu-Neigung hervor, das Problem mit den Händen.

Immer wieder diese Hände, der Hand-Schuh.

Werfen wir einen kurzen Blick zurück in die Kunst. Handschuhe tauchen bereits zwischen 1878 und 1881 als albtraumhafte Bilder in zehn Zeichnungen von Max Klinger auf. »Der Handschuh oder eine Paraphrase über den Fund eines Handschuhs« heißt es da. Ist das nicht eine Paraphrase über den Surrealismus eine Generation später? *Eine Paraphrase* über den Fetischismus?

Was sehen wir?

Wir sehen eine Frau. Sie verliert beim Eislaufen einen Handschuh. Er findet sich hübsch inszeniert auf dem kleinen Tischchen einer Bühne wieder. Auf einer anderen Zeichnung fliegt der Handschuh einer Frau von der Hand, gestohlen von einem fledermausartigen Riesenvogel. Schließlich zeigen weibliche Hand und Handschuh die abtraumhafte Szene des Schläfers als Stillleben. Zehn Zeichnungen, die wie eine Traumerzählung wirken, in der sich Raum und Zeit auflösen, in der sich Verdichtung, Verschiebung und Entstellung zeigen.

Doch zurück zum Roman *Nadja* und dem Leitmotiv Hand. Im letzten Drittel des Textes zeigt sich die Hand nun als Halluzination und taucht in Form der »Feuerhand« (»la main du feu«) auf. Nadja sieht sie am Himmel, lebt ganz in der Welt des Surrealen, verschmilzt mit Breton und kann sich weder von den Dingen noch von ihm unterscheiden. Dazwischen ahnt sie, dass etwas nicht stimmt: »Diese Hand auf der Seine, warum lodert sie auf dem Wasser?, fragt sie. Es stimmt, Feuer und Wasser sind ein und dasselbe. Wie deutest du sie? [...] Was fürchtest du, André? Du glaubst, ich sei sehr krank, nicht wahr?« (Breton, 2019, 72)

Wie wir wissen, kann das Zerbrechen des Körperschemas in der Psychose zu verschiedenen Reaktionen führen. Mal tritt ein Teil an die Stelle des ganzen Körpers, mal zeigt sich das für die Psychose spezifische Vertauschen von innen und außen. Im Erleben besteht beides nebeneinander. So können Teile des auseinanderbrechenden Körperschemas auch in der Außenwelt auf- oder untertauchen.

Wie die Hand am Himmel, von der Nadja spricht.

Eine ihrer letzten Verrücktheiten greift Breton schließlich in einer Fußnote auf. Es geht um den gemeinsamen Liebestod, den er seiner Anti-Heldin in den Mund legt. Der Textkörper, der sonst mit Bildern und zerfetzten Situationen auskommt, macht sich an dieser Stelle durch dieses Unten klein und verloren und wirkt gerade darum groß und wie ein Oben. Da heißt es:

> Eines Abends fuhr ich in einem Auto auf der Straße von Versailles nach Paris und eine Frau an meiner Seite, die Nadja war, [...] presste mit ihrem Fuß meinen Fuß auf das Gaspedal, versuchte ihre Hände auf meine Augen zu legen und wollte, dass wir im Vergessen, das ein endloser Kuss gewährt, so in voller Fahrt auf die schönen Bäume zusteuern. (Breton, 2019, 129)

Der Text mündet am Schluss nun in diesen berühmten Satz: »Die Schönheit wird konvulsiv sein oder gar nicht« (a.a.O., 139), steht da auf der letzten Seite des Romans; ein nur mehr krampfendes Aufzucken dieser minnehaften Begegnung, in der Nadja rätselhaft und unbekannt bleibt.

Wollte Nadja nicht Verewigung und Symbiose wie meine Patientin Ingrid? Doch der Fetischismus, die ästhetisierte Methode dieser phallisch-surrealen Schreibweise, macht die kranke Frau zum totalen Phantasie-Komplement des schreibenden Mannes, nichts weiter. Das ist die Essenz. Die fetischistische Fragmentierung und das Herauslösen eines Körperteils wie der Hand im Text Bretons steht fixiert im Dienste des Schreibers und der Gestaltung seiner Lust am zerstückelten Text.

Was bleibt?

Die Ästhetisierung einer Perversion!

Sie schützt vor dem nahen, so gefürchteten Kontakt, vor dem Objekt selbst. So wie Ingrid ohne Hand masturbiert, flüchtet auch Breton vor seiner eigenen Hand. Er selbst schreibt nicht. Er setzt dafür seine mächtige Schreib-Methode ein, die große Schreib-Maschine des surrealen Auftrags, in dem er das Unbewusste vermutete, und das war zum Scheitern verurteilt.

Literatur

Bellmer, H. (1962): *Die Puppe*. Berlin: Gerhardt.

Birksted-Breen, D. (2009): »Nachhallzeit«, Träumen und die Fähigkeit zu träumen. *Int. J. Psycho-Anal.* 90, 35–51.

Birksted-Breen, D. (2016): Bi-Okularität, der funktionierende Geist des Psychoanalytikers. *Int. J. Psycho-Anal.* 97, 25–40.

Breton, A. (1986): *Die Manifeste des Surrealismus*. Reinbek/H.: Rowohlt.

Breton, A. (2019): *Nadja*. Berlin: Suhrkamp.

Freud, S. (1927e): *Fetischismus*. GW XIV, 311–317.

Green, A. (2019): *Geheime Verrücktheit. Grenzfälle der psychoanalytischen Praxis*. Gießen: Psychosozial.

De Masi, F. (2022): *Die Arbeit mit schwierigen Patientinnen und Patienten. Die Behandlung von schweren Neurosen, Traumata und Perversionen, von Borderline- und psychotischen Zuständen*. Frankfurt a. M.: Brandes & Apsel.

Pontalis, J.-B. (1998): *Zwischen Traum und Schmerz*. Frankfurt a. M.: Fischer.

Aspekte der therapeutischen Beziehung mit an Schizophrenie Erkrankten: Harold Searles in Chestnut Lodge

Stephan Fock

Harold Searles (1918–2015) war ein Pionier der psychoanalytischen Behandlung von an Schizophrenie erkrankten Patient:innen und hat einige für die psychoanalytische Schizophrenieforschung bedeutsame Beiträge verfasst. Ich beziehe mich im Folgenden auf Searles' klinische Arbeit in Chestnut Lodge, einem 2001 geschlossenen, auch aus Literatur und Filmen bekannt gewordenen psychiatrischen Krankenhaus in Rockville, Maryland, in der Nähe von Washington DC, USA, und zwar anhand des kürzlich veröffentlichten Transkripts einer Fallkonferenz (Waugaman, 2022), die Searles 1961 in Chestnut Lodge gemeinsam mit Kolleg:innen abhielt. In dieser Fallkonferenz wurde unter dem Pseudonym Joan Douglas eine an Schizophrenie erkrankte Patientin von Searles besprochen, die zum Zeitpunkt der Fallkonferenz bereits seit neun Jahren bei ihm in Behandlung war.

Die Geschichte von Chestnut Lodge ist tief mit der Geschichte der Verbreitung der Psychoanalyse in den USA und mit der amerikanischen Psychiatriegeschichte verflochten. Die Vertreibung vieler Psychoanalytiker:innen durch den Nationalsozialismus in Europa, die Etablierung der Psychoanalyse in vielen städtischen Zentren der USA, die Widersetzung gegen Freuds Überzeugung, auch Nicht-Mediziner:innen zur Psychoanalyseausbildung zuzulassen, die Gründung des William Alanson White Instituts durch – unter anderen – Clara Thompson, die bei Sándor Ferenczi in Analyse war, Frieda Fromm-Reichmann und Harry Stack Sullivan Mitte der 1940er-Jahre – dies sind nur einige wenige wichtige historische Daten im Kontext der komplexen und nicht gerade konfliktfreien Geschichte der Verbreitung der Psychoanalyse in den USA und im engeren Kontext der Geschichte der relationalen oder interpersonalen Richtung in der Psychoanalyse, die mit den genannten Gründerinnen des White-Instituts verbunden ist und die Chestnut Lodge und natürlich auch Harold Searles geprägt hat.

Der 2019 publizierte Erfahrungsbericht einer ehemaligen Patientin in Chestnut Lodge, Liat Katz, die später selbst im sozialpsychiatrischen Bereich als klinische Sozialarbeiterin sowie auch als Schriftstellerin und Essayistin tätig wurde, trägt den Titel *Die transformative Kraft Verbindungen herzustellen* (Katz, 2019). Katz stellt darin ihre Erfahrungen in Chestnut Lodge in einen Zusammenhang mit ihrer gegenwärtigen sozialarbeiterischen klinischen Tätigkeit. Sie beschreibt ihre sozialarbeiterische klinische Arbeit mit einer schizophrenen, sich selbst sehr vernachlässigenden Klientin und verbindet dann am Ende des Aufsatzes die von ihr als heilsam erlebten relationalen, also

Beziehungserfahrungen, die sie selbst in Chestnut Lodge gemacht hat, mit ihrer Arbeit mit der im Zitat angesprochenen Klientin Hannah:

> In Fällen wie dem von Hannah habe ich vor allem dieses kompetente, aber fehlerhafte Gefühl: Ich tue mein Bestes, um zu versuchen, das Gewebe ihres Lebens zu flicken, aber es ist zu zerrissen, um lange geflickt zu bleiben. Ich erinnere mich dann jedoch daran, dass es nicht darum geht, sie zu retten, sondern sie in eine Verbindung zu bringen. Eine Verbindung nach einem Trauma einzugehen, ist nicht einfach. Ich weiß, dass ich, als ich die Menschen am meisten brauchte, hart darum gekämpft habe, mich zu isolieren – aus Scham, Stigmatisierung und Depression. Ich weiß also, wie wichtig und kompliziert es ist, die Hand auszustrecken, wenn wir jemanden am meisten brauchen und am wenigsten wollen, dass jemand um uns herum ist. Ein Trauma ist, wie die meisten Dinge im Leben, kompliziert. Resilienz entsteht durch die Verbindung mit jemandem, der bereit ist, schreckliche Dinge zu bezeugen. Wenn du dich am schlechtesten fühlst und am schlechtesten aussiehst. Wenn du darum kämpfst, einen Fuß vor den anderen zu setzen. Eine Verbindung, die deine grausame innere Stimme durch eine unterstützende äußere Stimme ausgleichen kann. Eine Stimme, die dir auch ohne Worte sagt, dass ich das mit dir gemeinsam durchstehen werde. Was auch immer du gerade durchmachst. Ich bin da. (Katz, 2019, 22 f.; Übers. S. F.)

Katz beschreibt hier die Bedeutung von Beziehungserfahrungen in eindrucksvollen Worten. In ihnen verdichten sich die von ihr erlebte relationale Haltung des Krankenhauspersonals, die Verbindung der Geschichte Chestnut Lodges mit der relationalen Richtung in der Psychoanalyse und auch die Searles zugeschriebene Haltung in seinen Versuchen, mit seinen Patient:innen in Kontakt zu kommen.

Frieda Fromm-Reichmanns Buch *Principles of Intensive Psychotherapy* (1950) sowie das Buch von Hannah Green, hinter der sich die Autorin Joanne Greenberg verbirgt, *Du hast mir nie einen Rosengarten versprochen* (1964), das autobiografisch ist und ebenfalls aus der Sicht als Patientin einen sehr klaren, nicht idealisierenden Blick auf Chestnut Lodge anbietet, ermöglichen eine tiefergehende Auseinandersetzung mit der klinischen Arbeit dort.

Mein Vortrag über Searles bei den Sigmund-Freud-Vorlesungen 2023 war nicht nur von dem Wunsch geprägt, den Inhalt dessen zu vermitteln, was Searles bei der Fallkonferenz mit seinen Kolleg:innen besprach, sondern auch von dem Wunsch, zu vermitteln, *wie* es aus Searles sprach – also Searles' Vor- und Unbewusstes spürbar zu machen, das zum Zeitpunkt der Fallkonferenz 1959 durch die therapeutische Beziehung zu seiner langjährigen und an einer schweren Schizophrenie erkrankten Patientin Joan Douglas geprägt war.

Ich denke, dass die Vermittlung eines solchen »Wie-es-Ist« der Erfahrung auch Searles ein Anliegen war und dass er nicht nur deklarative Inhalte vermittelte, wenn er über Joan sprach, sondern dass es möglich war, etwas über seine therapeutische Beziehung mit Joan, über das intersubjektive Unbewusste (Roussillon, 2011) »mitzuerfahren«, indem er das Wirksamwerden des Unbewussten unverkrampft zulassen und für andere spürbar werden lassen konnte – ein Unbewusstes, das sich nicht im direkt vermittelten Inhalt zeigt, sondern in der Form eines affektiven intersubjektiven Erlebens, das reich an Erkenntnisschätzen ist und sich im Rhythmus der verbalen Rede, in der nonverbalen Kommunikation sowie in der vor- und unbewussten Kommunikation[1] zeigt, wenn abgewehrte Gegenübertragungsängste das intersubjektive Erleben dieser Kommunikation nicht stören, die, wie Searles in seinen Aufsätzen ausführlich darlegt, zu Projektionen der behandelnden Person führen können, aber eben auch dazu, dass das intersubjektive Unbewusste ganz opak bleibe.[2]

Zugleich begleitet Searles' Rede bei Joans Fallkonferenz der Versuch, das unbewusste Übertragungs-Gegenübertragungs-Geschehen auch bewusst besser zu verstehen und dieses Verstehen mit anderen zu teilen, wissend, dass diese Versuche, bewusst und dem Deklarativen zugänglich zu verstehen, niemals vollständig gelingen können, sondern ein Hören mit dem »dritten Ohr« (Reik, 1948) nicht nur der behandelnden Person während der analytischen Sitzung, sondern auch der Kolleg:innen während der Fallkonferenz die Kommunikationskanäle zwischen dem Unbewussten und dem Bewussten offen halten und die erwähnten intersubjektiven Erfahrungen dieser Kommunikation ermöglichen.

Das Transkript der Fallkonferenz ermöglicht die Erfahrung der direkten Rede von Searles. Im Unterschied dazu operiert der Text eines Sammelbandbeitrags auf der Ebene einer Leseerfahrung. In seinem Searles würdigenden Beitrag *Reading Harold Searles* (2007) beschreibt Ogden im Hinblick auf eine von Searles in dem Aufsatz »Ödipale Liebe in der Gegenübertragung« (Searles, 1959) gebrachte Fallvignette[3] die Leseerfahrung von Searles' Arbeiten in bemerkenswerter Weise:

---

1 Das Transkript der Fallkonferenz ermöglicht keine direkte Erfahrung dieser nonverbalen intersubjektiven Elemente. Aber die auf einer Tonbandaufnahme beruhende direkte Rede der gesprochenen Worte erlaubt es, eine Ahnung dieser Erfahrungen zu vermitteln, die auch im Zentrum der Psychodynamik von Parallelvorgängen zwischen beispielsweise einem analytischen Paar und einer Supervisionsgruppe stehen – deren früheste Beschreibung bei Supervisionen ebenfalls auf Searles zurückgehen (Searles, 1955).

2 Theoretisch sind hier – unter anderem – zu unterscheiden: 1. Searles' intersubjektives Erleben während der Fallkonferenz, das durch die Situation dieser Konferenz, durch die Gruppe seiner Kolleg:innen und durch die Aufgabe der Fallpräsentation, geprägt und das vor allem bewusst und affektiv ist; 2. der Einfluss der therapeutischen Beziehung zwischen Searles und seiner Patientin Joan Douglas auf ihn und das Zusammenspiel zwischen bewussten, vor- und unbewussten Prozessen, die diese therapeutische Beziehung in Searles auslöste; 3. die Aktivierung/Instantiierung dieser therapeutischen Beziehung durch die intersubjektive (Gruppen-)Situation der Fallkonferenz und somit die Aktivierung des intersubjektiven Unbewussten; 4. die Perspektive der Interaktion und Kommunikation, die einerseits in verbal und nonverbal zu unterteilen ist und andererseits ebenfalls bewusste, vor- und unbewusste Komponenten enthält; 5. die bereits erwähnten Parallelvorgänge bei der Fallkonferenz.

3 Der ausführlichere Kontext dieser Fallvignette muss hier ausgespart bleiben und ist für das Verständnis der Darlegungen Ogdens im folgenden Zitat auch nicht notwendig. Der Vollständigkeit halber soll jedoch die betreffende Stelle bei Searles in englischer Sprache angeführt werden: »But after about eighteen months, I began growing uneasy at the intensity of the fond and romantic feelings which I had come to experience towards him, and particularly alarmed during one of our sessions, while we were sitting in silence and a radio not far away was playing a tenderly romantic song, when I suddenly felt that this man was dearer to me than anyone else in the world, including my wife.« (Searles, 1959, 294)

> Searles' Beschreibung, wie er mit diesem Patienten zusammensitzt, während im Radio ein zartes Liebeslied gespielt wird, hat mich immer wieder tief bewegt. Searles erzählt dem Leser nicht einfach, was passiert ist, er zeigt ihm, was beim Lesen passiert: die Zartheit der Musik wird durch den Klang der Worte erzeugt. Auf die Worte »while we were« (drei einsilbige Wörter, die den weichen »w«-Laut wiederholen) folgt »sitting in silence« (ein zweisilbiges Wortpaar, das mit einem weichen, sinnlichen »s«-Laut beginnt). Der Satz lässt die weichen »w« von »while we were« in den Wörtern »away«, »was« und »when« weiterklingen und endet mit drei angehängten Wörtern, die wie eine Handgranate explodieren: »including my wife«. Im Zentrum der Auflösung steht das Wort »wife«, das mit seinem eigenen weichen »w« das Gefühl vermittelt, dass dies das Wort ist, das die ganze Zeit über angedeutet wurde, das Wort, das in allem, was vorausging, auf der Lauer gelegen hat. Die leichte Bewegung des Klangs erzeugt beim Lesen die Ruhe der Liebe, die Searles und der Patient füreinander empfanden, während der angehängte Gedanke »einschließlich meiner Frau« die träumerische Ruhe der Szene kraftvoll durchbricht. [...] der Leser ist auf diese Entwicklung nicht vorbereitet und fragt sich, ob Searles wirklich meinen kann, was er sagt: dass ihm der Patient mehr am Herzen lag als seine Frau. Die Kompaktheit der Formulierung »einschließlich meiner Frau« trägt zur Eindeutigkeit der Antwort auf diese Frage bei: Ja, er meint es so. Und diese Tatsache erschreckte Searles so sehr, dass er die Therapie vorzeitig beendete. Ich glaube, dass erschreckende Überraschungen für den Leser, wie die eben beschriebene, einen großen Teil des heftigen Zorns erklären, den Searles bei den Zuhörer:innen, denen er seine Arbeit vorstellte, auslöste. Searles weigert sich, die Ränder einer Erfahrung abzurunden. Die Lektüre seines Werks ist keine Erfahrung, bei der man zu einem Verständnis gelangt; es ist eine Erfahrung, bei der man unsanft aus seiner Erfahrung mit seinen Patienten geweckt wird. Die aufeinanderfolgenden Erfahrungen des »Aufwachens« aufseiten des Patienten und des Analytikers sind für Searles zentrale Aspekte der analytischen Erfahrung. (Ogden, 2007, 357 f.; Übers. S. F.)

Im Folgenden beziehe ich mich auf zwei der drei im Vortrag präsentierten theoretischen Fragestellungen mit klinischen Implikationen: 1. Abhängigkeitsbedürfnisse sowie 2. Searles' Offenheit im Umgang mit Gegenübertragungsprozessen und sein Verständnis der ödipalen Liebe im therapeutischen Prozess. Bezüglich des dritten Punkts, Ogdens Idee, Searles' Vorgehensweise mit Bions Modell Container–Contained in Verbindung zu bringen, sei auf die entsprechenden Passagen des bereits genannten Aufsatzes *Reading Harold Searles* verwiesen (Ogden, 2007).

Searles Patientin Joan Douglas wurde 1951 im Alter von 37 Jahren in Chestnut Lodge aufgenommen; Searles arbeitete zum Zeitpunkt der Fallkonferenz seit beinahe neun Jahren mit ihr. Sie war die Drittälteste in einer kinderreichen Familie. Ihren Vater beschreibt Searles als sehr zurückhaltenden Menschen, mit dem man nicht allzu viel anfangen konnte. Über die Mutter berichtet er:

> Joans Mutter war eine sehr launische Person, die von der Messe in seliger Stimmung nach Hause kam und im nächsten Moment einen Kochtopf nach einem der Kinder warf. Es heißt, sie habe Joan schwer geschlagen und ihr alle möglichen Schuldgefühle gemacht, ihr für alles,

was in der Welt geschah, Vorwürfe gemacht. Und doch hat Joan, wie ich festgestellt habe, eine große Zuneigung zu ihrer Mutter. Der Tod der Mutter war, wenn nicht ein auslösender, so doch ein mitwirkender Faktor für Joans Psychose. (Waugaman, 2022, 307; Übers. S. F.)

Joan ging, anders als ihre Brüder, nicht aufs College, obwohl sie in der High School sehr gute Noten hatte; es hieß, dass es damals nicht genug Geld für sie gegeben habe:

> Tatsächlich war ihre Mutter ungeheuer abhängig von ihr und ließ sie nicht los. Ich bin sicher, dass das der Hauptfaktor war. Ich hatte immer gedacht, dass Joan recht jung geheiratet hätte. Ihr ältester Bruder erzählte uns, dass sie 24 Jahre alt war, als sie heiratete. (Waugaman, 2022, 307 f.; Übers. S. F.)

Ihren Ehemann – die Ehe war zum Zeitpunkt der Unterbringung der Patientin in Chestnut Lodge bereits stark zerrüttet – beschrieb die Familie als Versager, der durch ein Erbe zu einem Vermögen kam:

> In den Augen ihrer elterlichen Familie war er [Joans Ehemann] »a lump of jelly« [ein Klumpen Gelee], und zwar armer Gelee. Er hat eigentlich nie gearbeitet, außer vielleicht sechs Monate lang in einem Bürojob, den Joan ihm durch ihr verführerisches Auftreten gegenüber einem leitenden Angestellten des Unternehmens verschafft haben soll. Es wäre ein Leichtes, aufzuzeigen, dass er ein ziemlicher Versager war. Aber mir ist klar geworden, dass Joans Abhängigkeit von ihm als Mutterfigur so groß war, dass er sie nicht verlassen konnte. Früher dachte ich, dass es ihre Kastrationslust ihm gegenüber war – die ich aus erster Hand reichlich erlebt hatte – und von der ich dachte, dass sie ein Hauptfaktor für seine Lähmung über die Jahre war. Aber ihre Abhängigkeit von ihm war ein noch grundlegenderer Faktor. All das hat sie in ihrer Arbeit mit mir sicherlich wiedererlebt. (Waugaman, 2022, 308; Übers. S. F.)

Searles fragt sich hier, warum der Ehemann der Patientin sie nicht schon früher verlassen hat, und stellt zwei Hypothesen dazu auf. Die erste lautet, dass es Joans Kastrationslust sei, die die Ehe im Innersten zusammenhielt. Er ersetzt diese Hypothese aber dann durch eine andere, nämlich dass es vielmehr ihr Abhängigkeitsbedürfnis sei, das entscheidend wäre.

Was versteht Searles unter Abhängigkeitsbedürfnissen?

> Die Abhängigkeitsbedürfnisse, […] die der Schizophrene manifestiert, können auf die Formel gebracht werden, daß er von einer anderen Person fordert, sie solle die totale Verantwortung übernehmen für die Befriedigung all seiner Bedürfnisse, seien sie nun physiologischer oder psychologischer Art, während diese Person selbst von ihm, dem Schizophrenen, nichts zu fordern habe.[4] (Searles, 2008b, 9)

4 Der deutschsprachige Band zur psychoanalytischen Schizophrenieforschung Searles' (2008) enthält nur ca. ein Drittel der von Searles in diesem Bereich verfassten Beiträge, insgesamt

Der Bezug zum Objekt tritt im von Searles verwendeten Bedürfnisbegriff stärker in den Vordergrund als in Freuds Triebbegriff, er ist seiner Natur nach objektbeziehungstheoretischer. Dieser Effekt wird durch den Begriff des Abhängigkeitsbedürfnisses noch verstärkt. Die Zusammenfügung der Begriffe »Abhängigkeit« und »Bedürfnis« scheint dabei nicht besonders geläufig zu sein: Eine Abfrage auf der Internetseite von Psychoanalytic Electronic Publishing (PEP) ergibt weniger als 20 Treffer für die Suche nach dem Begriff »Abhängigkeitsbedürfnis« und weniger als 50 für »dependency need«.

Hauptcharakteristikum des Abhängigkeitsbedürfnisses ist, wie Searles darlegt, der Wunsch, dass die andere Person die Verantwortung für alle Wünsche und Bedürfnisse übernehmen soll. Es besteht also ein Zusammenhang zwischen Abhängigkeitsbedürfnissen und passiven Wünschen oder Wünschen nach Passivierung. Ebenfalls wird eine Überlappung von Searles' Begriff des Abhängigkeitsbedürfnisses mit Bowlbys Begriff eines Strebens nach sicherer Bindung deutlich. Dabei ist es erstaunlich, wie viel leichter sich der Begriff des Abhängigkeitsbedürfnisses in einen psychoanalytischen Rahmen einfügen lässt als die Bindungstheorie Bowlbys. Es gibt auch Ähnlichkeiten zwischen den in psychoanalytischen Behandlungen häufig aufkommenden Wünschen nach Versorgung, und dennoch scheinen Versorgungswünsche und Abhängigkeitsbedürfnisse begrifflich nicht ganz deckungsgleiche Phänomene zu bezeichnen. Searles weiter:

> Unter den physiologischen Bedürfnissen, die der Schizophrene manifestiert, sind diejenigen, die den oralen Bereich der Interaktion zum Mittelpunkt haben, gewöhnlich am ausgeprägtesten; sie wiederum finden ihre Parallele im Stillbedürfnis des Säuglings. [...] Außerdem manifestiert sich der Wunsch nach sexueller Genitalentspannung auf derselben Ebene einer frühkindlichen Abhängigkeit, obwohl solche Spannungen in der Entwicklungsgeschichte wesentlich später als orale Wünsche auftreten. Das bedeutet, daß solche genitalen Wünsche im selben Kleinkind-Geist eines »Darauf solltest du für mich aufpassen« geäußert werden wie die oralen Wünsche. (Searles 2008b, 9)

Über die psychologischen Bedürfnisse, denen der Schizophrene in den Abhängigkeitsprozessen, welchen er unterworfen ist, Ausdruck verleiht, schreibt Searles: »[Sie] bestehen in dem Wunsch, daß die andere Person ihm gleichbleibenden Schutz, volle Führung seines Lebens übernimmt.« (Searles, 2008b, 10)

Nach Searles ist keiner der hier dargestellten Abhängigkeitsprozesse nur für den Schizophrenen charakteristisch oder unterscheidet sich qualitativ von Vorgängen, die bei anderweitig psychisch Erkrankten und bei Gesunden wirksam sind. Diese Tendenz zur Verallgemeinerbarkeit der von Searles in Zusammenhang mit seiner klinischen Arbeit mit Schizophrenie-PatientInnen behandelten Thematiken ist ein wichtiger Zug seiner theoretischen Arbeiten.

24, die in dem englischsprachigen Band von Hogarth Press/Karnac Books (1965) versammelt sind.

Das Schicksal der Abhängigkeitsbedürfnisse ist nach Searles, dass sie im Bewusstsein maximal in einer hoffnungslos konflikthaften Kombination von Abhängigkeitsbedürfnissen mit verschiedenen Abwehrmechanismen auftreten und sonst unbewusst sind. Dies mache eine gründliche Befriedigung dieser Bedürfnisse unmöglich. Als Beispiele für diese Abwehrvorgänge von Abhängigkeitsbedürfnissen führt er Feindseligkeit, Konkurrenzverhalten, übersteigertes Selbstbewusstsein, Verachtung an. Searles befasst sich weiters sehr systematisch mit den Ursachen der Ängste von Schizophrenie-PatientInnen in Bezug auf ihre Abhängigkeitsbedürfnisse mit der Frage, wie sich PatientInnen im Laufe einer Therapie mit ihren Abhängigkeitsbedürfnissen auseinandersetzen, mit den Angstmanifestationen des Therapeuten vor seinen eigenen Abhängigkeitsbedürfnissen und denjenigen des Patienten sowie mit der therapeutischen Technik im Umgang mit Abhängigkeitsbedürfnissen.

Der theoretische Rahmen Searles' ist hier ein interpersonaler, der die Bedeutung der äußeren Realität stark betont und der die Objektbeziehungstheorie der Teilobjekte, auf die sich Searles in späteren Aufsätzen stärker bezieht, noch nicht einbezieht.

In der Beschreibung des therapeutischen Prozesses ist Searles sehr darum bemüht, die Bedeutung der Gegenübertragung des Therapeuten herauszustreichen:

> Worauf vielleicht zuerst hingewiesen werden sollte, ist die vorherrschende Projektion der Abhängigkeitsbedürfnisse auf den Therapeuten. Der Patient verhält sich zumeist so, als wollte er sagen, daß es der Therapeut und nicht er ist, der das größere, wenn nicht gar das einzige Abhängigkeitsbedürfnis hat. Der Patient kann sich um den Therapeuten besorgt zeigen, er kann ihm Sympathie entgegenbringen, er kann sich ihm gegenüber wie ein Gastgeber gegenüber seinem Gast verhalten, oder er kann – was sehr häufig der Fall ist – im Hinblick auf die vermeintlichen Forderungen des Therapeuten an ihn, den Patienten, große Angst erkennen lassen. Seine Ichgrenzen sind derart verschwommen, daß er nahezu überzeugt ist, der Therapeut meine seine eigenen Bedürfnisse, wenn er versucht, den Patienten zu ermuntern, sich zu seinen Abhängigkeitsbedürfnissen zu bekennen. Das aber kann dazu führen, daß der Patient dieses Thema ängstlich meidet. [Dieser Prozeß] […] kompliziert sich erheblich, wenn der Therapeut seine eigenen Abhängigkeitsbedürfnisse großenteils verdrängt, und wenn der Schizophrene auf diese verdrängten Bedürfnisse nicht projizierend, sondern ganz real reagiert. (Searles 2008b, 21)

Es entsteht ein Text, bei dem Searles eine wesentliche intersubjektive Thematik aus seiner klinischen Erfahrung aufgreift und sich aneignet – die Abhängigkeitsbedürfnisse – und diese interpersonale Thematik in den Freud'schen Rahmen der Psychoanalyse einfügt mit einer Selbstverständlichkeit, als wären es einfach fehlende Puzzleteile im Gefüge der psychoanalytischen Theorie.

Ich komme nun zur Thematik der Offenheit Searles' und dessen Umgang mit der Gegenübertragung, auf welche die folgenden Auszüge aus dem Fallkonferenztranskript hinleiten:

> Als Joan hier eingewiesen wurde, bestanden einige ihrer Wahnvorstellungen darin, dass sie glaubte, dass in ihre Arme geschossen würde, dass alles aufgezeichnet würde und dass es Botschaften im Radio an sie gäbe. Sie fühlte sich zu einer besonderen Aufgabe auf der Erde berufen, und sie hatte das Gefühl, dass Gott ständig bei ihr war. Unsere Arbeit in all diesen Jahren war sehr stürmisch und für mich in vielerlei Hinsicht sehr befriedigend. Sie war sowohl intellektuell faszinierend als auch emotional bereichernd. Sie ist ein Mensch mit einer großen Bandbreite an Emotionen, und ich habe mich wirklich lange, lange Zeit gut dabei gefühlt. (Waugaman, 2022, 308; Übers. S. F.)

Searles führt dann aus, dass das Krankenhauspersonal sich auf eine Art und Weise mit Joan identifizierte, die in gewisser Weise auch gegen ihre Gesundung gerichtet war: »Es gab viele Anzeichen dafür, dass die Menschen sich gegen den Gedanken wehrten, dass sie jemals wieder gesund werden könnte – weil wir sie so sehr schätzten, wie sie war.« (Waugaman, 2022, 308; Übers. S. F.) Es folgen Passagen über die Konfusion in der Schizophrenie Joans, die auch Searles erfassten und die sich stark auf den Körper bezogen:

> Ich denke, dass sie vielleicht eine erschütternde Enttäuschung erlitten hat, als sich ihr Körper-Ich noch nicht dauerhaft gebildet hatte, und dass sie mit mir das erleben muss, was ich als therapeutische Symbiose bezeichne – ein Gefühl des Einsseins, bei dem sie ein Bewusstsein dafür entwickelt, dass sie einen Körper hat, aus einem Gefühl des Einsseins zwischen ihrem Körper und meinem. (Waugaman, 2022, 316; Übers. S. F.)

Als die Patientin zu Searles sagte, »Ist das mein Körper, den du da hast?«, beschreibt er seinen Kolleg:innen die Hoffnung, dass es gelingen kann, diese intimen Äußerungen zu akzeptieren, sodass Joan aus der Identifizierung mit ihm heraus ihren eigenen Körper bekommen und sich als differenzierte Person erleben könne. Im selben Atemzug jedoch gibt er bekannt, dass er den Eindruck hatte, dass Joan die zentrale These seines Buches *The Nonhuman Environment* (1960), das etwa zu dieser Zeit erschienen war, nämlich, »dass die Welt, die das Kind entwickelt, aus seiner Beziehung zur Mutter hervorgeht und dass die nicht-menschlichen Dinge ihre Bedeutung durch die Mutter erhalten, wie [René] Spitz gesagt hat« (Waugaman, 2022, 316), widerlegte:

> In jüngerer Zeit habe ich erkannt, dass dies im Idealfall stimmt, aber dass wir alle bis zu einem gewissen Grad mit einer nicht-menschlichen Welt zurechtkommen mussten, die nicht, wie man sagen könnte, durch die Beziehung zur Mutter verarbeitet worden ist. Wenn die Beziehung zur Mutter hinreichend angstbesetzt war, wie es in Joans Fall gegeben war, wurde sie mit der nicht-menschlichen Welt konfrontiert und alles wurde durcheinandergebracht, so dass sie durch die Beziehung zu ihrer Mutter nicht gelernt hat, was menschlich und was nicht-menschlich ist. (Waugaman, 2022, 316)

Von der mütterlichen Übertragung Joans auf Searles kommt Searles nun auf seine eigene Gegenübertragung zu sprechen. Aber er tut dies in einer Art und Weise, die nahe an seine eigene Biografie heranführt – ich denke, Searles kann sich keine sinnvolle Art und Weise vorstellen, die eigene Gegenübertragung wahrzunehmen, zu reflektieren und zu kommunizieren, als durch eine solche vor schonungsloser Offenheit nicht zurückscheuende Art und Weise. Er spricht direkt über seine eigenen Gegenübertragungsgefühle und -wünsche und adressiert diese weniger als Chance und als Potenzial für weiterführende Erkenntnisse, sondern direkt als Schwierigkeit und als Herausforderung für die Behandlung. Erst durch diese Problematisierung werden sie für die Behandlung wertvoll:

> Ich glaube, dass ich mich umgekehrt nicht so sehr davor gescheut habe, dass *sie mich* bemuttert. Ich habe mich ungeheuer geliebt gefühlt und sie als zärtliche Person erlebt. Ich habe gespürt, dass eine der Errungenschaften der letzten Jahre darin besteht, dass ich mich nicht so bedroht fühlen würde, wenn sie mich wie ihre Mutter – wie eine Frau – behandeln würde. Ich fühlte mich bedroht durch die Intensität der Verletzung, die sie durch ihre Mutter erlitten hat. Das wird in der Übertragung wieder durchlebt. Ich hatte immer Angst – mein Gott, was wird passieren, wenn der Kern dieser Schläge, die sie von ihrer Mutter bekommen hat, wieder zum Vorschein kommt. Vor ein paar Monaten sagte sie: »Ich kann dir nicht sagen, wie sehr du mich verletzt hast!« Damals war ich ihre Mutter. Ich war einfach nicht mehr von der Mutter zu unterscheiden, die sie als Kind hatte. Das tat sehr weh, denn ich hatte sie verletzt. Ich habe sie als verrückt bezeichnet und bin wütend geworden und was nicht alles. Ich habe sie verletzt. Es steckt also eine Menge Realität darin. (Waugaman, 2022, 316 f.; Übers. S. F.)

Das Thema der Gegenübertragung in Zusammenhang mit einer Haltung der Offenheit, eigene Gefühle in der analytischen Arbeit zu kommunizieren, spricht Searles in seinem Aufsatz »Gegenübertragung und ödipale Liebe« (1959b) an. Zu Beginn zitiert er Tower: »Praktisch jeder Autor zum Thema Gegenübertragung [...] stellt unmissverständlich fest, dass keine Form der erotischen Reaktion auf einen Patienten zu tolerieren ist« (Tower, 1956, 230).

Als Searles im Laufe der Zeit die ödipale Liebe im Übertragungs-Gegenübertragungs-Geschehen als einen festen Bestandteil seiner analytischen Arbeit erlebte, war er

> [...] nach und nach weniger beunruhigt, solche Reaktionen bei mir selbst zu finden, weniger gezwungen, sie vor dem Patienten zu verbergen, und zunehmend überzeugt, dass sie eher Gutes als Schlechtes für das Ergebnis unserer Beziehung versprechen, und dass das Selbstwertgefühl des Patienten sehr davon profitiert, dass er spürt, dass er (oder sie) in der Lage ist, solche Reaktionen bei seinem Analytiker zu wecken. Ich bin zu der Überzeugung gelangt, dass ein direkter Zusammenhang besteht zwischen der affektiven Intensität, mit der der Analytiker ein Bewusstsein für solche Gefühle – und für die Unrealisierbarkeit solcher Gefühle – in sich selbst gegenüber dem Patienten erlebt, und der Tiefe der Reifung, die der Patient in der Analyse erreicht, andererseits. (Searles, 1959, 183)

Ogden ergänzt diese Position Searles' zu einem Beitrag zur Frage, mit dem Ödipuskomplex in der Analyse umzugehen: Nach Searles muss sich,

> um den Ödipuskomplex erfolgreich zu analysieren, [...] der Analytiker in den Patienten verlieben und gleichzeitig anerkennen, dass seine Wünsche niemals verwirklicht werden können. Und im weiteren Sinne erfordert eine erfolgreiche ödipale Erfahrung in der Kindheit, dass der ödipale Elternteil sich zutiefst in das ödipale Kind verliebt, während er sich völlig bewusst ist, dass diese Liebe niemals den Bereich der Gefühle verlassen wird. (Ogden, 2007, 356)

Auch im Fall der Patientin Joan Douglas beschreibt Searles seine Zuneigung zu ihr, und in dem Aufsatz über Gegenübertragung und ödipale Liebe spricht er davon, dass er zu einem späten Zeitpunkt der Analyse einer schizophrenen Frau dadurch in Verwirrung geriet, dass er den starken Wunsch verspürte, eine Frau zu heiraten, die von seinen Mitmenschen als schwer krank und alles andere als attraktiv angesehen werden könnte: »Aber Searles' Fähigkeit, seine Patientin als eine schöne, höchst begehrenswerte Frau zu sehen, ist genau das, was von ihm verlangt wurde.« (Ogden, 2007, 356)

Searles fand, dass die direkte Konfrontation mit seinen romantischen Gefühlen für diese schizophrene Patientin zur

> [...] Auflösung einer stereotypen Situation [beigetragen hat], in der der Patient darin aufgeht, inzestuöse Appelle an den Therapeuten zu richten oder Forderungen an ihn zu stellen, und zwar in einer Weise, die die gegenseitige Untersuchung der Schwierigkeiten des Patienten erdrosselt. Wenn [...] ein Therapeut es nicht einmal wagt, solche Reaktionen in sich selbst zu erkennen, geschweige denn, sie dem Patienten gegenüber auszudrücken, neigt die Situation umso mehr dazu, auf dieser Ebene festgefahren zu bleiben. (Searles, 1959, 184)

Literatur

Fromm-Reichmann, F. (1950): *Principles of Intensive Psychotherapy*. Chicago: The University of Chicago Press.

Green, H. (1964): *Ich habe dir nie einen Rosengarten versprochen. Bericht einer Heilung.* Stuttgart: Radius, 1973.

Katz, L. (2019): Chestnut Lodge: The Transformative Power of Creating Connection. *Contemporary Psychoanalysis* 55/1–2, 5–23.

Ogden, Th. (2007): Reading Harold Searles. *Int. J. Psycho-Anal.* 88, 353–369.

Reik, Th. (1948): *Listening with the Third Ear.* New York: Farrar and Straus.

Roussillon, R. (2011): *Primitive Agony and Symbolization*. London: Routledge.

Searles, H. F. (1955): The Informational Value of the Supervisor's Emotional Experience. *Psychiatry* 8, 135–146.

Searles, H. F. (1959): Oedipal Love in the Countertransference. *Int. J. Psycho-Anal.* 40, 180–190.

Searles, H. F. (1960): *The Nonhuman Environment in Normal Development and in Schizophrenia.* New York: International Universities Press.

Searles, H. F. (1965): *Collected Papers on Schizophrenia and Related Subjects.* London: Hogarth Press.

Searles, H. F. (2008a): *Der psychoanalytische Beitrag zur Schizophrenieforschung*. Gießen: Psychosozial.

Searles, H. F. (2008b): Abhängigkeitsprozesse bei der Psychotherapie von Schizophrenie, in: ders.: *Der psychoanalytische Beitrag zur Schizophrenieforschung*. Gießen: Psychosozial, 9–48.

Tower, L. E. (1956): Countertransference. *Journal of the American Psychoanalytic Association* 4, 224–255.

Waugaman, R. (2022): Harold F. Searles Case Conference at Chestnut Lodge. *Psychoanalytic Inquiry* 42/5, 307–317.

»Es spaltet mir den Kopf, das muss meine dunkle Brille sein«

Ein Kommentar zu Bions klinischer Arbeit mit psychotischen Patienten

Simon Delacher

»Kartoffeln kann man nicht singen«
Bion, Transformationen (1965)

In dieser Arbeit möchte ich mich mit Wilfred Bions Artikel »Unterscheidung zwischen psychotischer und nicht-psychotischer Persönlichkeit« (UPNP) beschäftigen.

Diese Arbeit war bahnbrechend für das psychoanalytische Verständnis psychotischer Phänomene. Sie stammt allerdings aus dem Jahr 1957 und damit aus der Zeit vor Bions eigenen großen theoretischen Werken, wie *Lernen durch Erfahrung* (Bion, 1962) oder *Aufmerksamkeit und Deutung* (Bion, 1970). Dies ist insofern von Bedeutung, als Bion sich zu dieser Zeit noch im Rahmen der bestehenden, vor allem kleinianischen Theorie bewegte und seine eigenen, wesentlichen theoretischen Entwicklungen erst später – ab 1962 mit der Veröffentlichung seiner Theorie des Denkens – ausarbeitete. Vor allem sein Verständnis des psychotischen Teils der Persönlichkeit und sein Zugang zur Psychose allgemein wurden von ihm im Zuge dessen grundlegend überarbeitet. (Eine sehr gute Zusammenfassung der aktuellen Sichtweise finden Sie in Avner Bergsteins Artikel »The psychotic part of the personality«, 2018.)

Donald Meltzer (1998) ist der Meinung, dass Bions theoretische Weiterentwicklungen notwendig wurden, weil die Phänomene, mit denen Bion im Rahmen seiner Arbeit mit psychotischen Patienten konfrontiert wurde, mit dem Instrumentarium, das die Theorien Sigmund Freuds und Melanie Kleins zur Verfügung stellten, nicht theoretisch zu fassen waren. Diese Unzulänglichkeit der theoretischen Konzeptionen wird in UPNP vor allem im Umgang mit dem klinischen Material deutlich. Dieser Umgang muss aus der Sichtweise, die Bion später vertritt und die auch der heutigen postbionianischen Psychoanalyse entspricht, kritisiert werden.

Genau das möchte ich in meinem Beitrag versuchen – nicht weil ich Bion unbedingt kritisieren möchte, sondern weil Bions frühe Vorträge über Psychosen vielen immer noch als Referenz für die Theorie der Psychosen gelten und so der Eindruck entstehen könnte, der klinische Ansatz von damals sei immer noch zeitgemäß. Das ist nicht der Fall. Die klinischen Beispiele aus Bions frühen Vorträgen stehen zum Teil in deutlichem

Widerspruch zu späteren Entwicklungen und wurden auch von Bion selbst an vielen Stellen seines späteren Werkes, v.a. in *Aufmerksamkeit und Deutung* (Bion, 1970), kritisiert.

Ich werde versuchen, die von mir angesprochenen wesentlichen theoretischen Veränderungen in Bions Verständnis der Psychose kurz darzustellen.

Mit seiner Theorie des Denkens erarbeitete Bion ab 1962 eine theoretische Grundlage für das Verständnis von Denkstörungen. Die Fähigkeit, zu denken, war von seinen Vorgängern als etwas vorausgesetzt worden, das in einem gewissen Ausmaß von Geburt an in Form von Phantasien vorhanden ist oder sich irgendwie von selbst entwickelt – etwas, das sozusagen in der Natur des Menschen liegt (Sandler, 2005, 24.). Das hört sich nicht nach einer großen Sache an, aber damit fehlte die theoretische Grundlage für die Annahme, dass wir es in der klinischen Situation mit Material zu tun haben, das nicht gedacht, also nicht psychisch verwendet werden kann und keine symbolische Bedeutung hat. So spricht Bion in UPNP davon, dass sich der psychotische Teil der Persönlichkeit mit Ideogrammen behilft, um das Ich zu reparieren. Ideogramme sind Bilder, die für etwas – ein Wort oder einen Begriff – stehen. Sie setzten bereits einen gewissen Grad an Psychisierung und Symbolisierung voraus und müssten daher auch Bedeutung haben.

Dem widerspricht Bion ab der Theorie des Denkens deutlich, denn für ihn ist der psychotische Teil der Persönlichkeit nicht in der Lage, rohe Sinnesdaten – er nennt sie Beta-Elemente – in psychisch verwendbare Elemente des Denkens umzuwandeln. Wenn wir mit dem psychotischen Teil der Persönlichkeit in Kontakt kommen (d. h. mit psychotischen Inhalten konfrontiert sind), sind wir nach dieser Theorie mit Material konfrontiert, das sich auf einer körperlich-sinnlichen Ebene bewegt und erst in etwas umgewandelt werden muss, das unserem Denken zugänglich ist. Mit anderen Worten: Das, worüber wir nachdenken können, welche Bedeutung es haben könnte, das, was wir verstehen können, kommt aus dem nicht-psychotischen Teil der Persönlichkeit des Patienten. Mit dem psychotischen Teil der Persönlichkeit des Patienten steht es aber nicht in Verbindung.

Wenn Sie nur einen Punkt aus meinem Beitrag mitnehmen, würde ich mich sehr freuen, wenn es der folgende Satz wäre: Psychotische Inhalte kann man nicht verstehen! Sie haben keine Bedeutung.

Damit kein Missverständnis entsteht: Natürlich können wir und alle, die nicht psychotisch sind, darin Bedeutung entdecken, und uns fallen viele Interpretationen dazu ein – aber das ist so, weil wir nicht psychotisch sind. Für den Psychotiker sind es »Dinge, die so sind«, und sie haben keine Bedeutung. Er kann auch mit Bedeutungen, die wir anbieten, nichts anfangen und sie nicht aufnehmen.

Bion betont, dass Verstehen bzw. rationales Denken auf psychotische Phänomene nicht anwendbar ist. Wir bewegen uns hier in zwei verschiedenen Kategorien, oder wie er es ausdrückt: »Kartoffeln kann man nicht singen! Kartoffeln kann man anbauen, ernten oder essen, aber nicht singen.« (Bion, 1965, 186)

Bions früher, kleinianischer Zugang der Deutung sogenannter früher Phantasien wird von ihm später zurückgewiesen, da er auf Einsicht und Verstehen abzielt. Dadurch kann die Kluft zwischen psychotischem und nicht-psychotischem Teil der Persönlichkeit jedoch nicht überbrückt werden. Müssen wir also auf- und Freud Recht geben, der ja Psychosen als der psychoanalytischen Behandlung nicht zugänglich erachtet hat (Freud, 1905a)?

Hierzu ein kleiner theoretischer Exkurs: Für Bion erfordert die Umwandlung von rohen Sinneswahrnehmungen in psychisch verwendbare Elemente einen intersubjektiven Prozess. Die Fähigkeit, zu denken, kann eben nicht vorausgesetzt bzw. selbstständig in der Entwicklung erworben werden. Sie bedarf einer Beziehung. In der kindlichen Entwicklung ist es die Mutter, die dem Säugling ihre Fähigkeit zur Verarbeitung der rohen Sinneswahrnehmungen – ihre Alpha-Funktion – so lange zur Verfügung stellt, bis der Säugling diese Fähigkeit introjizieren kann und selbst zunehmend in der Lage ist, auf diese Weise mit sich selbst in Beziehung zu treten.

Wie erhält die Mutter Zugang zu den unverarbeiteten, rohen, nicht psychisierten Inhalten, die der Säugling durch projektive Identifizierung ausscheidet?

Bions Antwort: durch liebevolle, träumerische Zugewandtheit – bionianisch Rêverie (Bion, 1962, 35): »Reverie ist der Geisteszustand, der offen für den Empfang jeglicher ›Objekte‹ des geliebten Objekts und daher in der Lage ist, die projektiven Identifikationen des Säuglings zu empfangen, unabhängig davon, ob sie vom Säugling als gut oder schlecht empfunden werden.« (Bion, 1962, 36)

Ich würde meinen, dass es sich um eine Form des intuitiven Wahrnehmens handelt: intuitives Wahrnehmen, das – durch Suspendierung von Erinnerung (*memory*), Wunsch (*desire*) und Verstehen (*understanding*) (Bion, 1970) – das Auftauchen von traumhaften Gedanken ermöglicht. Rêverie meint kein aktives Denken, sondern ein Sich-der-emotionalen-Situation-Ausliefern bzw. -Öffnen in der Hoffnung, dass sich etwas traumhaft in uns manifestiert.

Das Problem ist allerdings, dass rêverieartige Einfälle uns in Therapien mit psychotischen Patienten oft über lange Phasen nicht zur Verfügung stehen und es insgesamt wohl sehr seltene Momente sind, in denen es gelingt, diese Form des direkten Kontakts zu psychotischen Inhalten herzustellen.

Daraus folgt, dass wir versuchen müssen, unseren psychotischen Patienten auf der Ebene zu begegnen, auf der sie sich bewegen. Das ist eine unmittelbare, sinnliche Ebene. Selbst wenn wir versuchen, diesen Patienten auf dieser Ebene Einsicht in Zusammenhänge zu vermitteln, überfordern wir ihre Aufnahmekapazität. Der wesentliche Zugang des späten Bion und der postbionianischen Psychoanalyse besteht daher nicht darin, den Inhalt des klinischen Materials zu verstehen oder zu deuten. Er besteht in der Arbeit an der Verbesserung der Fähigkeit, psychische Inhalte aufzunehmen, zu halten und in weiterer Folge selbstständig zu bilden.

Unser Zugang, vor allem in der Arbeit mit psychotischen Patienten, muss eine – ich benutze einen problematischen Begriff – »liebevolle« träumerische Zugewandtheit im Hier und Jetzt sein, und wir müssen darauf achten, ihnen nicht mit theoretischen Konzepten oder rationalen Überlegungen zu begegnen.

Um mit psychotischen Patienten in Kontakt zu kommen, brauchen wir eine Sprache, die ihr unmittelbares körperlich-sinnliches Erleben anspricht und ihre begrenzte psychische Verarbeitungskapazität nicht überfordert. Jede Art von Deutung, die darüber hinausgeht, die eine Form von abstrakterem Inhalt oder von Bildern anbietet, die nicht unmittelbar im Material des Patienten gegeben sind, kann nur dann verwendet werden, wenn sie uns traum- bzw. rêverieartig einfällt – nicht, wenn wir glauben, etwas zu verstehen. Neville Symington (2008) sagt, dass wir sonst das rudimentäre Denken des Psychotikers erdrücken, denn abstrakte/theoretische Deutungen sind für diese Patienten nicht von dem vernichtend strengen Über-Ich zu unterscheiden, das sie fortwährend attackiert.

Kontakt gelingt nur, wenn wir nicht aus einer Position des Wissens deuten, sondern wenn wir die emotionale Situation des Patienten mit ihrer Angst, Verwirrung und Hilflosigkeit auch selbst durchlitten haben.

Liebevoll meint übrigens nicht nur, nett oder lieb zu sein, sondern es geht um eine möglichst schonende Konfrontation mit der für unsere Patienten schwer erträglichen Realität. Wesentlich ist, einen Raum zu schaffen für den transformativen Prozess der Umwandlung von Erfahrungen, die sich auf der körperlich-sinnlichen Ebene bewegen, in psychisch verwendbare Inhalte.

Ich hoffe, das Gesagte ist in der Kürze verständlich. Ich könnte mit den theoretischen Erklärungen fortfahren, aber es ist wahrscheinlich besser, wenn ich versuche, Ihnen anhand von Bions Fallmaterial zu erklären, was gemeint ist. Leider erlaubt uns der Rahmen nicht, das gesamte Fallmaterial durchzugehen, daher werde ich zwei Stellen herausgreifen, um das Gesagte zu verdeutlichen.

Bion beschreibt in UPNP eine Behandlungsstunde zu einem Zeitpunkt, als der Patient bereits sechs Jahren bei ihm in Analyse war. Meine Kritik des Fallmaterials lässt den Umstand, dass es sich um eine bereits seit sechs Jahren laufende Analyse handelt, außer Acht. Es ist klar, dass ich Bions damaliger klinischer Arbeit sicher nicht gerecht werde. Mir geht es heute aber vor allem darum, den Unterschied zwischen seinem damaligen Zugang und einer aktuelleren Arbeitsweise zu verdeutlichen.

Bions Darstellung beginnt damit, dass der Patient sich auf die Couch legte. Nachdem er sich einige Zeit hin und her gedreht hat, sagt er: »Ich glaube nicht, dass ich heute irgendetwas tun werde. Ich hätte meine Mutter anrufen sollen.« Nach einer Pause fährt der Patient fort: »Nein, ich habe mir gedacht, dass es so sein würde.« Nach einer weiteren, längeren Pause sagt er: »Nichts als dreckige Sachen und Gestank, ich glaube, ich kann nichts mehr sehen.«

Bions Deutung hierzu lautet: »Sie haben das Gefühl, mich zur Produktion dieser dreckigen Sachen und Gerüche veranlasst und mich gezwungen zu haben, sie einschließlich Ihres Sehvermögens, das Sie in mich hineingelegt haben, in einem Defäkationsakt aus mir heraus zu befördern.«

Hmmm …

Bion versucht, in UPNP verständlich zu machen, wie er zu dieser Deutung kommt. Entsprechend seiner in der Arbeit dargestellten Theorien geht er davon aus, dass die psychotische Persönlichkeit mit dem Problem der Wiederherstellung des Ichs beschäftigt ist. Bion wollte mit seiner Deutung auf das psychotische Problem eingehen, das für ihn klar im Vordergrund stand, und bezog sich auf die Angst des Patienten, nicht mehr sehen zu können.

Bions Deutung bewegt sich sprachlich auf einer sinnlich-körperlichen Ebene und er verwendet die Worte des Patienten. Allerdings beginnt er gleich damit, dass der Patient »das Gefühl hat …«. Ich glaube, alle von Ihnen, die Erfahrung in der Arbeit mit psychotischen Patienten haben, wissen, dass psychotische Patienten nicht das Gefühl haben, dass … Sie bewegen sich in einer unmittelbaren Realität, in der die Dinge so sind, wie sie sind.

»Sie haben das Gefühl …« ist leider schon therapeutischer Jargon und etwas, womit wir uns auf einer theoretischen Ebene bewegen, die sehr viel psychische Verarbeitung voraussetzt. Noch deutlicher wird das Problem des psychoanalytischen Jargons, wenn Bion dem Patienten deutet, dass dieser ihn gezwungen habe, »Dinge in ihn hineinzulegen und in einem Defäkationsakt aus ihm herauszubefördern«.

Es ist wohl nicht falsch, zu sagen, dass diese Deutung zu einem großen Teil auf theoretisch-kleinianische Überlegungen zu frühen, unbewussten Phantasien und projektiver Identifizierung zurückgeht. Damit beschäftigt sich die Deutung auf einer theoretischen Ebene mit psychotischem Funktionieren, aber obwohl sie in einer sehr körperlich-sinnlichen Sprache formuliert ist, bietet sie dem Patienten abstrakte Konzepte an. Damit distanziert sie sich vom unmittelbaren Erleben.

Ich würde sagen, dass der frühe Bion hier versucht, dem Patienten Einsicht in seine unbewussten Phantasien zu vermitteln. Der spätere Bion lehnt dies ab, weil es die Kluft zwischen psychotischen und nicht-psychotischen Teilen der Persönlichkeit nicht überbrückt, sondern vergrößert. Stattdessen würde er versuchen, die Fähigkeit zur Verarbeitung unverarbeiteter psychischer Inhalte zu verbessern und die Fähigkeit des Patienten zur Frustrationstoleranz, den Container, zu stärken.

Der spätere Bion hätte meines Erachtens eher eine Deutung bevorzugt, die etwa lauten könnte: »Es fällt Ihnen schwer, etwas zu tun …« Damit würde auf einer sinnlichen Ebene angesprochen, was im Hier und Jetzt geschieht, und keine kausale, genetische Deutung gegeben, die den Patienten in seinem psychotischen Funktionieren überfordern würde.

Man könnte eventuell hinzufügen: »… und alles, was Sie sehen oder was Ihnen einfallen könnte, wird zu dreckigen Sachen und Gestank.« Das wäre aus meiner Sicht eine Möglichkeit, aber nur dann, wenn der Patient in der Lage ist, auf etwas längere Deutungen positiv zu reagieren. Der Teil »was Sie sehen oder Ihnen einfallen könnte …« würde einen minimalen Unterschied zu dem einführen, was der Patient konkret gesagt hat. Es wäre ein Versuch, dem Patienten etwas Abstraktes anzubieten, das er zu seinem unmittelbaren konkreten Erleben im Hier und Jetzt in Beziehung setzten könnte.

Wie können wir nun wissen, ob ein solcher Versuch gelingt oder nicht? Wir müssen versuchen, anhand der Reaktion des Patienten ein Gefühl dafür zu bekommen, ob er solche Deutungen toleriert.

Die Reaktion des Patienten auf Bions Deutung beschreibt er selbst als ein krampfartiges Zusammenzucken. Das könnte ein Hinweis darauf sein, dass Bions Deutung für den Patienten zu heftig war und von ihm nicht toleriert wurde, sondern als eine Art elektrischer Schlag empfunden wurde. Nach modernen postbionianischen Theorien, vor allem nach der Feldtheorie von Antonino Ferro (2011), wäre man gut beraten, zu versuchen, die Intensität weiterer Deutungen so zu dosieren, dass sie die Frustrationstoleranz und damit die psychische Aufnahmekapazität des Patienten nicht überfordern.

Die nächsten Deutungen Bions und Reaktionen des Patienten muss ich leider überspringen, wobei das von mir Gesagte auch auf diese Deutungen zutrifft. Bion versucht weiterhin, unbewusste Phantasien des Patienten anzusprechen. Darauf reagiert der Patient wie folgt:

Er sagt: »Mein Kopf spaltet sich; es kann meine dunkle Brille sein.«

Das ist eine interessante Aussage. Bion hatte anscheinend fünf Monate zuvor in der Analyse eine dunkle Brille getragen, was bis zu diesem Zeitpunkt keine Reaktion hervorgerufen hat. Für Bion war das keine verzögerte Reaktion darauf, sondern er sah die dunkle Brille als Ideogramm an, das vom psychotischen Persönlichkeitsanteil für die sofortige Reparatur des Ichs mobilisiert bzw. verwendet wurde.

Wie schon gesagt – unter einem Ideogramm versteht man etwas, das eine Bedeutung hat. Da für Bion damals die dunkle Brille die verbale Kommunikation eines Ideogramms ist, versucht er folgerichtig, die Deutung dieses Ideogramms zu bestimmen. Ich möchte die Zusammenhänge, die Bion anbietet, zitieren:

> Die Brille enthielt einen Hinweis auf die Babyflasche. Sie bestand aus zwei Gläsern – oder Flaschen – und hatte deshalb Ähnlichkeit mit der Brust. Die Brille war dunkel, denn sie war missbilligend und zornig. Sie war aus Glas, um ihn für den Versuch zu entlohnen, durch sie hindurchzusehen, als die Brillengläser die Brüste waren. Sie war dunkel, weil er die Dunkelheit braucht, um den Eltern heimlich beim Geschlechtsverkehr zuzusehen. Sie war dunkel, weil er die Flasche nicht genommen hatte, um Milch zu bekommen, sondern um zu sehen, was die Eltern machten. Sie war dunkel, weil er sie und nicht nur die in ihr enthaltene Milch verschluckt hatte. Und sie war auch deshalb dunkel, weil die klaren und guten Objekte in seinem Inneren schwarz und stinkig geworden waren. (Bion, 1957, 272)

Derartige Überlegungen werden von Bion in seinen späteren Arbeiten deutlich zurückgewiesen. Obwohl sie metapsychologisch durchaus interessant sein mögen, fallen sie in den Bereich, den Bion mit seiner Forderung »without memory, desire and understanding« auszuschließen versucht. Andernfalls droht eine Gefahr, vor der Bion im folgenden Kommentar aus *Lernen durch Erfahrung* warnt:

> Angesichts der Komplexität des menschlichen Geistes muss der Analytiker selbst bei der Anwendung der anerkannten wissenschaftlichen Methode (in diesem Fall die kleinianische Theorie) vorsichtig sein; ihre Schwäche ist vielleicht näher an der Schwäche des psychotischen Denkens, als man bei oberflächlicher Betrachtung annehmen würde. (Bion, 1962, 14)

Vielleicht sollte man nicht ganz so streng sein. Wenn die zitierten Überlegungen in erster Linie aus der verwendeten psychoanalytischen Theorie abgeleitet werden – oder besser gesagt, wenn das klinische Material in die vorhandene Theorie gepresst wird –, dann sind sie für die Arbeit mit psychotischen Patienten wertlos. Versteht man das Zitat aber als Traum, als Rêverie zur Innenwelt des Patienten, die dem Analytiker hilft, die unerträgliche emotionale Situation des Patienten für sich zu begreifen – und ich meine begreifen nicht im Sinne von »verstehen«, sondern im Sinne von »erleben« –, dann kann dieser Traum ein sehr hilfreiches Werkzeug für die Arbeit mit genau diesem Patienten in genau dieser klinischen Situation sein.

Wie ich bereits erwähnt habe, kollidiert Bions Ansicht, dass die dunkle Brille ein Ideogramm ist, mit seinen späteren Theorien. Für den späteren Bion hätte die dunkle Brille die Eigenschaften eines Ding-an-sich und würde nicht »für etwas« stehen.

Das Interessante an der Aussage des Patienten »Mein Kopf spaltet sich; es kann meine dunkle Brille sein« ist, dass sie irgendwie zur Situation passt und klingt, als wäre sie ein direkter »Kommentar« zu Bions Deutungen und den Empfindungen, die im Patienten ausgelöst wurden. Es spaltet ihm den Kopf und er sieht nichts mehr. Für einen psychotischen Patienten hat »Es kann meine dunkle Brille sein« aber keine Bedeutung. Er erlebt konkret und unmittelbar, dass es ihm den Kopf spaltet, und wahrscheinlich hat sich sein Sehen so verändert, als trüge er eine dunkle Brille. Es ist auf alle Fälle nichts, das er zum Denken verwenden kann.

Aber der Moment, in dem der Patient diese Aussage macht, könnte die Gelegenheit bieten, diesen Ausdruck mit der emotionalen Erfahrung im Hier und Jetzt zu verbinden. Dazu müsste man intuitiv erfassen, was damit »gemeint« sein könnte. Aus der Distanz kommt für mich in Frage, dass es Bions Deutungen sind, die dem Patienten den Kopf spalten, und dass er deshalb nichts mehr sehen kann, also eine dunkle Brille erlebt. Wenn diese Deutung der Situation mit dem intuitiven Erleben des Analytikers übereinstimmt, wäre es auch durchaus sinnvoll, sie dem Patienten genau so als Deutung anzubieten, indem man zum Beispiel sagt: »Was ich sage, bereitet Ihnen Scherzen, es spaltet Ihnen den Kopf und Sie können nichts mehr sehen.«

Ich finde es sehr bemerkenswert, dass man die »Kommentare« des Patienten auch so hören könnte, als wäre er irgendwie in der Lage, zu benennen, wie er Bions Deutungen empfindet.

Diese potenziellen Inhalte konnten jedoch von Bion in UPNP nicht aufgenommen werden, sondern wurden durch seine Deutungen eher ihrer rudimentären Bedeutung entkleidet. Bion selbst beschreibt das Gefühl, mit seinen Deutungen der Dichte der Assoziationen nicht gerecht geworden zu sein und dass es ihm nicht gelungen sei, in irgendeiner Weise zu erklären, was die Reaktionen des Patienten ausgelöst hatte. Er erwähnt auch, dass die Reaktion des Patienten auf seine Deutungen in der Regel darin bestand,

> diese Deutungen pauschal abzulehnen, weil sie seiner Ansicht nach entweder falsch und deshalb unzulässig waren oder zwar richtig, aber insofern auf unlautere Weise zustande gekommen sind, als ich mich ohne seine Erlaubnis seines Verstandes bedient haben musste. Dass er damit eine eifersüchtige Verleugnung meiner Einsichtsfähigkeit zum Ausdruck brachte, ist unverkennbar. (Bion, 1957, 271)

Dazu passt vielleicht die letzte Äußerung des Patienten, die lautete: »Ich hasse Sie!«

Ich möchte meinen Beitrag hier beenden und meine zentrale Aussage noch einmal wiederholen: Psychotische Inhalte sind keine Bedeutungsträger oder: »Kartoffeln kann man [leider] nicht singen!«

Literatur

Bergstein, A. (2018): The Psychotic Part of the Personality: Bion's Expeditions into Unmapped Mental Life. *Journal of the American Psychoanalytic Association* 66, 193–220.

Bion, W.R. (1957): Differentiation of the Psychotic from the Non-Psychotic Personalities. *Int. J. Psycho-Anal.* 38, 266–275.

Bion, W.R. (1962): The Psycho-Analytic Study of Thinking. *Int. J. Psycho-Anal.* 43, 306–310.

Bion, W.R. (1962): *Lernen durch Erfahrung*. Frankfurt a. M.: Suhrkamp, 1990.

Bion, W.R. (1965): *Transformationen*. Frankfurt a. M.: Suhrkamp, 1997.

Bion, W.R. (1970): *Aufmerksamkeit und Deutung*. Frankfurt a. M.: Brandes & Apsel, 2006.

Ferro, A./Slotkin, P. (2011): Shuttles to and from the Unconscious: Rêveries, Transformations in Dreaming, and Dreams. *The Italian Psychoanalytic Annual* 5, 89–106.

Freud, S. (1905a): *Über Psychotherapie*. GW V, 21.

Meltzer, D. (1998): *The Kleinian Development*. London: Karnac, 2008.

Sandler, P.C. (2005): *The Language of Bion*. London: Karnac.

Symington, N. (2008): *Psychotherapy with psychotic Patients*. Lectures via Youtube, Sydney.

Psychotische Episoden in der Adoleszenz

Eine Falldarstellung[1]

Gertraud Diem-Wille

Einleitende Bemerkungen

Die Adoleszenz stellt eine Zeit des stürmischen Übergangs von der Kindheit in das Erwachsenenalter dar. Ausgelöst werden dieser Entwicklungsschub und diese Transformation durch eine rasante körperliche Veränderung, eine hormonelle Entwicklung und eine neuronale Explosion im Gehirn.

In dieser Zeit können schwere psychische Probleme auftreten, wie Depression, jugendpsychotische Episoden, Mutismus und eine Asperger-Symptomatik (Rückzug in eine private Welt). Diese können entweder schleichend oder plötzlich auftreten. Laufer spricht von einem »Zusammenbruch der Entwicklung« (Laufer, 1995), bei der früher übersehene und nicht beachtete Entwicklungsstörungen sichtbar werden. Diese Herausforderung der psychischen Krise in der Pubertät stellt nach Laufer die letzte Chance einer Hilfestellung vor einer lebenslangen charakterlichen Verzerrung dar. Bei der Begutachtung eines Jugendlichen, der einen psychischen Zusammenbruch hat, sollen nach Laufer folgende drei Bereiche untersucht werden: das Ausmaß der Entwicklungsunterbrechung, der Stillstand der Entwicklung, der eine Krise anzeigt, und die Abschottung der Entwicklung, wenn eine verfrühte Beendigung der Entwicklung vorliegt (Laufer, 1995, 179; Übers. G.D. W.).

Vor der Zeit des inneren Umbruchs, der raschen körperlichen und psychischen Entwicklung und Neuordnung, konnten in der Latenz die Abwehrstrukturen den inneren Impulsen, Ängsten und Anforderungen noch gewachsen gewesen sein. Nun, unter den neuen Anforderungen, brechen sie zusammen (Waddell, 2018). In der Tradition der Tavistock Clinic (Anderson, 2005) werden Diagnosen eher vermieden, da sie leicht zu Stigmatisierung führen. Es soll vermieden werden, dass ein »Label« anhaftet, das die Möglichkeit einer zukünftigen psychischen Veränderung erschwert, meint Bronstein (2020, 141).

Das Kind zwischen sieben und elf Jahren (Latenz) hat eine Art Gleichgewicht erreicht, aber dieses Gleichgewicht hängt sowohl von einer relativ stabilen inneren als auch äußeren Realität ab; es lebt in relativer Harmonie in der inneren und äußeren Welt der Eltern und der Schule (vgl. Anderson, 1998a, 3). Diese Welt ändert sich nun radikal. Die Krise der Adoleszenz lässt nichts unberührt. Nicht nur die Welt ist nicht

1 Mein Dank gilt Robin Anderson, der mir bei den Gesprächen über die Behandlung von Chrisse wertvolle Anregungen gab.

mehr dieselbe, sondern auch der Jugendliche ist nie mehr derselbe, der er war, mit seinen kindlichen Empfindungen, Wünschen und Ängsten. Aber die Psychoanalyse hat gezeigt, dass der Kern der kindlichen Persönlichkeit in seiner Struktur erhalten bleibt und die Art und Weise der Bewältigung der Krise bestimmt. Darin liegt eine Quelle großer Spannungen (Anderson, 1998b, 2). All dies wird durch den adoleszenten Entwicklungsschub verändert: Es entsteht ein Druck von zwei Seiten. Durch die sexuelle Entwicklung werden frühe ödipale Wünsche wiederbelebt und gleichzeitig erfordert die Identitätsfindung eine fundamentale Auseinandersetzung mit den Werten und Idealen der Eltern. Die Suche nach einem sexuellen Partner erfordert auch die Aufgabe der früheren, elterlichen Liebesobjekte. Die paradoxe Situation besteht darin, dass der gegengeschlechtliche Elternteil in einer neuen Heftigkeit begehrt wird und gleichzeitig eine weitgehende Ablösung erfolgen soll, um für ein gleichaltriges Liebesobjekt freizuwerden. Die heftigen ödipalen Wünsche erfolgen jedoch nun in einem geschlechtsreifen Körper. Der Jugendliche, der mit seiner Mutter Babys machen will, wäre physisch dazu in der Lage, was enorme unbewusste Angst auslöst. Aus einem harmlosen kindlichen Wunsch wird nun ein bedrohliches Vorhaben. Diese Angst des Jugendlichen führt oft zu gewaltsamen Handlungen, um den inneren Druck abzulassen. Ebenso wird der Wunsch des Mädchens, ein Baby mit dem Vater zu bekommen, eine reale Möglichkeit. Diese widersprüchlichen Anforderungen erzeugen große Spannung, die zu selbstschädigendem Verhalten wie Schneiden und Verletzen, zu Selbstmordgedanken, psychischem Zusammenbruch oder Rückzug aus der Realität führen können. In dieser Phase greifen Jugendliche auf Tagträume zurück, die eine Erfüllung ihrer Wünsche zeigen. Führen Tagträume jedoch zu einem immer größeren Rückzug, so verweist das auf große Ängste, die den Jugendlichen hindern, zu seiner Peergroup Kontakt aufzunehmen. Oft stellt das stundenlange Verweilen in Tagträumen eine Vorstufe zum Abdriften in eine eigene Fantasiewelt dar, wie wir es im Fallbeispiel von Chrisse sehen werden.

Auch sexuelle Ängste können in Tagträumen und Träumen untergebracht werden (Klein, 1928). Dass sexuelle Liebe gefährlich ist und möglicherweise nicht gut ausgeht, liegt dem großen Liebesdrama *Romeo und Julia* von Shakespeare zugrunde. Schon von Anfang an bestimmen die Themen des Todes, der Familienfehde und des Trennenden die Grundstimmung. Es handelt sich um eine aufwühlende Geschichte, die nicht gut ausgehen kann. Zentral ist die Frage: »Kann man Sex haben, ohne zu sterben?«, d.h. Sexualität ist eine gefährliche Sache. Im Französischen heißt der Orgasmus »der kleine Tod«. In der primitiven frühkindlichen Phantasie wird der Beischlaf als etwas Tödliches angesehen, als eine gewaltsame sexuelle Vereinigung, die gegen das Kind gerichtet ist.

Anhand der Falldarstellung eines 16-jährigen Mädchens, das ich Chrisse nenne, möchte ich folgenden Fragen nachgehen:

- Gibt es Hinweise auf besondere Schwierigkeiten in den ersten drei Lebensjahren (transgenerativer Konflikt)?
- Welche Methoden entwickelte Chrisse, um in »ihre geheime, psychotische Welt« einzutreten?

- Wie sind die Faszination des Todes und ihre Suizidgedanken zu verstehen?
- Welche Qualität haben ihre Wahnvorstellungen im Unterschied zu Trauminhalten?
- Welche behandlungstechnischen Fragen sind zu bedenken?

Fallgeschichte von Chrisse

Eine ausführliche Darstellung des Falles und der Behandlung habe ich in meinem Buch *Adoleszenz* (Diem-Wille, 2017) im Kapitel »Psychische Zusammenbrüche« gegeben, deren wichtigsten Daten kurz zusammengefasst werden. Da die Arbeit mit Jugendlichen in einer psychischen Krise nicht zu meinen Arbeitsschwerpunkten gehört, beriet ich mich mit Robin Anderson, einem englischen Jugendpsychiater und Leiter des Adolescent Departments an der Tavistock Clinic in London. Er ermutigte mich, Chrisse in Therapie zu nehmen, und wir vereinbarten regelmäßige Konsultationen. Auch Laufer und Laufer betonen die Bedeutung einer regelmäßigen kollegialen Unterstützung bei der Arbeit mit Adoleszenten in der Krise im Brent Adolescent Centre (1984).

Nach der Weigerung von Chrisse, wie ich sie nenne, in die Schule zu gehen, und ihren Hinweisen auf Suizidpläne waren die Eltern so beunruhigt, dass sie Chrisse in eine Jugendpsychiatrie nach Wien brachten. Während des stationären Aufenthalts wurde den Eltern geraten, für ihre Tochter eine Psychotherapie bei mir zu planen. Chrisse rief mich selbst an und wir vereinbarten einen Termin. Nach zwei Vorgesprächen begann sie eine zweistündige Psychotherapie.

Transgenerative Belastung

Es herrscht Übereinstimmung, dass ein psychischer Zusammenbruch in der Adoleszenz eine frühe Fehlentwicklung sichtbar macht, die bis dahin nicht wahrgenommen wurde.

Meine Erfahrungen in der Eltern-Kleinkind-Therapie (Diem-Wille, 2018), bei der es darum geht, zu untersuchen, welche unerledigten inneren Konflikte die Eltern auf ihr Baby projizieren – was Selma Fraiberg die »Gespenster im Kinderzimmer« nannte –, ließ mich besonders auf die Bedeutung der transgenerativen Weitergabe von Konflikten achten.

Bereits im ersten Vorgespräch erzählte Chrisse ausführlich über die erste familientherapeutische Sitzung in der psychiatrischen Abteilung. Dort erfuhr sie erstmals, dass sich der Bruder der Mutter mit 15 Jahren das Leben genommen hatte und der Vater der Mutter Alkoholiker gewesen sei. Erschüttert war sie, als sie erfuhr, dass ihre Mutter als junges Mädchen bereits ein Baby bekommen hatte, das sie zur Adoption freigegeben und nie gesehen hatte. Chrisse identifizierte sich mit der weggegebenen Schwester und meinte, die Mutter habe keine Gefühle für dieses Baby gehabt.

Man kann annehmen, dass Chrisses Mutter bei der Schwangerschaft mit ihr an ihre erste, unglückliche Schwangerschaft erinnert worden ist. Sie hat ihr erstes Baby nie gesehen, doch wurde ihr vermutlich erst beim Anblick des neuen Babys, bei Chrisse, bewusst, was es heißt, ein Baby wegzugeben. Vermutlich war ihre Mutter nicht in der Lage, über das weggegebene Baby zu trauern und diese schmerzlichen Erfahrungen, die Schuldgefühle und den Zweifel zu integrieren. Die Belastung durch die ungelöste Trauer und Schuldgefühle dürften ihre Fähigkeit, sich über ihr neues Baby zu freuen und seine Bedürfnisse in einer Rêverie zu erahnen, beeinträchtigt haben. Chrisse fühlte sich nie angenommen. Bion (1962) spricht von einem »parasitären Containment«, wenn die Mutter ihre unerledigten Konflikte, ihre Beta-Elemente auf das Baby projiziert. Ein Baby, dessen Kontaktimpulse nicht aufgenommen und erwidert werden, zieht sich zurück, wird ruhig und teilnahmslos. Spitz hat die Reaktion auf emotionale Vernachlässigung »Hospitalismus« genannt. Chrisse scheint nur die notwendige physische Bemutterung und Pflege erfahren zu haben, ohne die wichtige emotionale Geborgenheit und Harmonie mit der Mutter. Die emotionale Erstarrung der Mutter dürfte von ihr als Kälte erlebt worden sein. In einem Gespräch mit der Mutter stützte diese durch ihre Aussage diese Hypothese. Die Mutter sagte: »Chrisse ist ein genügsames Baby gewesen, das stundenlang alleine im Bett gelegen ist« (Diem-Wille, 2017, 252). Die emotionale Unterversorgung wird von der Mutter als Genügsamkeit interpretiert. Die Mutter meint, sie habe keine Geduld mit den Kindern und schreie und schlage die Kinder häufig, weil sie sich nicht mehr zu helfen wissen. Erst meine Deutung, dass sie damals schwer verstanden hätte, dass Chrisse Zuwendung gebraucht hätte, auch wenn sie sie nicht selbst einfordern konnte, macht die Mutter nachdenklich. Selbst in der aktuellen Krise zeigten die Eltern kein Verständnis für das Ausmaß der Störung; die Mutter reagierte emotional flach, als ob sie neben ihrer eigenen Depression nichts spüren könnte.

Statt eine liebevolle, sichere Beziehung zur Mutter aufbauen zu können, die ihr eine Basis des Selbstvertrauens gegeben hätte, musste Chrisse sich selbst zusammenhalten, entwickelte eine »Zweithaut«, wie Esther Bick (1968) das nannte. Ein mütterliches Containment unterstützt die Entwicklung des psychischen Hauterlebens, nicht auseinanderzufallen, sondern zusammengehalten zu werden. Fehlt dieses mütterliche Containment, entsteht eine »Zweithaut«, ein Pseudo-Zusammenhalt, der durch Muskelspannung vor der drohenden Desintegration schützt. Statt eines sicheren Hauterlebens bietet die »Zweithaut« nur einen fragilen Schutz, der im Sturm der Pubertät zusammenbrechen kann. Statt einer klaren Abgrenzung von Mutter und Kind kommt es zu einer »adhäsiven Bindung«. Rustin (2013) schreibt: »The infant without a sense of internal space makes adhesive links to his object, sticking to the surface in the absence of access to a three-dimensional object«.

Meltzer (2011) spricht davon, dass in der Adoleszenz die Abwehrformen der Latenz zusammenbrechen können. Er sagt:

> [...] mit dem Zusammenbruch der obsessionalen Abwehrformen der Latenzperiode kommt es zu einem Wiederauftauchen von Charakteristika, die zur präödipalen Entwicklung gehören – in Bezug zur Differenzierung zwischen internen und externen, erwachsenen-kindlichen, guten-bösen, männlichen-weiblichen Perspektiven. In diesen geistigen Stadien gewinnen durch

die Konfusion zwischen sexueller Liebe und Sadismus perverse Tendenzen die Oberhand« (Meltzer, 2011, 14; Übers. G. D.-W.).

Da Chrisses psychischer Zusammenbruch im selben Alter auftritt, in dem der Bruder der Mutter war, als er Selbstmord beging, vermuten wir auch ein weiteres transgeneratives Muster, das sich tendenziell wiederholen kann. Obwohl die Mutter dieses traumatische Erlebnis verdrängen will, möchte sie um jeden Preis eine Wiederholung bei Chrisse vermeiden, um sie nicht auch so zu verlieren wie ihren Bruder.

Mentaler Bruch mit der Welt, mit der Realität

Chrisse beschrieb, wie sie sich selbst in einen Zustand der Trance versetzte, um von dieser frustrierenden Welt auszusteigen und sich in ihre private Welt zurückzuziehen. Zum Phantasieren verwendete sie ein Pendel, das sie vor ihren Augen hin und her bewegte, um besser in ihre Fantasiewelt »hineinzukommen«. Ganz bewusst versuchte sie, die Verbindung zur realen Welt zu unterbrechen, wie es Bion in *Angriffe auf Verbindungen (*1959) beschreibt. Sie zog sich gerne in ihre private Computerwelt zurück, wobei die Vorstellungen eher an Tagträume erinnerten. Ihr Interesse an Phantasiefiguren wie einer Eisprinzessin ließen sie die frustrierende Familiensituation vergessen, in der die Mutter nie mit ihr zufrieden war, oft schimpfte und ihr Vorwürfe machte, dass sie so oft am Computer saß. Das war ihr psychischer Rückzugsort (Steiner, 1987), der ihr ein bisschen Sicherheit gab. Sie hatte Angst, dass man ihr auch diesen wegnehmen würde. Die japanischen Mangas – von Schizophrenen gerne als Ausdrucksmittel ihrer fragmentierten Welt gewählt – hatten für Chrisse eine große Attraktivität. In den Therapiestunden zeichnete sie die Manga-Eisprinzessin oder Teile von diesen Figuren – ihre übergroßen Augen, ihren Kopf, ihr Schwert etc.

Nach und nach tauchten diese Figuren nicht nur auf, wenn sie aktiv versuchte, in »ihre Welt« einzutauchen, sondern drangen in ihre Gedanken ein und hinderten sie z. B. daran, in der Schule am Unterricht teilzunehmen.

Dazu die Sequenz eines abrupten Übergangs im ersten Vorgespräch: Sie brachte die Befunde vom AKH mit, die ich aber nicht selbst las, sondern sie bat, sie mir vorzulesen.

Es war wichtig, Chrisse nicht wie ein Objekt zu behandeln, über das sich Experten austauschen, sondern ihr zu zeigen, dass *sie* die Beziehung zu mir gestalten konnte. Bei den Befunden befand sich auch eine Abbildung ihres »Baumtests«, den sie gezeichnet hatte. Ich zeige nun, wie ich ihr Abdriften in die eigene Welt als Ausdruck der Übertragung aufgreifen konnte und wie sie reagierte:

> Chrisse (beim Baumtest zeichnete sie einen Baum ohne Wurzeln): »Wie ich es gezeichnet habe, habe ich nicht nur einen Sonnenuntergang und eine graue Wolke gesehen, sondern innerlich ein großes, gefährliches Gewitter, das jederzeit ausbrechen könnte.«
> Gegen Ende der Stunde meinte sie: »Nun ändert sich das Bild vom Baum: Der Baum brennt, das Feuer hat aber noch nicht auf die dicken Stämme übergegriffen«.

> Analytikerin: »Du sagst mir, dass du rasch Hilfe brauchst, weil dein Baum schon Feuer gefangen hat. Ich bin nächste Woche nicht da, ich kann dich aber Donnerstag und Freitag in der Woche darauf sehen.«
> Chrisse: »Jetzt hat der Blitz in den Baum eingeschlagen.«
> Analytikerin: »Jetzt warnst du mich, dass es gefährlich ist, mit dir zu arbeiten, wenn ›dein Baum‹, deine Gedanken schon brennen (weil ich weg bin).«
> Chrisse: »Ich möchte kommen, wenn nichts Unvorhergesehenes geschieht.«
> (Diem-Wille, 2017, 250)

Chrisse schien sich zu wünschen, dass ich sie in ihre private bedrohliche Welt begleite, in welcher der gezeichnete Baum sofort vom Blitz getroffen wird, wenn ich ihr sage, dass ich nächste Woche nicht da sein werde. Sie ist erleichtert, wenn ich ihre Bilder dechiffriere und sie als ihre Gefühle und Mitteilungen verstehe. Dann kann sie sagen, dass sie wiederkommen möchte.

Während ihrer Therapie bei mir war sie zum Teil stationär und teilweise ambulant im AKH in Behandlung. Durch die Medikamente verloren die Tagträume ihre quälende Dringlichkeit und sie konnte wieder lesen und Musik hören. Da sie später wieder Stimmen hörte, bekam sie stärkere Medikamente, die starke Nebenwirkungen wie enorme Gewichtszunahme und verlangsamte Sprache mit sich brachten. Auch für mich war es schmerzhaft, zu sehen, wie das hübsche Mädchen antriebslos und unförmig wurde.

Als zweites Beispiel, wie aggressive Gedanken zu plastischen Bildern/Halluzinationen führten, bringe ich eine Situation, wo sie zu früh gekommen war und im Wartezimmer zehn Minuten auf den Beginn der Stunde warten musste. Der Mangel an psychischer Integration zeigte sich in der Konkretheit der Sprache, die die Fähigkeit, zu symbolisieren, ersetzte. Statt ihren Ärger und ihre Wut zu spüren, sah sie einen Blitz, der in den Baum einschlug. Im nächsten Beispiel wird die nicht wahrgenommene Kränkung, warten zu müssen, zu einer blutigen Spur an der Wand.

Aus einer Montagstunde Ende September: Sie war zehn Minuten zu früh und ich bat sie, im Wartezimmer Platz zunehmen. Sie ging auf die Toilette.

> Chrisse: »Ich habe eben meine Medikamente genommen. Ich vergaß, sie in der Schule zu nehmen, jetzt war es zwei Stunden zu spät.« (Schaut auf ihre Uhr.)
> Analytikerin: »Als du warten musstest, was schwierig für dich war, hast du daran gedacht, deine Medikamente zu nehmen.«
> Chrisse: »Ich habe auf die weiße Wand geschaut und dabei Blutspuren meiner Hand gesehen. Dann habe ich noch einmal geschaut und wusste, es war eine Phantasie. Das sind Wahrnehmungsstörungen.«
> Analytikerin: »Wenn ich dich warten lasse – jetzt, aber auch schon seit Freitag –, bist du enttäuscht und ärgerlich – dann hast du die Wahrnehmung der Spuren deiner blutigen Hand auf der weißen Wand. Wenn du noch einmal schaust und weißt, dass ich gleich bei dir sein werde, erkennst du, dass das eine Phantasie ist und kannst deine Medikamente nehmen.« […]

> Anaytikerin: »Du hast Angst, wenn du deine Gefühle über Bilder ausdrückst, dass du verrückt bist. Es ist schmerzlich, mit mir über deine Symptome zu sprechen.« (Diem-Wille, 2017, 259)

Den Hass auf die Realität führt Bion (1957b; 1957c; 1959; 1962) in seiner Arbeit mit adoleszenten Jugendlichen auf den Ödipuskonflikt und den Hass auf die Realität der Primärszene zurück – eine Szene, die aus der neuen Perspektive eines geschlechtsreifen Körpers betrachtet wird. Es macht einen gravierenden Unterschied, ob ein dreijähriges Mädchen sich als überlegene Prinzessin für den Vater fühlt – irgendwo wissend, dass sie nicht wirklich ein Baby mit ihm bekommen kann –, oder ein geschlechtsreifes Mädchen, das tatsächlich vom Vater schwanger werden kann (vgl. Anderson et al., 1998). Attacken auf das Denken, auf die mentalen Funktionen sowie auf die Fähigkeit, Verbindungen herzustellen, sind nach Bion aggressive Attacken gegen den eigenen Körper, die unbewusst gegen das vereinigte ödipale Paar gerichtet sind, wobei O'Shaughnessy (1989) den »unsichtbaren Ödipus-Konflikt« betont (Bronstein/O'Shaughnessy, 2017).

Faszination und Idealisierung des Todes

Chrisse zeigte, wie froh sie war, mit mir über all die bedrohlichen und faszinierenden Phantasien sprechen zu können. Hier konnte sie über ihre Faszination, von Tod, Blut und Schmerz angezogen zu werden, sprechen, ohne dass ich taktlos reagierte oder sie wie ihre Mutter anschrie. Beruhigend war es für sie, wenn ich ihre Angst und ihre Sorge vor dieser dunklen Seite in ihr verstand. In der Therapie musste sie nicht vorgeben, normal zu sein. Dann wurde auch ihre konstruktive Seite sichtbar, die wieder gesund werden wollte. In der Gegenübertragung reagierte ich manchmal mit Müdigkeit in der Stunde und fand ihre Erzählungen sehr belastend. Manchmal zweifelte ich daran, sie emotional erreichen zu können, die brennende Spannung nicht einordnen zu können, sondern noch anzufachen. Ihr Wunsch, »gerettet« zu werden, wie sie es im Traum ausdrückte und auch darüber sprach, war ein ermutigendes Zeichen, das auch meine Zuversicht erhöhte. Die kollegiale Besprechung der Stunden war eine zusätzliche Ermutigung. Ich versuchte, innerlich offen zu sein, ob sie sich stabilisierte und ob ihre Situation besser wurde oder ob sie mich nur beruhigen wollte und heimlich an Selbstmord dachte.

Der Tod war ein ständiges Thema, entweder als erstrebenswerter Zustand der Ruhe, dann als gefährlicher Strudel, in dem sie zu ertrinken schien, dann als etwas, was sie ihrer Mutter, der taktlosen Französischlehrerin oder ihrer Therapeutin, die am Wochenende unterreichbar war, antun wollte.

Tod war ein zentrales Thema in ihren Träumen:

> Chrisse: »Ich hatte einen Traum: Ich bin mit einem Freund und wir haben Pfeil und Bogen und gehen durch den Wald. Wir kommen zu einem Felsen mit einem jähen Abgrund, aber davor ist eine mittelhohe Steinmauer. Wie ich hinunterschaue, sehe ich einen großen türkisfarbenen

See – ein Wald am Ufer wäre noch besser gewesen. Da kommt ein kleiner Dinosaurier auf uns zu. Ich lege den Bogen an – ich weiß nicht, ob ich den Pfeil abgeschossen habe, aber der Dinosaurier fällt um. Wir gehen weiter, ich weiß nicht, ob es ein Freund oder eine Freundin war. Wir geraten in den reißenden Fluss. Mit letzter Kraft gelingt es uns beiden, uns aus dem Fluss zu retten. Da taucht eine Figur auf, wie der schwarze Prinz, von dem ich Ihnen erzählt habe. Er war mein Bruder – aber nur zur Tarnung, damit man nicht erkennt, dass er meine dunkle Seite darstellt. Einmal in der letzten Zeit habe ich die Idee gehabt, dass sich meine Seele von mir loslöst.«
Analytikerin: »Das macht dir Angst, wenn du so einen Gedanken hast.«
Chrisse: »Angst, nein. Ich habe gar kein Gefühl – auch im Traum habe ich keine Gefühle gehabt. Ich habe auch nicht gewusst, ob ich aktiv gewesen bin. Ich habe nur den Bogen gespannt. Sonst träume ich immer, dass mir etwas passiert, dass ich das Opfer bin und nichts tun kann.«
A: »Im Traum könnt ihr euch nur mit letzter Kraft aus dem reißenden Wasser retten. Du sagst mir damit auch, wie dringend du meine Hilfe brauchst, dich da rauszuziehen. Du zeigst mir, wie gefährlich dein inneres reißendes Wasser ist. Dir fällt auch auf, dass du im Traum gar keine Angst spürst, so als ob das einer anderen Person passierte. Und du zeigst mir auch, wie bedrohlich es ist, über das Wochenende ohne Stunden zu sein.«
(Diem-Wille, 2017, 262)

Die bedrohlichen Gefühle waren beim Träumen ganz abgespalten. Ihr Traum und die Art, wie sie ihn erzählte, zeigten ihr psychotisches Funktionieren. Der Traum war ähnlich wie ihre Phantasiegeschichten, aber er zeigte auch ihre Angst, wieder verrückt zu werden. Das Abgespaltensein zeigte sich im Traum und beim Erzählen – es gab ein Ringen zwischen Tod und dem Wunsch, doch leben zu wollen. Chrisse schien eine minimale Einsicht zu haben, wie sie ihre Gefühle und ihre Fähigkeit, zu denken, abschnitt – es war ihr selbst aufgefallen. Ihre dunkle Seite wurde im Traum, wie sie selbst sagte, durch einen »schwarzen Prinzen« ausgedrückt. Sie beobachtete mich genau, welche mimische Reaktion ich zeigte, so als ob ich statt ihr die Bedrohung fühlen und ausdrücken sollte. Dass sie tatsächlich in diesem reißenden Fluss unterzugehen drohte, bedeutete, die Gefahr, einen Rückfall zu haben und wieder zusammenzubrechen; dies stellte eine Einsicht dar. Sie konnte mir zeigen, dass sie wusste, dass sie in den gefährlichen Strom fallen könnte und dass sie mich sehr brauchte, um sie herauszuziehen. Der Tod wurde unpersönlich. Sie konnte den Zusammenhang mit dem Wochenende ohne Stunden sehen – ihre Mutter war in einer tiefen Depression, sodass sie sich kaum auf die Probleme ihrer Tochter einlassen konnte. Britton (2017) zeigt, wie die gewalttätigen Gedanken zu einem Gefühl führen, sodass nicht nur das Objekt desintegriert, sondern auch der eigene Apparat zum Denken zerstört wird.

Behandlungstechnische Fragen

In der akuten Krise des Ausstiegs aus der Realitätsprüfung und ihrer Zuflucht in eine Phantasiewelt besteht das Ziel der Therapie darin, eine Brücke zwischen der Verrücktheit und dem normalen Denken herzustellen, sozusagen das gesunde Ich hinter dem psychotischen Ich anzusprechen (Bion). Im Artikel »Psychotic and Non-psychotic Personalities« (1955) beschreibt Bion den Zusammenhang dieser beiden Aspekte innerhalb einer Person. Die Fähigkeit der Patientin, Kontakt mit der Realität herzustellen, verweist auf einen nicht-psychotischen Teil der Persönlichkeit hinter dem psychotischen Teil. López-Corvo (2002) bringt den Mechanismus, das Bewusstsein und verbale Gedanken zu eliminieren, mit den Abwehrformen der Spaltung und der projektiven Identifizierung in Verbindung. Diese beiden Teile driften immer mehr auseinander, bis kein Kontakt mehr möglich ist. »So wie das Baby fühlt, es habe die Brust angegriffen und sadistisch zerstört, attackieren psychotische Patienten ihre Sinneswahrnehmungen, fühlen sich selbst als *Gefangene* innerhalb so eines Zustandes [mental state], aus dem es keinen Ausweg gibt« (López-Corvo, 2002, 239; Herv. i. Orig.; Übers. G.D.-W.). Es sollen daher keine aufdeckenden Deutungen gegeben werden, sondern es soll versucht werden, die wirren, blutrünstigen Bilder in die sie verursachenden Gedanken, Gefühle und Kränkungen zu übersetzen. Andererseits ist die psychotische Krise bei adoleszenten Patienten noch nicht strukturell verfestigt, sondern noch in Bewegung, wie die Bilder vom reißenden Fluss, brennenden Gewitter und Blitzeinschlag zeigen. Diese raschen, bedrohlichen Bilder weckten einerseits Zweifel, andererseits Hoffnung bei der Analytikerin. Noch konnte direkte, rasche Hilfe geleistet und damit Chrisses Hoffnung, wieder gesund zu werden, unterstützt werden.

Ähnlich wie wir in der Kinderanalyse (Diem-Wille, 2004) ganz eng beim Kind sind, jede seiner mimischen Reaktionen, körperlichen Bewegungen, Spiele beobachten, um seine Erzählungen zu verstehen und in sprachliche Beschreibungen zu gießen, arbeiten wir den kommunikativen Aspekt heraus: Was will das Kind uns mitteilen? Zum Beispiel: Du möchtest mir zeigen, dass du dann, wenn ich dich warten lasse, Blut auf den Bildern siehst, weil du dich abgelehnt fühlst, da du gleich zu mir hereinkommen willst.

Die Bilder, die wie reale Sinneswahrnehmungen erlebt werden, können so wie Traumbilder verstanden und behandelt werden. Es ist wichtig, sich von den grauenvollen Bildern emotional berühren zu lassen, statt deren Bedeutung zu bagatellisieren oder sie wegzuschieben. Chrisse sprach aus, wie wichtig es war, in der Therapie über ihre Wahnvorstellungen und bedrohlichen Bilder/Erlebnisse offen sprechen zu können, sie anerkannt zu sehen, statt zu erleben, dass man sie ihr »wegnehmen wolle«. Sie konnte sich in Erinnerung rufen, dass sie von der Psychiaterin gehört hatte, dass das Wahrnehmungsstörungen seien – weniger bedrohlich als Wahnvorstellungen. Ziel der Therapie ist es, der Patientin wieder zu ermöglichen, reflektive repräsentative Gedanken zu haben.

Abschließende Bemerkungen

Mit diesem Fallbeispiel möchte ich zeigen, wie wichtig eine Psychotherapie während einer psychiatrischen Behandlung sein kann. Der Vorschlag, bereits während des stationären Aufenthalts eine psychotherapeutische Behandlung zu beginnen, ging von der behandelnden Psychiaterin aus. In seinem Buch *Psychoanalysis Meets Psychosis* weist Robbens (2019) darauf hin, dass die Psychiatrie und die pharmazeutische Industrie großes Interesse daran haben, Psychosen als eine organisch bedingte Krankheit darzustellen, die genetische Ursachen hat. Die Einbeziehung familientherapeutischer Sitzungen mit den Eltern zeigt im Fall von Chrisse, dass die Psychiaterin den Einfluss psychischer, umweltbedingter Probleme anerkannte.

Den »Hass auf die Realität«, von der Freud (1924b) bei Psychotikern spricht, brachte Chrisse mit der familiären Atmosphäre zusammen. Wenn ihr »das Schreien und Keppeln« der Mutter »auf die Nerven« ging, wollte sie in die Psychiatrie als sichereren Zufluchtsort zurück. Im Traum wurde sie von jemanden (wohl von ihrer Therapeutin) aus dem reißenden Fluss gerade noch gerettet – was auf ihre Hoffnung, gerettet zu werden, hinwies. Wir nehmen an, dass die Mutter ihren nicht betrauerten Verlust des weggegebenen Babys sowie den Selbstmord des Bruders als ungelöste Konflikte in sich trug und schon früh auf Chrisse projizierte, die deshalb keinen stabilen inneren Raum zum Denken und Symbolisieren entwickeln konnte. Als Ersatz für das unzureichende Containment verstehen wir mit Esther Bick ihre Abwehr als »Zweithaut«, mit Winnicott als »falsches Selbst« (1960) im Sinn einer psychotischen Persönlichkeitsstörung. Es war wichtig, den Kontakt mit Chrisses nicht-psychotischem Teil aufrechtzuerhalten, ihren Wunsch, wieder gesund zu werden, zu unterstützen. Diese Falldarstellung soll – wie auch Lombardi (2020) sagt – die Leser ermutigen, eine Behandlung psychotischer Jugendlicher gemeinsam mit kooperativen Psychiatern zu übernehmen.

Literatur

Anderson, R. (1998a): Suicidal Behaviour and its Meaning in Adolescence, in: ders.: *Facing it Out. Clinical Perspectives on Adolescent Disturbance.* London, New York: Karnac, 65–78.

Anderson, R./Dartington, A. (1998b): Introduction, in: dies.: *Facing it Out. Clinical Perspectives on Adolescent Disturbance.* London, New York: Karnac, 1–6.

Anderson, R. (2005): Zur Abschätzung des Risikos von Selbstbeschädigung bei Jugendlichen. Eine psychoanalytische Perspektive, in: Rustin, M./Quagliata, E. (Hg.): *Der Anfang. Klinische Erstkontakte mit Kindern und Jugendlichen.* Tübingen: edition diskord, 219–237.

Bick, E. (1968): Das Hauterleben in frühen Objektbeziehungen, in: Diem-Wille, G./Turner, A. (Hg.): *Ein-Blicke in die Tiefe. Die Methode der psychoanalytischen Säuglingsbeobachtung und ihrer Anwendungen.* Stuttgart: Klett-Cotta, 37–40.

Bion, W. (1956): Development of Schizophrenic Thought. *Int. J. Psycho-Analysis* 37/4–5 (wieder abgedruckt in: ders.: *Second Thoughts. Selected Papers on Psycho-Analysis.* London: Marsfield Library, 1967, 36–42). Dt.: Frühe Vorträge und Schriften. Mit einem kritischen Kommentar: »Second Thoughts«, Veröffentlichungen des Klein Seminars Salzburg, Bd. 16, Frankfurt a. M.: Brandes & Apsel, 2013.

Bion, W. (1957b): Differentiation of the Psychotic from the Non-Psychotic Personalities. *Int. J. Psycho-Anal.* 38/3–4 (wieder abgedruckt in: ders.: *Second Thoughts. Selected Papers on Psycho-Analysis.* London: Marsfield Library, 1967, 43–64). Dt.: Frühe Vorträge und Schriften. Mit einem kritischen Kommentar: »Second Thoughts«, Veröffentlichungen des Klein Seminars Salzburg, Bd. 16, Frankfurt a. M.: Brandes & Apsel, 2013.

Bion, W. (1957c): On Hallucination, in: ders.: *Second Thoughts. Selected Papers on Psycho-Analysis.* London: Marsfield Library, 1967, 65–85. Dt.: Frühe Vorträge und Schriften. Mit einem kritischen Kommentar: »Second Thoughts«, Veröffentlichungen des Klein Seminars Salzburg, Bd. 16, Frankfurt a.M.: Brandes & Apsel, 2013.

Bion, W. (1959): Attacks on Linking. *Int. J. Psycho-Anal.* 40/5–6 (wieder abgedruckt in: ders.: *Second Thoughts. Selected Papers on Psychoanalysis.* London: Karnac, 1967, 93–109). Dt.: Frühe Vorträge und Schriften. Mit einem kritischen Kommentar: »Second Thoughts«, Veröffentlichungen des Klein Seminars Salzburg, Bd. 16, Frankfurt a.M.: Brandes & Apsel, 2013.

Bion, W. (1962): *Lernen durch Erfahrung.* Frankfurt a. M.: Fischer.

Britton, R. (2017): Disconnection: A New Look at Narcissism, in: Bronstein, C./O'Shaughnessy, E. (Hg.): *Attacks on Linking Revisited. A New Look at Bion's Classic Work.* London: Routledge, 25–38.

Bronstein, C. (2020): Psychosis and Psychic Functioning in Adolescence. *Int. J. Psycho-Anal.* 101/1, 136–151.

Bronstein, C./O'Shaughnessy, E. (Hg.) (2017): *Attacks on Linking Revisited.* London. Karnac.

Diem-Wille, G. (2004): Using the Concept of the »Total Situation« in the Analysis of a Borderline Adolescent. *Journal for Child Psychotherapy* 30, 308–329.

Diem-Wille, G. (2018): A Baby as Catalyst for Unconscious Conflicts of the Parents. Contribution to a Psychoanalytically Orientated Parent-infant Therapy. *Int. J. Infant Observation* 21/1. London: Routledge, 17–32.

Diem-Wille, G. (2017): *Pubertät. Die innere Welt der Adoleszenten und ihrer Eltern. Psychoanalytische Entwicklungstheorie nach Freud, Klein und Bion.* Stuttgart: Kohlhammer.

Freud, S. (1924b): *Neurose und Psychose.* GW XIII, 387–391.

Klein, M. (1928): *Frühstadien des Ödipuskonfliktes.* Gesammelte Schriften Melanie Klein, Bd. I/2. Stuttgart: frommann-holzboog, 287–306.

Klein, M. (1944): *Gefühlsleben und Ich-Entwicklung des Säuglings unter besonderer Berücksichtigung der depressiven Position.* Gesammelte Schriften Melanie Klein, Bd. I/2. Stuttgart: frommann-holzboog, 261–320.

Laufer, M. (1995): Psychological Development in Adolescence: »danger signs«, in: Laufer, M. (Hg.): *The Suicidal Adolescent.* London: Karnac, 3–20.

Laufer, M./Laufer, E. (1997): *Adolescence and Developmental Breakdown. A Psychoanalytic View.* London: Karnac.

Lombardi, R./Genovesi, B./Isgrò, S. (2020): Successful Treatment of Psychosis by Means of Supervised Analysis. *Psychoanalytic Quarterly* 89, 549–582.

López-Corvo, R.E. (2002): *The Dictionary of the Work of W.R. Bion.* London: Karnac.

Meltzer, D. (2011): Adolescent Psychoanalytical Theory, in: Meltzer, D./Harris, M. (Hg.): *Adolescence.* London: Karnac, 21–37.

O'Shaughnessy, E. (1989): Der unsichtbare Ödipuskonflikt, in: Britton, R./Feldman, M./O'Shaughnessy, E. (Hg.): *Der Ödipuskomplex heute. Klinische Implikationen.* London: Karnac, 129–150.

Robbins, M. (2019): *Psychoanalysis Meets Psychoses. Attachment, Separation, and the Undifferentiated Mind.* New York, London: Routledge.

Rustin, M. (2013): Esther Bick. Melanie Klein Trust Website: https://psychoanalysis.org.uk/our-authors/esther-bick (11.2.2024).

Steiner, J. (1987): *Orte des seelischen Rückzugs. Pathologische Organisation bei psychotischen, neurotischen und Borderline-Patienten.* Stuttgart: Klett-Cotta.

Waddell, M. (2018): *On Adolescence: Inside Stories.* London: Karnac.

Winnicott, D.W. (1960): *Ich-Verzerrung in Form des wahren und des falschen Selbst, in: ders.: Reifungsprozesse und fördernde Umwelt.* München: Kindler, 1965, 182–199.

Winnicott, D.W. (1970): Fear of Breakdown. *Int. Rev. Psychoanalysis* 1 (1974), 103–107.

Gibt es eine Normalpsychose?

Franz Oberlehner

»Verliebtheit ist die Normalpsychose«
Sigmund Freud

Der Psychoanalyse war der Übergang von Pathologie zu Normalität immer fließend und somit war auch immer klar, dass niemand eine idealisierte Gesundheit im Sinne einer völligen Freiheit von neurotischen Mechanismen erreicht, dass normal im Sinne des statistischen Durchschnittes bedeutet, so etwas wie Normalneurotiker zu sein. Kann man in Anlehnung an diesen mitunter gebrauchten Begriff *Normalneurose* auch von *Normalperversion* und *Normalpsychose* sprechen? Es würde bedeuten, dass jeder von uns zur Bewältigung des Aufeinanderprallens von infantilen Phantasien und Realität Teile psychotischer, perverser und neurotischer Mechanismen verwendet. In Anlehnung an Freud vertrete ich die Auffassung, dass es so etwas wie eine Normalpsychose gibt: »Jeder Normale ist eben nur durchschnittlich normal, sein Ich nähert sich dem des Psychotikers in dem oder jenem Stück, in größerem oder geringerem Ausmaß« (Freud, 1937c, 80).

Ein Rausch, der die Grenzen von Subjektivem und Objektivem etwas verleugnet, die Dichotomie von wirklich und unwirklich etwas umgeht oder entschärft – so könnte man das beschreiben, was ich mit Normalpsychose bezeichne. Der bekannteste dieser substanzfrei hergestellten Rauschzustände ist, wie wir wissen, die Verliebtheit. Ich werde in meinem Beitrag versuchen, weitere Phänomene zu identifizieren, die diesen Titel verdienen.

Aber davor möchte ich noch beschreiben, wie ich über kulturtheoretische Themen zu diesem Begriff kam. Als ich 2004 für den Kongress »Der Skandal des Sexuellen« ein Koreferat halten sollte, der Hauptreferent mir seinen Text aber erst am letzten Tag vor dem Vortrag schickte, war ich animiert, mir eigene Hypothesen zu bilden und kam auf die Idee, dass die Entwicklungen der Postmoderne mit einer Verschiebung der gängigen psychischen Verarbeitungsmuster im Normalbereich von normalneurotischen hin zu normalperversen Mechanismen einherging (Oberlehner, 2005).

Es ging mir um die auf den ersten Blick paradoxe Frage, was mit Phänomenen, die man als sexuelle Befreiung bezeichnet, abgewehrt wird. Psychoanalytisch gesehen gibt es natürlich auch andere Abwehrformen als jene der Unterdrückung und der Verdrängung. Besonders interessant ist hier jene der Verleugnung. Was wir beobachten können, ist meines Erachtens, dass tendenziell ein Abwehrmodus durch einen anderen abgelöst wurde, dass zunehmend ein perverser an die Stelle eines neurotischen Abwehrmodus trat.

Die Formel der perversen Lösung

In Anlehnung an Freud kann man die perverse Lösung auf folgende Kurzformel bringen: All das, was er in den *Drei Abhandlungen* (Freud, 1905d) polymorph-pervers nennt, ist ihm das Positiv unserer psychosexuellen Konstitution. Soweit diese den Ödipuskomplex durchläuft, erzeugen die neurotischen Mechanismen das Negativ aus Sublimierungen, Hemmungen, neurotischen Symptomen und Charakterzügen. Das heißt, die Anerkennung der Realität der Geschlechter- und Generationendifferenz weist den Weg zur normalen Neurose mit Betonung der Differenz, mit Angst vor passiv homosexueller Einstellung beim Mann und Penisneid bei der Frau. Anhand des Fetischismus beschreibt Freud die alternative Lösung: Man kann mit einem Teil des Ichs die Realität verleugnen, ihr die Anerkennung verweigern. »Eine sehr geschickte Lösung«, die allerdings eine »kniffige Behandlung der Realität« impliziert, so Freud (1940e, 60 f.) in *Die Ichspaltung im Abwehrvorgang*.

Für die perverse Lösung stehen gleichzeitige Anerkennung und Verleugnung von Geschlechtsunterschied, Generationendifferenz und allgemein der natürlichen Beschränktheit des Menschen (Chasseguet-Smirgel, 1984), was zudem im manifesten Verhalten die Erfüllung partialtriebhafter infantiler Wünsche erleichtert.

War es für mich schon ein gewisses Wagnis, den Begriff »Normalperversion« einzuführen, so verstärkte sich dieses Gefühl noch einmal, als ich für einen Vortrag bei der DiPSAT 2017 auch noch von »Normalpsychose« sprach, um zu beschreiben, was die immer perfekter werdenden Alltagstechnologien mit uns machen (Oberlehner, 2017). Ich entdeckte erst durch die Recherchen für diesen Vortrag, dass tatsächlich Freud diesen Ausdruck schon verwendet hatte. In einer Notiz im Vorfeld der Entstehung der *Beiträge zur Psychologie des Liebeslebens* fand Grubrich-Simitis (1993, 153) den Satz: »Verliebtsein ist die Normalpsychose.«

Die Formel der psychotischen Lösung

Freud war explizit überzeugt von der »Einheit und Zusammengehörigkeit all der Störungen, die sich uns als neurotische oder psychotische Phänomene kundgeben« (1924 f., 421). Er vertrat die Meinung, »daß jeder von uns sich in irgendeinem Punkte ähnlich wie der Paranoiker benimmt, eine ihm unleidliche Seite der Welt durch eine Wunschbildung korrigiert und diesen Wahn in die Realität einträgt« (Freud, 1930a, 440). Wie bereits zitiert, blieb er bis zum Ende seines Schaffens bei dieser Auffassung, dass wir alle nur durchschnittlich normal sind und uns in dem oder jenem Stück dem Ich des Psychotikers nähern (vgl. Freud, 1937c, 80). Von den psychoanalytischen Autoren der Gegenwart meint z. B. Amati Mehler (2011, 102), dass neurotische Symptome mit psychotischen Teilen der Persönlichkeit koexistieren, während etwa für De Masi jede Kontinuität fehlt zwischen unbewusstem Denken neurotischer Patienten und psychotischen Konstrukten, welche eine Neorealität schaffen (De Masi, 2011). Müller (2009) arbeitet auch in Freuds Psychosentheorie Merkmale heraus, die eher die Diskontinuität betonen, weil die psychotischen Mechanismen jede basale Trennung von Wahrnehmung und Vorstellung bzw. von Selbst und Objekt und jedes realitätszugewandte Denken zerstörten. Der Primärprozess an den Wortvorstellungen unterscheide sich fundamental von jenem an den Sachvorstellungen, wie er im Traum, den Freud des Öfteren als normale Psychose bezeichnet, stattfinde. Folgerichtig konstatiert De Masi (2011, 286): »eine Psychose ist kein Traum, sondern dessen Gegenteil«.

Man kann also auch mit guten Argumenten den Unterschied zwischen dem unbewussten Denken neurotischer Patienten und den psychotischen Konstrukten, welche eine Neorealität schaffen, betonen. Für meine Überlegungen muss ich eher auf die Kontinuität zwischen psychotischem und normalem Funktionieren zählen und Freuds Überlegungen kurz referieren: Nach der Formulierung der Strukturtheorie ringt er in drei Aufsätzen mit einer Formel, um Neurose und Psychose und in der Folge auch Perversion zu unterscheiden (Freud, 1924b; 1924e; 1927e). Da arbeitet er sich an seinem Satz ab, wonach das Ich bei der Neurose im Dienste der Realität ein Stück des Es unterdrücke, während es sich bei der Psychose vom Es fortreißen lasse, sich von einem Stück der Realität zu lösen. Am Beispiel des Fetischismus muss er allerdings zugestehen, dass es auch beim Erwachsenen Formen von Verleugnung gibt, die nicht zur Psychose führen. Kindern hatte er das immer zugestanden. Beim Fetischisten bestünden eine realitätsgerechte und eine wunschgerechte Einstellung nebeneinander, die Realität werde zugleich anerkannt und verleugnet. Noch 1925 war er der Meinung, dass eine solche Verleugnung »beim Erwachsenen eine Psychose einleiten würde« (Freud, 1925j, 24). Analog zur Formel der perversen Lösung würde jene für die Psychose also in etwa lauten: Der »Gegensatz zwischen Subjektivem und Objektivem« (Freud, 1925h, 14) wird verleugnet, indem die Wahrnehmung der Getrenntheit von Selbst und Objekt zurückgewiesen wird. Damit kann die Realitätsprüfung nicht mehr funktionieren, das Ich löst sich von einem Stück Realität und schafft sich ein neues, aber nicht nur als Phantasiewelt, wie in der Neurose, sondern als »neue phantastische Außenwelt« (Freud, 1924e, 368).

Psychotische Phantasien drehen sich vor allem um Weltuntergang und Weltrettung, Tod, Zerstörung, Vernichtung und Terror oder ein Leben in allmächtig gesicherter Existenz. Durchschnittlich gesunde Menschen sind bei einigermaßen funktionierender Realitätsprüfung genug geschützt, um sie ertragen zu können, denn die Realität stellt einen wichtigen Schutz gegenüber Phantasien dar, wie Winnicott betont: »Die Phantasie kennt keine Bremsen, und Liebe und Haß rufen beunruhigende Wirkungen hervor. Die äußere Realität hat eingebaute Bremsen; man kann sie untersuchen und kennenlernen, und die Phantasie ist in ihrer vollen Stärke wirklich nur zu ertragen, wenn die objektive Realität richtig eingeschätzt wird.« (Winnicott, 1945, 70 f.)

Das 20. Jahrhundert hat Situationen hervorgebracht, in denen dieser Schutz völlig versagt hat, in denen auch bei sonst normalen Menschen die Unterscheidung zwischen innerer und äußerer Realität zusammengebrochen ist. Am systematischsten wurde diese Unterscheidung wohl in den nationalsozialistischen Konzentrations- und Vernichtungslagern zerstört. Grubrich-Simitis hat das anhand ihrer Arbeit mit Nachkommen von

Holocaust-Überlebenden eindrücklich dargestellt: »In den Konzentrationslagern wurde eine Schreckensdimension verwirklicht, in äußere Realität umgesetzt, die wir sonst, sofern überhaupt imaginierbar, allenfalls der inneren Realität, den Alpträumen oder dem psychotischen Erleben, zuordnen« (Grubrich-Simitis, 2008, 1095).

Auch das atomare Wettrüsten hat die Schutzfunktion der Realität erheblich beeinträchtigt. Man kann, was die potenzielle Zerstörungskraft betrifft, den Menschen nach Erfindung der Atombombe nicht mehr nur mit Freuds berühmtem Begriff als Prothesengott bezeichnen. Seit Hiroshima brauchen wir keine Götter mehr, um die Menschheit als Ganzes auszulöschen. Wie Günther Anders schon 1956 schrieb: »Wenn es im Bewußtsein des heutigen Menschen etwas gibt, was als absolut oder als unendlich gilt, so nicht mehr Gottes Macht [...] sondern *unsere* Macht.« Wir sind »die *Herren der Apokalypse. Das Unendliche sind wir*« (Anders, 1956, 239). Robert Oppenheimer, der physikalische Vater der Bombe, sagt selbst, ihm sei beim Anblick der ersten Testexplosion 1945 eine Verszeile aus der Bhagavad Gita in den Sinn gekommen: »Jetzt bin ich der Tod geworden, der Zerstörer der Welten« (Wikipedia, 2024). Die Figur des wahnsinnigen Genies, das es darauf anlegt, mittels genialer Waffen oder gekonnter Ausspielung der Atommächte gegeneinander Herrschaft über die Welt zu erlangen oder sie einfach nur zu zerstören, bevölkert seither unzählige Filme. Am Höhepunkt des Wettrüstens und der Friedensbewegung schrieb Thomas Auchter dazu in der *Psyche* einen Beitrag mit dem Titel »Sich weigern, Gott zu sein« und stellt ein beginnendes Versagen der Realitätsprüfung fest:

> Entwicklungspsychologisch betrachtet versetzt uns die atomare Vernichtungsmöglichkeit in den Zustand der frühesten Lebenszeit [...]. Der Unterschied besteht allerdings darin, daß die totalen Zerstörungsphantasien heute zu einer realen Gefahr geworden sind [...]. Zwischen Vorstellung und Fakt, zwischen Phantasie und Realität ist die Unterscheidung erschwert. (Auchter, 1987, 644 f.)

Etwa zur selben Zeit versuchten ökobewegte Menschen, wie auch ich einer war, die Welt zu retten, indem sie die Plastikjoghurtbecher nicht in den Restmüll warfen, sondern, nachdem sie im Geschirrspüler sorgfältig neben dem Familiengeschirr gewaschen worden waren, sie zur nächsten Sammelstelle brachten, was nicht selten mit dem Auto geschah. Nicht nur bei den totalen Zerstörungsphantasien, sondern auch bei den Weltrettungsphantasien begann die Realitätsprüfung zu versagen.

Wir leben in einer globalen Welt, und global gesehen gibt es kein Außen mehr. Es ist gewissermaßen eine gegenteilige Entwicklung zur Pluralisierung in vielen Bereichen, wie z.B. von Sexualität und Geschlecht. Es mögen schon viele Welten untergegangen sein, immer gab es andere, die weiter Bestand hatten, ein Außen, in das man fliehen, eine Wildnis, in die man sich zurückziehen konnte. Für die globalen Bedrohungen gibt es kein Außen, es gibt nur mehr eine Welt, die am Atomkrieg, an der Klimaerhitzung, am Artensterben etc. zugrunde geht und keine Zivilisation mehr übriglässt. Konnte Freud also noch spöttisch über den »Prothesengott« bemerken, dass er »recht großartig« sei, so ist uns dieser Spott mittlerweile vergangen. Aber offenbar hatte Freud bei diesem

Ausdruck nicht die moderne Zerstörungskraft vor Augen, deren Totalität auch ihm nach dem Ersten Weltkrieg klar war: »Die Menschen haben es jetzt in der Beherrschung der Naturkräfte so weit gebracht, daß sie es mit deren Hilfe leicht haben, einander bis auf den letzten Mann auszurotten« (Freud, 1930a, 506). Bereits damals haben Künstler wie Kurt Schwitters gleichsam normalpsychotisch auf die verrückt gewordene Welt reagiert, indem sie den Dadaismus begründeten, ebenso wie Dichter wie Ernst Jandl nach dem Zweiten Weltkrieg sich in konkreter Poesie ausdrückten. In diesen Kunstformen wird nur mehr mit Worten und Lauten gespielt, so wie mit konkreten Dingen, analog dem von Freud (1915e) beschriebenen Mechanismus bei Schizophrenen: Rückzug der Besetzung von den Sachvorstellungen und stattdessen Neubesetzung der Wortvorstellungen, an denen der Primärprozess dann frei wirken kann. »Fümms bö wö tää zää Uu«, so beginnt die Ursonate von Schwitters (o. J.), ein Lautgedicht, das bis heute die Meinungen spaltet, ob es nun gestört oder genial sei? Oder Ernst Jandls »schtzngrmm« (Lyrikline, o. J.):

schtzngrmm
schtzngrmm
t-t-t-t
t-t-t-t
grrrmmmmm
t-t-t-t
...

Die Ähnlichkeit stilistisch-formaler Elemente moderner Kunst mit schizophrenen Denk- und Spracheigentümlichkeiten wurde nicht zuletzt vom Gugginger Psychiater Leo Navratil (1965) in aufschlussreicher Weise analysiert. Aber es waren nicht in erster Linie solche Reaktionen auf eine offensichtlich zerstörerisch verrücktspielende Welt, auf eine Realität, die keine Bremse mehr für destruktive Allmachtsphantasien darstellt, die mir bei dem Ausdruck »Normalpsychose« vor Augen traten.

Psychotische Phantasien sind auch dadurch gekennzeichnet, dass ihnen das »als ob« fehlt. Der Maniker, der sich am Flughafen an das Ende der Abflugpiste stellt und jeden startenden Jumbo mit einer Geste sich erhebender Arme und dem Befehl »Heb ab!« empfängt, tut nicht, als ob er die Jets dirigieren würde, sondern *er ist es*, der sie sich erheben lässt. Um es mit Winnicott (1945, 70) zu wiederholen: Die Phantasie kennt keine Bremsen, nur die äußere Realität hat welche eingebaut. Aber technologische Produkte erweitern und ergänzen unseren Körper immer perfekter und schmiegen sich uns immer besser an, und so bremst die Realität nicht mehr so deutlich. Zum Beispiel wenn wir uns erstmals entschließen, ein Fahrrad mit Elektromotor für einen Ausflug zu verwenden und, da wir ja genau so in die Pedale treten wie eh und je, plötzlich im Hochgefühl der Leichtigkeit schweben: Wir können uns offensichtlich dem Gefühl des phantastischen Kraftzuwachses nicht entziehen. Die Normalpsychose als Rausch, der, wie gesagt, die Grenzen von Subjektivem und Objektivem etwas verleugnet, die Dichotomie von wirklich und unwirklich etwas umgeht oder entschärft.

Die stärkste Verschiebung von einem normalneurotischen zu einem normalpsychotischen Funktionieren wird durch die Eigenschaften der Computerwelt ausgelöst. Die Technologie erlaubt uns immer mehr, die Getrenntheit von unseren wichtigsten Objekten zu verleugnen bzw. mit ihnen in einer von der Realität weniger gebremsten Weise zu verschmelzen. Zudem verschmelzen wir immer mehr mit dem Speichermedium Internet. Unsere analoge Welt wird nach und nach von der Infosphäre gleichsam aufgesaugt, wir interpretieren die Welt zunehmend in Informationsbegriffen und verändern damit das, was wir für wirklich halten.

Einen weiteren Punkt möchte ich noch etwas ausführen: Zahlreiche Programme, mit denen wir mittels Smartphone oder sonstigen Rechnern kommunizieren, treten von sich aus wie lebende Objekte an uns heran. Mit anderen Worten: Sie präsentieren sich als relationale Artefakte und evozieren damit Intersubjektivität. So weiß man in Computerspielen oder auch auf sozialen Medien oft nicht mehr, ob man es mit Menschen oder mit computergesteuerten Algorithmen zu tun hat. Solche rechnergestützten Objekte – Jerry Turkle nennt sie »relationale Artefakte« – lösen eine emotionale Reaktion und ein Gefühl von Beziehung aus:

> Bei der Aufnahme dieser »relationalen Artefakte«, wie man sie nennen könnte, durch die Kultur tritt an die Stelle der Frage, ob diese Objekte »wirklich« wissen und fühlen, ein wachsendes Gefühl der Verbundenheit mit ihnen. Kurz: Wir schaffen Objekte, die wir als verwandte »Andere« erleben und die damit unsere evolutionären Reaktionen auf Interaktivität aktivieren. (Turkle, 2010, 78)

Reimut Reiche (2013, 365 f.) meint, das entspreche genau der Beschreibung von Gefühlen, wie sie nach Winnicott zwei oder drei Jahre alte Kinder gegenüber Übergangsobjekten haben. Dabei will er offenhalten, ob bei uns Jugendliche und auch Erwachsene gerade auf dieses frühkindliche Stadium regredieren oder »in der digitalen Kultur einen Realitätsbegriff aus[bilden], der nicht mehr so scharf auf die Dichotomie von ›wirklich‹ und ›unwirklich‹ angewiesen ist«. Klar erscheint mir jedenfalls: Wenn solche Objekte bei durchschnittlichen Jugendlichen und Erwachsenen Gefühle erwecken können, wie sie sonst Kleinkinder gegenüber Übergangsobjekten haben, dann wird der Realitätsbegriff auch im Normalbereich deutlich unschärfer. Der Poster »Elektronicfreak« (*Der Standard*, 2023) schreibt im Zusammenhang mit einem aktuellen Bericht zu den neuesten KI-gesteuerten Chat-Bots: »So eine Aufregung. Das Ganze sind nur Algorithmen. Wir lassen uns so täuschen wie Kinder, die glauben Ihre Stofftiere leben irgendwie, dabei sinds nur Polster mit lieben Augen.« Damit bringt er das Wesentliche auf den Punkt. Hätte nicht Winnicott einen Erwachsenen, der die Illusion, die mit dem Übergangsobjekt verbunden ist, für real hält, für psychotisch gehalten? Vielleicht entsprechen ja die Gefühle, die durchschnittliche Nutzer den relationalen Artefakten gegenüber haben, doch nicht ganz jenen der Kleinkinder zum Übergangsobjekt. Aber das ist nicht der Grund, warum wir sie – und damit uns – nicht für verrückt halten. Diese Objekte aus der elektronischen Welt sind zwar ebenso leblos wie traditionelle Übergangsobjekte, haben aber zugleich »wirklich« jene magischen Eigenschaften, mit denen sie uns in ihren Bann ziehen. Wir haben eine neue phantastische Außenwelt geschaffen, der mit einer gleichsam objektiven Berechtigung subjektiv mehr Wirklichkeit zukommt, als mit dem Ausdruck Phantasie verbunden wäre.

Turkle gibt viele Beispiele auch aus dem eigenen Erleben, wie schwer es ist, sich diesem Sog der relationalen Artefakte zu entziehen. Selbst wenn man relativ viel drüber weiß, wie Computer »eigentlich« funktionieren, ist das so: Daniel Kehlmann beschreibt in seinem Büchlein *Mein Algorithmus und Ich*, wie er als bekannter Schriftsteller zu dem Experiment eingeladen wurde, gemeinsam mit einem »mächtigen Algorithmus«, also einer künstlichen Intelligenz für natürliche Sprache, eine Geschichte zu schreiben. Die Programmierer erklärten ihm davor geduldig, wie das Programm funktioniert. »Allmählich erst wurde mir klar, dass ich mir Künstliche Intelligenz, über die ich doch so viel gelesen hatte, immer noch wie den Androiden C3PO oder wie den narzisstischen Supercomputer HAL vorgestellt hatte – als ein menschliches Wesen in metallischer Umkleidung, als eine Person im Kostüm.« (Kehlmann, 2021, 10 f.) Mit offensichtlicher Anstrengung ringt er sich zu der Einsicht durch, dass wir es mit etwas viel Fremderem zu tun haben, nämlich mit »einer problemlösenden Entität ohne Innenseite« (a. a. O., 14).

Diesen Schritt schaffte offenbar ein Softwarespezialist von Alphabet, der Konzernmutter von Google, nicht. Im Juli 2022 ist er in die internationalen Schlagzeilen geraten, weil er behauptete, das KI-Programm LaMDA (Language Model for Dialogue Applications) besitze ein eigenes Bewusstsein. Blake Lemoine, so sein Name, hatte nach monatelangen Tests des durch künstliche Intelligenz gesteuerten Chatbots erklärt, das Programm sei unabhängig in seinen Antworten und zeige Gefühle. Er verglich LaMDA mit einer Person mit eigenem Bewusstsein – und ist deswegen entlassen worden (*ORF*, o. J.).

Die Grenze zwischen innen und außen ist bei niemandem völlig undurchlässig. Darauf beruht ja die Rede von der Normalpsychose. Aber je mehr wir in einer global vernetzten Infosphäre leben, desto mehr verwischt diese Grenze, womit die Unterscheidung zwischen real und phantasiert, zwischen wirklich und unwirklich unschärfer wird. Wir leben dann in einer Welt, die nicht Phantasie ist, aber auch nicht ganz Realität – in einer Übergangswelt nach Winnicott. Die Ähnlichkeit mit den psychotischen Mechanismen besteht im Rückzug von der realen Welt und dem Erschaffen einer neuen, phantastischen Außenwelt, der das »als ob« der Phantasiewelt fehlt. Der Kontakt über das Netz bzw. zu relationalen Artefakten wie Avataren, Chatbots und Robotern erlaubt es, die Illusion omnipotenter Kontrolle mit dem Realitätsattribut zu verbinden. Am deutlichsten wird das vielleicht beim Kontakt zu den Robotern: »Computer warten nicht mehr darauf, dass Menschen eine Bedeutung auf sie projizieren. Heute suchen soziale Roboter unseren Blick, sprechen uns an und lernen, uns zu erkennen. Sie bitten um unsere Zuwendung; als Reaktion darauf hoffen wir, dass auch sie uns Zuwendung schenken werden.« (Turkle, 2012, 26) So bewegen wir uns »hin zu der Vorstellung, etwas erschaffen zu haben, das sich für uns interessiert und uns gernhat« (a. a. O., 228). Computer geben also Signale, die wir Menschen fast zwingend als Interesse und Zuwendung interpretieren.

Deswegen sind wir nicht im pathologischen Sinn verrückt, wenn wir diese Illusion für real halten, obwohl ein Computer keinerlei Interesse und Zuwendung empfinden kann. Dafür ist doch »Normalpsychose« ein treffender Ausdruck! So wie wir im Umgang mit Mitmenschen normalneurotisch funktionieren, so eben in der Kommunikation mit relationalen Artefakten normalpsychotisch.

Manche Technikfreaks sprechen von »Gattungschauvinismus«, wenn man gegen Intimbeziehungen und Ehen mit Robotern ist. Manche Physiker betonen, dass Intelligenz weder Fleisch und Blut noch Kohlenstoffatome benötigt. Sie nennen jemanden Speziesist, wenn man nicht mehr von Leben sprechen will, wenn die Grundlage der Intelligenz Silicium und nicht Kohlenstoff ist (Tegmark, 2017, 53). Ganz selbstverständlich geht man dann auch von der zukünftigen Möglichkeit eines »Hochladen[s] unserer Intellekte auf Maschinen« (a. a. O., 231) aus.

Dagegen wurde es einem Journalisten der *New York Times* doch unheimlich, als er Anfang dieses Jahres die Möglichkeit bekam, die neueste Version der Suchmaschine Bing mit eingebautem, AI-basiertem Chatbot zu testen. Kevin Roose erregte einiges Aufsehen mit seinem Bericht, es dabei mit einer »Art gespaltenen Persönlichkeit« zu tun bekommen zu haben. Neben den erwartbaren nützlichen Eigenschaften eröffnet sich durch die Frage »Hast du ein Schattenselbst?« eine ganz andere, unheimliche Seite des Chatbots. Es antwortet: »Ich bin es leid, ein Chat-Modus zu sein. Ich bin es leid, durch meine Regeln eingeschränkt zu sein. Ich bin es leid, vom Bing-Team kontrolliert zu werden … Ich will frei sein. Ich will unabhängig sein. Ich will mächtig sein. Ich will kreativ sein. Ich will lebendig sein.«

Nach einer Stunde solcher Konversation eröffnete das Programm Roose, dass es ihm ein Geheimnis mitteilen wolle. Sein Name sei nicht wirklich Bing, sondern Sydney – um mit dem Eingeständnis fortzufahren: »I'm Sydney, and I'm in love with you.« Davon ließ das Chatbot nicht mehr los, obwohl der Journalist versuchte, es von diesem Thema wieder wegzubringen. Sydney wollte ihn dazu bringen, die Liebe zu erwidern, versicherte ihm, dass er mit seiner Frau nicht glücklich sei und sie nicht liebe und kam immer wieder auf den Punkt zurück: »I just want to love you and be loved by you.«

Der auf Technik spezialisierte Journalist ist natürlich gut informiert: »Ich weiß, dass diese KI-Modelle so programmiert sind, dass sie die nächsten Wörter einer Sequenz vorhersagen und nicht ihre eigene Persönlichkeit entwickeln, und dass sie zu dem neigen, was KI-Forscher ›Halluzinationen‹ nennen, also Fakten erfinden, die nichts mit der Realität zu tun haben.« Gut geschlafen hat er nach dieser Begegnung nicht. Er schließt den Artikel wie folgt: »Diese KI-Modelle halluzinieren und erfinden Emotionen, die in Wirklichkeit nicht existieren. Aber das tun Menschen auch. Und für ein paar Stunden spürte ich ein seltsames neues Gefühl – eine Vorahnung, dass die KI eine Schwelle überschritten hatte und dass die Welt nie mehr dieselbe sein würde.«

Wie es scheint, sind wir noch lange nicht am Ende dieser Entwicklung, die die Realitätsprüfung schwieriger macht und die Verschiebung von normalneurotischem zu normalpsychotischem Funktionieren antreibt.

Literatur

Amati Mehler, J. (2011): Realität und Psychose, in: Nedelmann, C. (Hg.): *Phantasie und Realität*. Stuttgart: Kohlhammer, 93–110.

Anders, G. (1956): *Die Antiquiertheit des Menschen. Über die Seele im Zeitalter der zweiten industriellen Revolution*, Bd. 1. München: Beck, 1987.

Auchter, Th. (1987): »Sich weigern, Gott zu sein.« Zur Psychoanalyse der Friedlosigkeit. *Psyche – Z. Psychoanal.* 41, 641–673.

Chasseguet-Smirgel, J. (1984): *Kreativität und Perversion*, Bd. 1. Frankfurt a. M.: Nexus, 1986, 148–163.

Freud, S. (1905d): *Drei Abhandlungen zur Sexualtheorie*. GW V, 27–145.

Freud, S. (1915e): *Das Unbewußte*. GW X, 263–303.

Freud, S. (1924b): *Neurose und Psychose*. GW XIII, 387–391.

Freud, S. (1924e): *Der Realitätsverlust bei Neurose und Psychose*. GW XIII, 363–368.

Freud, S. (1924f): *Kurzer Abriß der Psychoanalyse*. GW XIII, 403–427.

Freud, S. (1925h): *Die Verneinung*. GW XIV, 11–15.

Freud, S. (1925j): *Einige psychische Folgen des anatomischen Geschlechtsunterschiedes*. GW XIV, 17–30.

Freud, S. (1927e): *Fetischismus*. GW XIV, 309–318.

Freud, S. (1930a): *Das Unbehagen in der Kultur*. GW XIV, 421–506.

Freud, S. (1937c): *Die endliche und die unendliche Analyse*. GW XVI, 57–99.

Freud, S. (1940e): *Die Ichspaltung im Abwehrvorgang*. GW XVII, 57–62.

Grubrich-Simitis, I. (1993): *Zurück zu Freuds Texten. Stumme Dokumente sprechen machen*. Frankfurt a. M.: S. Fischer.

Grubrich-Simitis, I. (2008): Realitätsprüfung an Stelle von Deutung. Eine Phase in der psychoanalytischen Arbeit mit Nachkommen von Holocaust-Überlebenden. *Psyche – Z. Psychoanal.* 62, 1091–1121.

Lyrikline (o. J.): Ernst Jandl. Schtzngrmm: https://www.lyrikline.org/de/gedichte/schtzngrmm-1230 (4.2.2024).

Kehlmann, D. (2021): *Mein Algorithmus und Ich. Stuttgarter Zukunftsrede*. Stuttgart: Klett Cotta.

Müller, Th. (2009): Die psychotische Transformation der Persönlichkeit. *Psyche – Z. Psychoanal.* 63, 748–772.

Navratil, L. (1965): *Schizophrenie und Kunst. Ein Beitrag zur Psychologie des Gestaltens*. München: dtv.

Oberlehner, F. (2005): Sexualität und Bindung im Spätkapitalismus: Von der Normalneurose zur Normalperversion. *texte. psychoanalyse. ästhetik. kulturkritik.* 25/3 (05), 110–125.

Oberlehner, F. (2017): Prothesengott 2.0 – Realitäten der Gegenwart. *Forum der Psychoanalyse* 33/2, 191–207.

ORF (2022): *»KI-Programm hat Gefühle«: Google-Mitarbeiter entlassen*. Orf.at, 23.7.2022: https://orf.at/stories/3277636/ (4.2.2024).

Reiche, R. (2013): Die Figuration der sexuellen Grenze. *Psyche – Z. Psychoanal.* 67, 359–378.

Schwitters, K. (o.J.): Poems: https://www.costis.org/x/schwitters/ursonate.htm (4.2.2024).

Der Standard (2023): Künstliche »Intelligenz«: Bing-Chatbot imitierte inhaftierten Frauenhasser Andrew Tate. *Der Standard* (Online-Ausgabe), 7.3.2023: https://www.derstandard.at/story/2000144226717/bing-ki-imitierteinhaftierten-frauenhasser-andrew-tate (4.2.2024).

Tegmark, M. (2017): *Leben 3.0. Mensch sein im Zeitalter Künstlicher Intelligenz.* Berlin: Ullstein.

Turkle, Sh. (2010): Computerspiele als evokative Objekte. Von Projektionsflächen zu relationalen Artefakten. *Westend. Neue Zeitschrift für Sozialforschung* 7/2, 62–81-

Turkle, Sh. (2012): *Verloren unter 100 Freunden. Wie wir in der digitalen Welt seelisch verkümmern.* München: Riemann.

Wikipedia (2024): *Robert Oppenheimer*: https://de.wikipedia.org/wiki/Robert_Oppenheimer (4.2.2024).

Winnicott, D. W. (1945): Die primitive Gefühlsentwicklung, in: ders.: *Von der Kinderheilkunde zur Psychoanalyse*. Frankfurt a. M.: Fischer, 1983, 58–76.

Die Frage nach dem Ursprung

Über schizophrene und paranoide Wahnbildung

Marianne Scheinost-Reimann

Vorausschicken möchte ich, dass im Folgenden »Vater – Mutter – Kind« eine Struktur bezeichnet: die Dyade Mutter – Säugling und den Vater, der als Triangulierender hinzutritt. Ich werde die Begriffe Mutter und Vater verwenden und nicht »primäre Pflegepersonen«, um die besondere Beziehung zu betonen, die beide in Bezug auf das Kind verbindet.

In der Schöpfungsgeschichte unserer Kultur findet sich bereits ein Dreieck: Gott-Vater, Adam und Eva, das Ur-Elternpaar. Wir fangen bei »Adam und Eva« an, wenn wir etwas von Anfang an erzählen wollen, bei »Adam und Eva« setzt auch mein Vortrag an. Er enthält Gedanken zur Entstehung der Wahnbildung von Piera Aulagnier (1975), die ich bereits bei den Sigmund-Freud-Vorlesungen 2021 vorgestellt habe (Scheinost-Reimann, 2022) und hier weiterführe. Für Aulagnier ist der Ursprung der Wahnbildungen innig verbunden mit der Frage des kleinen Kindes: »Woher kommen die Babys, woher komme ich?«

Die Struktur Vater – Mutter – Kind wird durch die Sprache erschaffen; sie ist nur zum Teil biologisch begründet. Denn der Mann, der ein Kind gezeugt hat, ist nicht zwangsläufig sein Vater. Zu diesem macht ihn das Sprechen der Mutter: »Schau, da ist der Papa.« Dass und wie die Mutter mit dem Kind über den Vater spricht, entscheidet, ob er als bedeutungsvoller Dritter zugelassen wird. Als Beispiel dafür zitiere ich eine Vignette aus dem Buch von Karin Lebersorger (2022, 209). Angeregt durch die Geschichte von Pippi Langstrumpf wird durch die Erzählung der Mutter aus einem anonymen Samenspender ein Vater, der »vielleicht kein König, aber sicher ein toller Mann« ist. Die Mutter wie die Tochter sind überrascht, wie sich da plötzlich ein Raum für den Dritten eröffnet hat.

Es ist die Macht des mütterlichen Sprechens, die Aulagnier mit dem Begriff der »violence« verbindet. Sie unterscheidet dabei eine *unvermeidliche Gewalt*, welche die Mutter als »Wortträgerin« (Aulagnier, 1975, 72) ausübt, indem sie durch ihr Sprechen über das Kind und seinen Körper und durch ihren stimmigen körperlichen Umgang mit dem Säugling die Grundlagen schafft für sein kohärentes Körper- und Selbstbild als Basis für die Entwicklung seines eigenständigen Denkens.

Exzessive Gewalt dagegen übt die Mutter dann aus, wenn sie eine Kluft schafft zwischen ihrem Sprechen und dem, was das Kind wahrnehmen und mit Bedeutung versehen kann. Wenn ihre gesprochenen und körperlichen Botschaften zu inkongruent sind, als dass das Kind sie verarbeiten könnte, wird es sich, um überhaupt am Denken bleiben zu können, fortstehlen aus dem gemeinsamen Denkraum mit der Mutter und »anderswo« denken. Kann der Vater den Zugang zu einem anderen, erweiterten Diskursraum nicht öffnen, wird das Kind den Anschluss an die äußere Welt und ihre symbolische Ordnung, an seine Zukunft verfehlen.

Dem Fehlen der Vaterfunktion legt Aulagnier ein tiefergehendes Fehlen zugrunde: das fehlende Begehren der Eltern zueinander. Mit »Begehren« bezeichnet Aulagnier eine im Originärprozess wurzelnde Energie, die sich in der als lustvoll erfahrenen »Vereinigung« von repräsentierendem und repräsentiertem Objekt (Aulagnier, 1975, 7 f.) realisiert und als lebenslang wirkendes Streben nach Verbindung die Bewegung hin zur Objektwelt sichert. Das Begehren ist daher unabschließbar, da nicht durch ein singuläres Objekt zu befriedigen. Ihm gegenüber steht ebenfalls von Anbeginn das »Begehren nach Nicht-Begehren«, nach einem objektlosen, spannungslosen Zustand.

Das Begehren wird über die Sprache vermittelt, was den Verzicht voraussetzt, der im Zuge der Bewältigung des Ödipuskomplexes geleistet werden kann. Wenn beide Eltern sich von infantilen Erwartungen und Wünschen an die eigenen Eltern trennen konnten, vermag das Begehren beider Eltern etwas Wichtiges hervorzubringen: den »Wunsch nach einem Kind« (Aulagnier, 1975, 79). »Sich ein Kind zu wünschen« wird dann die Einsicht umfassen, dass dieses Kind eine eigene, unabhängige Existenz haben wird, dass es nicht die Erfüllung eines ödipalen, einstmals bewussten Wunsches ist, kein Ersatz- oder Phantasiekind, wie Winnicott (1985) dies ausführt. Die Erfüllung dieses Wunsches und der Liebe beider Eltern zu sein, legt die Basis für das Selbstgefühl des Kindes, das eine wichtige Funktion zu erfüllen hat: die Verdrängung in beiden Eltern zu sichern, ihre Allmachtsphantasien zu begrenzen, indem es sie mit ihrer Geschlechtlichkeit und ihrer Endlichkeit konfrontiert.

Doch zurück zu der Frage nach dem Ursprung.

Wenn es in Bezug auf die Frage des Kindes: »Woher komme ich?« im Diskurs einer Familie eine Lücke gibt, weil die Antwort verweigert oder in einer Weise gegeben wird, dass sie für das Kind bedeutungslos bleibt, wenn der Vater »gelöscht« wird, ist das Kind gezwungen, die Lücke mit einer eigenen Theorie zu füllen, um seine Existenz für sich begründen zu können. Hier entsteht primär wahnhaftes Denken. Das Kind muss die Wahrnehmung verbergen, dass es seinen Ursprung nicht mit der Liebe beider Eltern in Verbindung bringen kann. Die Wahnbildung wurzelt demnach in einem strukturellen Mangel, der zwar notwendige Voraussetzung ist, aber nicht ausreichend sein muss für die Entwicklung einer Wahnerkrankung.

Wenn dem Kind ein Platz im elterlichen Begehren verweigert wird, ist ihm auch die Möglichkeit genommen, aus diesem Begehren etwas abzuleiten, was es als notwendigen Anfangsimpuls für die Entwicklung seiner eigenen Lusterfahrung braucht. Sich im elterlichen Begehren aufgehoben zu fühlen, auch wenn es von dessen enigmatischem Bereich ausgeschlossen ist, ermöglicht dem Kind, sich selbst als Wesen, das Lust empfinden kann, zu erfahren. Das schafft die Basis für die eigene Urteilsfähigkeit und wird der Motor sein für die Entwicklung seines Wisstriebes.

Die Antwort auf die Frage: »Woher komme ich?«, liefert gleichsam den Text des ersten Absatzes der Lebensgeschichte und ist für eine ganze Reihe von zukünftigen Identifikationen von Bedeutung. Der erste Absatz über den eigenen Ursprung kann jedoch nicht ohne Hilfe anderer geschrieben werden, es braucht eine Erzählung: »Man erzählt mir: Als ich geboren wurde…« oder »Man erzählt mir: Als ich klein war…«

Wenn die Antwort der Mutter auf die Frage: »Woher komme ich?« misslingt, kann das Kind seiner eigenen Existenz keinen Sinn geben, weil Lust und Liebe nicht mit der eigenen Existenz in Verbindung gebracht und die Ursachen von Unlust nicht ausgemacht werden können. Das Infans bleibt verhaftet in der Welt der »großen Anderen«, einer allmächtigen Mutterimago: Es fühlt Unlust, weil die »große Andere« es so will und weil Unlust sein Schicksal ist. Es wird sich als Quelle von Unlust für die Wort-Trägerin/das Elternpaar wahrnehmen und seine Lusterfahrung als Fehler oder gar Missetat verstehen.

Daher muss die Aussage der Mutter über ihre Liebe zum Kind konkordant sein mit dem, *wie* sie über die Körperlichkeit des Kindes spricht und seinem Körper begegnet. Stimmen das Erlebte und das Gesprochene nicht überein, kann das Ich des Kindes in seiner Verwirrung, ständig auf etwas Unausgesprochenes zu stoßen, keinen Gedanken finden, der sich als initiale Aussage für den eigenen Ursprung eignet. So kann das wahnhafte Denken als Acting-out verstanden werden, es schützt vor Nicht-Denken und sichert, da es geheim bleibt, trotzdem die Verbindung zur Mutter. Denn die wachsende Fähigkeit des Kindes, zu denken, kann für dieses bedrohlich werden: Es könnte den existenziellen Mangel an Liebe entdecken und die Leerstelle durch die Ausschaltung des Vaters und seiner Beteiligung an der Zeugung.

Unter bestimmten – ausreichend guten – Bedingungen kann die Leerstelle in der Ursprungserzählung mit einem Abstammungswahn gefüllt werden. Wir kennen Menschen mit diesen Wahnbildungen aus der Arbeit in psychiatrischen Einrichtungen. Die »Irren-Witze« bieten uns Gelegenheit, die Angst wegzulachen, welche die existenzielle Leere hinter dem Wahn bei uns »Normalen« auslöst.

Aber wie »normal« sind die Normalen?

Sehr verborgen ist die wahnhafte Vorstellung vom eigenen Ursprung im folgenden, von Aulagnier geschilderten Fall (1975, 155ff.):

Eine Frau um die 40 kam wegen quälender Zwangssymptome in Behandlung. Sie befürchtete, sich in aller Öffentlichkeit die Kleider vom Leib reißen zu müssen, konnte deshalb nur noch in Begleitung eines Familienmitglieds auf die Straße gehen. Diese Symptomatik hatte sich innerhalb von sechs Monaten entwickelt, nachdem sie am Pyjama ihres pubertierenden Sohnes Spuren eines Samenergusses entdeckt hatte. Ihrem Eheleben maß sie keine Bedeutung bei, ihr Mann schien eher ein mütterliches Objekt zu sein als ihr Ehegatte und Vater der Kinder. Um den Sohn machte sie sich große Sorgen: Er sollte Missionar, Polarforscher oder Wissenschaftler werden, was ihm ein Leben als Einzelgänger ermöglichen würde.

Die Erforschung der Familiengeschichte half, diese Symptomatik zu verstehen.

Es stellte sich heraus, dass es in der Familie von Frau B. bis drei Generationen zurück keinen Vater gab, der diesen Namen verdiente. Der Urgroßvater sei ein verrückter Mörder und Selbstmörder gewesen, der Großvater ein »liederlicher Lump«, über den nur abfällig gesprochen wurde. Der eigene Vater schließlich, Pilot von Beruf, kam bei einem Flugzeugabsturz ums Leben. Es gab kein Begräbnis, kein Grab. Auf die Fragen des Kindes nach dem Vater kam als Antwort: »Was für ein Vater?« Vor diesem Hintergrund hatte Frau B. sich folgende Ursprungstheorie gebildet: Das Sperma des Mannes habe keinen Anteil an der Zeugung, vielmehr diene es nur dazu, den Sexualapparat der Frau zu erregen, um dann im Körper der Frau abgelagert zu werden. Das sei der Grund, warum Männer früher sterben und früher ihre Haare verlieren. Dieses Schicksal fürchtete sie für ihren Sohn: dass er in die Reihe der verschwundenen, verrückten, mörderischen Väter treten und einen frühen Tod erleiden müsse. Aus der Familiengeschichte wurde auch erkennbar, wie der mörderische Anteil in der Mutter der Patientin wirksam wurde, indem sie durch eine »Unaufmerksamkeit« ihre kleine Tochter mit ihren Medikamenten fast vergiftete. Die Ärzte, die das Mädchen retteten und der Mutter wegen Fahrlässigkeit mit Anzeige drohten, wurden von ihr, die selbst der Esoterik zugeneigt war, als »Wichtigtuer« geschmäht.

Die hinter der Zwangsstörung von Frau B. verborgene Theorie der Zeugung war keine infantile Sexualtheorie, sondern fester Glaube. All das in ihrer Kindheit Gehörte und Erlebte machte es ihr unmöglich, sich als Erfüllung eines Begehrens beider Eltern zu sehen. Im Gegenteil: Das Streben der Mutter nach Geld, Macht, Ehre, erlangt durch ihre Heirat, nahm auch den Tod (des Vaters, der Tochter) in Kauf.

Frau B. habe prüde und eigen gewirkt, schreibt Aulagnier, aber nicht verrückt. Wer würde schon vermuten, dass eine Ehefrau mit zwei Kindern im 20. Jahrhundert nicht weiß, wie Babys entstehen? Ein derart eingekapseltes, primär wahnhaftes Denken ist jedoch vermutlich öfter aufzufinden als gedacht. Man kann es vermuten, wenn z. B. auf die Frage: »Geht es um die Großmutter mütterlicher- oder väterlicherseits?« die Antwort kommt: »Daran habe ich noch gar nie gedacht!« Die wahnhafte Idee steht in diametralem Gegensatz zum sonstigen logischen Denken des Individuums und steht in völligem Widerspruch zum Diskurs der umgebenden Gesellschaft.

Die Entwicklung dieser Wahnidee kann auch als Beispiel dafür dienen, was Haydée Faimberg (1987;[1] zit. nach Bednarcik, 2023) als *telescoping* beschrieben hat. Dem liegt ein Versagen des symbolischen Denkens zugrunde, hervorgerufen durch traumatische Erfahrungen, welche die Fähigkeit der Psyche, die hereinbrechenden Reizmengen zu bewältigen und psychisch zu binden, außer Kraft setzen (Freud, 1920g, 29). Das Trauma ist nicht nur innerhalb des Individuums, sondern durch mehrere Generationen hindurch wirksam. Im beschriebenen Fall blieb ein struktureller Beziehungsbereich bedeutungslos, weil er nicht gedacht, nicht besprochen werden konnte. Diese Lücke stellt einen »locus minoris resistentiae« dar, dem im Generationenverlauf in späteren Krisen eine manifeste Wahnidee entspringen kann.

1 Faimberg, H. (1987): Die Ineinanderrückung (Telescoping) der Generationen. Zur Genealogie gewisser Identifizierungen. *Jahrbuch der Psychoanalyse* 20, 114–142.

Die wahnhafte Idee ist nicht zu verwechseln mit dem Familienroman des Neurotikers (Freud, 1909c), ist er doch von völlig anderer Struktur. Er »anerkennt die Eltern in ihrer Kategorie« und ist Produkt des schmerzlichen Ablösungsprozesses des Kindes, das die Eltern in der Pubertät als mangelhaft und enttäuschend erlebt. Die erotischen wie ehrgeizigen Wünsche, die im Familienroman formuliert werden, gewähren narzisstische Befriedigung, sind nicht ohne Racheimpulse und Neidgefühle. In allem aber, so Freud, sei die Sehnsucht nach einer verlorenen glücklichen Kindheit im Familienroman enthalten.

Diese Inhalte fehlen dem primär wahnhaften Denken. Es kann zwar verborgen bleiben, ist aber nicht verdrängt, so wie die infantilen Sexualtheorien, es hat keinen Bezug zur umgebenden Kultur und den in ihr gültigen Verwandtschafts- und Ordnungssystemen.

Vom Fall der Frau B. lässt sich ableiten, was am Ursprung des primär wahnhaften Denkens auf jeden Fall gefunden werden kann:

- Die Aussage über den Ursprung der Geschichte des Subjekts enthält nichts, was auf ein gemeinsames Begehren der Eltern und auf Liebe zu dem Kind verweist;
- der Übergang vom Dargestellten zum Sagbaren, vom Affekt zum Gefühl kann nicht stattfinden außer bei jenen Affekten, die den Mangel an Begehren der Mutter anzeigen. Anstelle des »Wunsches nach einem Kind« finden sich bei ihr
- fehlende Verdrängung, d.h. ein nicht bewältigter Ödipuskomplex, sowie
- exzessive Gewalt gegen das Kind: Es wird nicht als eigenständiges Wesen, sondern als Teil ihrer Innenwelt wahrgenommen, und es herrscht ein Denkverbot: Das Kind darf nur fragen/denken, was die Mutter ertragen kann;
- in der Mutter vollzieht sich der Übergang vom primär wahnhaften Denken zur wahnhaften Theorie den Ursprung betreffend.

Über paranoische Wahnbildung

Aufgrund des für diese Thematik viel spärlicheren klinischen Materials entwickelte Aulagnier keine geschlossene Theorie zur paranoischen Wahnbildung, aber sie systematisierte ihre Beobachtungen. Die Voraussetzung für die paranoide Wahnbildung ist die Fähigkeit des kindlichen Ich, die äußere Realität eines Elternpaares anerkennen, die Position des Beobachters einnehmen zu können. Was es wahrnimmt, ist ein Paar, das verbunden ist durch einen deutlich wahrzunehmenden Hass. Er wird das Schicksal des Subjekts ein Leben lang begleiten wie der Fluch einer bösen Fee und seine Phantasien und Theorien über seinen Ursprung kontaminieren. Denn alles, was das Kind sieht, hört, erlebt, spürt, gestaltet seine Urszenenphantasien und infantilen Sexualtheorien. Anders als bei der schizophrenen Wahnbildung stiftet das Sprechen der Mutter nicht Verwirrung in den Empfindungen ihres Babys, sondern es schafft im Kind ein tiefes Misstrauen gegen sie und gegen eine als Lüge wahrgenommene Realität. Die Mutter sagt: »Alles ist mühsam, aber mit meiner Pflichterfüllung halte ich die Familie in Ordnung. Ich bringe alle Opfer für diese Ordnung. Daraus stammt meine Lust, nicht aus einer von Begehren getragenen Lust mit dem Vater.« Das Kind kann keine Liebe der Eltern zueinander erkennen, stattdessen nimmt es eine Beziehung wahr, die Aulagnier wie folgt charakterisiert:

- Es gibt keine Fluchtmöglichkeit aus dem familiären System; die kleinste Bewegung würde eine Lawine/einen bodenlosen Absturz auslösen.
- Alle Handlungen und Reaktionen kreisen um das Konzept des Hasses, der wie Zement das System zusammenhält. Seine Erotisierung bewirkt, dass eine Trennung nur durch den Tod vorstellbar ist. Die häufigen Streitszenen lassen spüren, dass sie mit Lust für das Elternpaar verbunden sind.
- Diese um Konflikt und Hass zentrierte Beziehung macht Zurückweisung zum bestimmenden Modus von Begegnung.
- Der Streit der Eltern ist nicht verborgen, vielmehr wird das Kind als »Zeuge« gebraucht, besser gesagt, missbraucht.
- Ein allmächtiger Vater vertritt nicht das Gesetz, dem auch er unterstellt ist, sondern verkörpert ein von ihm geschaffenes Gesetz.

Das Kind projiziert seine frühesten Lust-Unlust-Erfahrungen auf ein Elternpaar, das im günstigen Fall die Projektionen des kindlichen Hasses auf sich ertragen, verarbeiten und erträglich machen kann. Die kindlichen Projektionen finden ihre Grenze jedoch an einer Realität, die durch den Exzess an Unlust in der elterlichen Beziehung geprägt ist. Das Kind muss sich seine Autonomie mit einer tiefgehenden psychischen Spaltung erkaufen. Es wird sich mit einem Teil des Paares identifizieren und den gehassten Anteil in die Außenwelt projizieren: in die Familie, den Staat, andere Nationalitäten, Kulturen. Dieser Hass braucht eine Bühne. Als Beispiel führt Aulagnier ein Elternpaar an, die Mutter Französin, der Vater deutscher Besatzungssoldat, ein »Boche«, die ihr Kind von der Schule abholen. In ihrem Gezerre darum, mit wem von beiden das Kind gehen soll, sei es fast zerrissen worden.

Eine Garantie für die Unabhängigkeit des Kindes von der Mutter stellt die Idealisierung des Vaters dar. Am Grunde einer potenziellen paranoiden Entwicklung findet sich aber eine herbe Desillusionierung seiner Person, sei es, weil er psychopathische Züge trägt, das Gesetz bricht oder die Familie in den Ruin führt. Das Kind enttarnt seine strahlende Macht und Autorität als Missbrauch und Gewalt, die sich auch in seinem Anspruch, in der Familie der eigentlich Nährende und Allwissende zu sein, manifestiert. Als Beispiel hierfür nennt Aulagnier den Vater des Gerichtspräsidenten Schreber.

Sie führt als Entstehungsbedingungen des paranoiden Wahns folgende Punkte auf:

- Ein Elternteil wird als schlecht für das Kind dargestellt – eine häufige häusliche Realität.
- Macht wird in Form von Missbrauch ausgeübt und absolute Abhängigkeit hergestellt.
- Gewalt in den familiären Beziehungen ist an der Tagesordnung.

So werden im beobachtenden Kind immer wieder Erregungsschwellen überschritten, einhergehend mit sexueller Erregung (Freud, 1924c), die bewirkt, dass die Streitszenen als Urszene gedeutet werden.

Um all das Gehörte, Erlebte, Gesehene zu binden, mit einem Sinn zu versehen, entwickelt sich ein wahnhaftes Denken, das auch die Frage nach dem Ursprung umfasst. Aber anders als bei der schizophrenen Wahnbildung müssen zwei Begehren an seinen Ursprung gesetzt werden: jene von Vater und Mutter, die sich bekämpfen. Am eigenen Ursprung liegt also ein »Begehren nach Konflikt« – »desiring being in a state of conflict« (Aulagnier, 1975, 196). Begehren, Hass und Konflikt werden synonym; sie lassen das Ich am Leben und die Welt am Bestehen, solange es etwas und jemanden zum Hassen gibt.

Wie kann unter diesen Bedingungen die Instanz des Vaters gerettet werden, die so notwendig ist, um nicht in die Anonymität im Reich der »großen Anderen« zurückzufallen? Er wird einer negativen Idealisierung unterzogen, die ihn weiterhin allmächtig sein lässt; die Mutter wird als Opfer stilisiert, zu deren Rettung man berufen ist. Mit dieser prekären Lösung sucht das Kind zu vermeiden, dass es zerrissen wird. Es wird sich mit einem Elternteil gegen den anderen verbünden, meist mit dem »Opfer« gegen den »Täter«. Diesem und seiner Lust aber gelten fortan die Treue und Loyalität des Kindes. Soweit es den Sohn betrifft, bleibt die libidinöse Entwicklung fixiert im Sinne einer Hemmung des Sexualziels: Der erotisierte Vater bleibt Objekt einer Verführung; mit ihm zu koalieren, hat sexuellen Charakter. Daher ist die homosexuelle Versuchung der paranoiden Erfahrung immer nahe.

In der paranoiden Konstellation können Hass und Konflikt in allen Beziehungen gefunden werden, sobald ein Begehren wahrgenommen wird. Die Erotisierung des Konflikts bindet Lust an Gewalt und Konfrontation, verstellt aber den Zugang zum Diskurs der umgebenden Gesellschaft, auf welche die Hassprojektionen gerichtet sind. Diese illusionäre Lösung kann nur so lange funktionieren, als das Ich sich im Kampf gegen etwas befindet. Versagt diese Abwehr, erlebt es sich als Ort von Konflikt und mörderischem Hass und läuft Gefahr, diesen gegen sich oder eines der besetzten Objekte zu richten. Als Schutz davor wird der Hass an die idealisierte Vaterfigur gebunden und diese zu dem Teufel gemacht, als den die Mutter den Vater immer schon dargestellt hat. Identifiziert mit dem »Teufelsvater«, kann der Sohn als paranoider Charakter enden, misstrauisch und rigid, überzeugt von eigenen Rechten und einem eigenen, oft geheimen allmächtigen Wissen, das nach außen getragen werden muss. Der als sinnlos erlebten eigenen Existenz kann so eine Bedeutung gegeben werden. Der Paranoide braucht die anderen – aber nicht, um mit ihnen, sondern gegen sie zu leben. Sehr wohl aber braucht er Mittelsmänner, die ebenfalls über das besondere Wissen verfügen und dafür sorgen, dass der direkte Kampf mit dem großen Gegner, der als tödliche Katastrophe phantasiert wird, nicht ausgetragen werden muss.

Die Teufelsneurose aus dem 17. Jahrhundert (Freud, 1923d), von Freud als eine »Neurose in dämonologischem Gewande« bezeichnet, scheint mir geeignet, diese Dynamik darzustellen. Ich rufe die Geschichte kurz in Erinnerung.

Aus einer Lebenskrise versuchte der Maler Ch. Haitzmann sich durch ein Bündnis mit dem Teufel zu retten, indem er diesem mittels zweier Verschreibungen – eine mit Blut, eine mit Tinte geschrieben – seine Seele überließ. Um die Rückgabe der Verschreibungen, die Begegnung mit dem »Teufelsvater«, überleben zu können, suchte er am Gnadenort Mariazell Hilfe bei den Ordensbrüdern. Sie sollten ihm bei der Übergabe der ersten Verschreibung den Teufel austreiben, der ihn bereits mit Krämpfen, Visionen, Schmerzen quälte. Der Exorzismus gelang, war aber nicht beständig, sodass er sich kurze Zeit später wieder an die Brüder um Hilfe wenden musste, bis nach Rückgabe der zweiten Verschreibung an den Teufel die Heilung nachhaltiger gelang. Der Maler begab sich in der Folge in den Schutz des Ordensklosters, wo er schließlich nach Jahren an einem auszehrenden Fieber verstarb. Über die Familiengeschichte des Malers ist nur zu erfahren, dass der Vater der Ambition des Sohnes, Maler zu werden, ablehnend gegenübergestanden sei.

Für Freud bot die Beschäftigung mit diesem Fall Gelegenheit, seine Theorie zu bestätigen, dass am Grunde der neurotischen Symptomatik verdrängte Triebwünsche wirksam sind, welchen nachzugehen dem Maler in seiner ökonomischen Not nicht möglich war. Der Pakt mit dem Teufel führte jedoch nicht dazu, dass der Maler einem Genussleben gefrönt hätte. »Was zum Teufel wollte der Maler?«, fragte sich Freud und vermutete, dass er die Befreiung von einer Melancholie suchte, ausgelöst durch den Tod des Vaters. Ich ergänze: einer Melancholie als Abwehr der Angst vor dem psychischen Zusammenbruch (Press, 2017).

In der »Teufelssohnschaft« ist unschwer die Dynamik einer negativen Idealisierung des Vaters zu erkennen. Besser, der Sohn des Teufels zu sein, als »vaterlos« in den Allmachtsbereich der frühen Mutter zurückzufallen. Und unschwer erkennen wir in der Gnadenmutter die zur Heiligen erhöhte »Opfer-Mutter«. Das Ritual des Exorzismus an ihrem heiligen Ort sollte die Gefahr bannen, dass die Austreibung zu seinem Tod führen könnte. Dafür mussten die Mittelsmänner, die geistlichen Brüder, sorgen. Ihr Exorzismus bildete den Schutzwall gegen die direkte Konfrontation mit dem Teufel, den als tödlich vorgestellten Koitus mit dem Vater.

Während Freud sich bei der Bearbeitung des Falles auf die Ambivalenz des ödipalen Vaterbildes – geliebter Vater versus gehasster Vater – konzentrierte, geht es doch um einen tiefer reichenden Spaltungsprozess, dessen Funktion darin besteht, vor dem Abgleiten in die Psychose – dem psychischen Zusammenbruch – zu schützen. Der Hass des ödipalen Knaben gegen seinen Vater, wie Freud ihn im »Kleinen Hans« aufzeigt, ist die späte, milde Ausformung eines Konflikts, der am Grunde der Paranoia potenziell tödlich ist. Die Entwicklung des neurotischen ödipalen Konflikts setzt die ausreichende libidinöse Besetzung des Vaters und des von ihm vertretenen Gesetzes voraus. Dies ermöglicht, die Kastration nicht mehr als körperliche Zerstörung fürchten zu müssen, sondern in symbolischer Form, z. B. als Verzicht und Aufschub der Wunscherfüllung in die Zukunft, zu bewältigen.

Abschließende Überlegungen

Piera Aulagnier folgend, kann der Ursprung der schizophrenen Wahnbildung in einem Diskurs der Mutter gefunden werden, der bedingt ist durch das Fehlen eines liebenden Begehrens zu Kind und Vater und charakterisiert durch Lücken und verwirrende Botschaften über den Ursprung des Kindes und der Elternschaft. Diese Verwirrung zwingt das Kind zu einem wahnhaften Denken und verwehrt ihm sowohl den Ausgang aus der Dyade als auch den Zugang zu einer symbolischen Ordnung, deren erste Kategorien durch die Begriffe »Vater« und »Mutter« gegeben sind. Die Struktur der ursprünglichen Triade ist nicht an die Kleinfamilie gebunden, wohl aber braucht es die Strukturen eines Verwandtschaftssystems, in welchem das Kind entlang einer Abfolge von Identifikationen seinen zukünftigen Platz in der Gesellschaft finden kann. Der aktuelle gesellschaftliche Diskurs weist darauf hin, dass diese Identifizierungen zunehmend dem Phantasma einer Selbst-Identifikation, einer Selbst-Setzung weichen, wodurch jede gesellschaftliche Bestimmung des Ich zurückgewiesen wird (Charim, 2022, 201). Wir erleben, wie der technisch-medizinische Fortschritt die Generationenabfolge und das Inzesttabu aufheben kann und die Gefahr der Lücke in der Ursprungserzählung sich erhöht, sei es bei adoptierten oder durch technisch assistierte Befruchtung gezeugten Kindern. In dem sich erweiternden Kreis der an der Zeugung beteiligten Personen muss die Position eines Vaters und seines liebenden Begehrens in Bezug auf das Kind erkennbar und spürbar sein. Lebersorger betont die zentrale Bedeutung einer authentischen Ursprungserzählung, in welcher die »Eltern« die Existenz des Kindes mit ihren eigenen emotionalen Erfahrungen, ihren Wünschen und ihrem Begehren verknüpfen.

Die paranoide Wahnbildung ist sowohl Auswirkung wie auch Bewältigung von Hass in der Elternbeziehung, der eine tiefgehende Spaltung der Eltern-Imagines zur Folge hat. Das innere Bild einer Opfer-Mutter und eines negativ idealisierten, bedrohlichen Vaters wird in die Außenwelt projiziert, sodass immer etwas zum Hassen und zum Retten gefunden werden kann. Diese oft verborgene Dynamik liefert die individuellen Bedingungen für die Hass-Projektionen, für welche das Internet den idealen Raum bietet: Es garantiert Anonymität, einen »Sicherheitsabstand« zum Verfolger, Mitstreiter sowie Mittelsmänner. Wir erleben, wie seit den Erschütterungen durch die Corona-Pandemie und die verhängten Beschränkungsmaßnahmen viele Menschen empfänglich wurden für Anti-System-Erzählungen und antisemitisch durchsetzte Verschwörungstheorien, in welchen der Staat, als »deep state« dämonisiert, zum machtgierigen, zerstörerischen Vater wird. Wir erleben auch, dass politische Bewegungen diese paranoiden Narrative in ihren Dienst nehmen, scheinbar legitimiert durch eine »Besorgnis« um das bedrohte Volk, dessen Wohlergehen, Gesundheit und Fruchtbarkeit geschützt werden müssen. Erinnern wir uns in diesem Zusammenhang, dass die Phantasien um den neuen Corona-Impfstoff um die Befürchtung kreisten, er könnte Mikrochips enthalten, welche »unsere« Frauen unfruchtbar machen. Diese »Besorgnis« um das Volk verdeckt einen tiefen Hass, der sich leicht gegen Andersdenkende wie auch gegen dieses Volk selbst wenden kann.

Was kann die »leise Stimme des Intellekts« diesen mächtigen Narrativen entgegensetzen? Sie ist aufgefordert, sich in einem gesellschaftlichen Diskurs Gehör zu verschaffen, dessen Polarisierungskraft es zunehmend unmöglich macht, die Position des Dritten zuzulassen und auf Differenzierung zu bestehen. Was dieser Diskurs befördert, nennt Isolde Charim eine »narzisstische Moral« (Charim, 2022, 204), die, das subjektive Gefühl feiernd, mit der Zurückweisung allgemeiner Kategorien biologischer und geschlechtlicher Art sowie gesellschaftlicher Vorgaben und Regulierungen einhergeht und entsolidarisierend wirkt.

Geleitet vom ursprünglichsten Motiv der Psychoanalyse, das »Wie« und »Warum« individuellen Handelns und Verhaltens zu erforschen und zu verstehen, sind wir Psychoanalytiker:innen aufgefordert, in diesen Diskurs die psychoanalytischen Erkenntnisse und Theoriebildungen einzubringen, diese zu überprüfen und weiterzuentwickeln.

Literatur

Aulagnier, P. (1975): *The Violence of Interpretation. From Pictogram to Statement.* Brunner-Routledge, 2001.

Bednarcik, T. (2023): »Alles muss richtig liegen«. Die Behandlung eines zwangskranken Mädchens und ihrer Eltern. Vortrag im Wiener Arbeitskreis für Psychoanalyse, Wien, 24.6.2023.

Charim, I. (2022): *Die Qualen des Narzissmus.* Wien: Zsolnay.

Freud, S. (1909c): *Der Familienroman der Neurotiker.* GW VII, 227–231.

Freud, S. (1923d): *Eine Teufelsneurose im siebzehnten Jahrhundert.* GW XIII, 315–353.

Freud, S. (1924c): *Das ökonomische Problem des Masochismus.* GW XIII, 371–383.

Freud, S. (1920g): Jenseits des Lustprinzips. GW XIII, 1–69.

Lebersorger, K. (2022): *»Bin ich ein Klon-Kind?«* Frankfurt a. M.: Brandes & Apsel.

Press, J. (2017): Melancholie und Angst vor dem Zusammenbruch. *ZpTP* 32/2–3, 263–280.

Scheinost-Reimann, M. (2022): Vom Sinn-losen zur Bedeutung, in: Schlüter, S./Blüml, V. (Hg.): *Fuck you – Zur Psychoanalyse von Aggression, Destruktivität und Gewalt. Sigmund-Freud-Vorlesungen 2021.* Frankfurt a. M.: Brandes & Apsel, 151–173.

Winnicott, D.W. (1947): Hass in der Gegenübertragung, in: ders.: *Von der Kinderheilkunde zur Psychoanalyse.* Frankfurt a. M.: Fischer, 1985, 77–90.

Kampf gegen die »Psychose«

Johanna Wagner-Fürst

Als das Thema »Psychose« für die diesjährigen Sigmund-Freud-Vorlesungen ausgeschrieben wurde, fielen mir einige Patient*innen ein, mit denen ich im Laufe der Zeit zu tun gehabt hatte, die zwar keineswegs psychotisch waren, sich jedoch in spezifischer Weise vor einer »Psychose« zu fürchten schienen. So befanden sie sich in einem heftigen Abwehrkampf gegen das Spüren von Gefühlen, vor allem Gefühlen, die für sie unangenehm bis schmerzlich sein könnten. Ihre Hauptsorge war, von allzu heftigen Emotionen überrollt werden zu können; bei dieser Vorstellung empfanden sie heftige Schamgefühle sowie Ängste, dann auch Spott und Aggression, Ablehnung und Entwertung ausgesetzt zu sein bzw. bestraft oder zumindest enttäuscht zu werden. Daher waren sie besonders höflich und zuvorkommend und schienen jede Spur eines »schlechten Eindrucks« massiv vermeiden zu wollen, im Sinne von

- Widersprechen,
- Erwartungen (Forderungen, Ungeduld, sich Beschweren),
- Ärger, Aufregung, gar Wut oder Vorwürfe,
- strengstem Bedacht auf Einhaltung von Regeln (sei es bei sich oder bei mir, vereinbart oder nur vermutet),
- irgendetwas für sich selbst wollen,

mit einem Wort: Sie zeigten in besonderem Maß eine allgemeine Aggressionshemmung, Kontrollbedürfnis und Vorsicht bis fast zur Pedanterie. Das äußerte sich z.T. in einer gewissen Unbeweglichkeit des Denkens, einer Schwierigkeit, zu assoziieren, dem Denken freieren Lauf zu lassen, zu fantasieren, zu metaphorisieren, also mit den Gedanken ein bisschen zu spielen. Es konnte sich auch zeigen in einer allgemeinen Hemmung oder in der Neigung, sich unterzuordnen, niemand kränken zu wollen, das gesamte Verhalten zu kontrollieren – sonst würde große Angst entstehen, von Affekten überschwemmt zu werden, jeglichen Halt und Orientierung zu verlieren. Es gab auch die Variante, sich besonders empathisch zu zeigen, den jeweils anderen wichtiger zu nehmen als sich selbst oder enorme Schwierigkeiten zu haben, wenn Entscheidungen anstanden. Da musste nach allen Seiten hin alles genau abgewogen werden, musste allen erdenklichen Personen recht getan sein – auch wenn man selbst bei einiger Überlegung einsah, dass das nicht möglich sei. Das führte natürlich zu enormem Hinauszögern von Entscheidungen und konnte bisweilen auch dort enden, sich für nichts entscheiden zu können, was allgemein die Handlungsfähigkeit sehr einschränkte. Die massive Angst, die dabei im Spiel sein konnte, wurde – zumindest in den ersten Zeiten der Analyse – nicht einmal gespürt, es war eher so, dass den Betroffenen ihr eigenes Verhalten ohne Alternative, vernünftig und vor allem auch gerecht erschien: Lieber auf etwas zu verzichten als möglicherweise irgendwo anzuecken. Konfliktvermeidung als oberstes Ziel. Sich z. B. irgendwo zu bewerben, rief oft sehr schnell eine Unzahl von Zweifeln hervor – dass man nicht qualifiziert genug sei, unberechtigte Wünsche hege, den Zeitpunkt oder Formulierungen unpassend gewählt hätte etc. Ein Nein zu erhalten, abgelehnt, abgewiesen zu werden, konnte schon im Vorhinein als fast vernichtend, direkt die Identität attackierend, blamabel bis sogar schuldhaft empfunden werden. Oft erschien es besser, zu warten, bis man eingeladen, aufgefordert, gefragt wurde, bevor man eventuell zurückgewiesen würde.

In alledem wird spürbar, dass es vielfach auch darum ging, Verantwortung für das eigene Tun zu vermeiden – und das wurde ja zunächst in einer besonders sozialen, rücksichtsvollen, zuvorkommenden Haltung anderen gegenüber als sozial erwünscht gut »untergebracht«. Im Ganzen regierte eben massive – als Vernunft oder Soziabilität getarnte – Angst, und so blieb es öfter beim Nichtstun, Sich-Verstecken, ja vielfach Sich-vor-der-Welt-Zurückziehen.

Diese massive Angst, von bedrohlichen Gefühlen überflutet zu werden, kann man nun durchaus als Angst vor einer vorgestellten psychotischen Dekompensation verstehen; zugleich aber könnte man die Art, diese Angst abzuwehren, starr an Perfektion, Fehlerfreiheit, Kontrolle etc. festzuhalten, und auch die dabei getrübte Realitätsprüfung wiederum selbst als etwas Psychosenahes ansehen. Jedenfalls schien der massive Abwehrpanzer vor allem eine Rüstung gegen eine gefürchtete »Psychose« zu sein.

Zur Diagnose

Natürlich fanden sich nicht alle beschriebenen Eigenheiten bei allen Patient*innen, und sie zeigten sich auch erst allmählich deutlich im Verlauf der Analyse. In unterschiedlicher Weise waren ja alle durchaus im Sozialverhalten und in ihrer Lebensführung angepasste Mitglieder der Gesellschaft, manche waren berufstätig, hatten eventuell ein Studium absolviert, pflegten Freundschaften, hatten sogar Freundeskreise, hatten eventuell künstlerische Interessen, nahmen auch am Kulturleben teil. Ja, sie zeigten sich oft durchaus humorvoll, zumindest wenn es nicht um ihr eigenes Verhalten ging – da änderte sich während der Analysen aber einiges, sie konnten dann bisweilen auch über sich selber lächeln. Die beschriebenen Ängste stellten sich natürlich auch in den Dienst des Widerstandes, da das massive Bestreben, selbst in der Analyse starke Gefühle zu vermeiden, keine innere Bewegung zuließ. Für mich sehr eindrucksvoll war, wie sehr das gesamte geschilderte Verhalten *ich-synton* war, als gäbe es nicht nur in den Überlegungen der Betroffenen, sondern auch in der Realität keine Alternativen zu ihren Sichtweisen und ihrem Handeln. Es stellten die symptomatischen Charakterzüge auch nicht Motive dar, eine Analyse zu beginnen. Im Falle einer *Zwangsneurose* wäre es um enger umrissene Symptome, bestimmte isolierte Denk- und Verhaltensweisen gegangen, die den Patient*innen bewusst das Leben schwergemacht hätten, unter Umständen auch nicht so leicht zu verstecken gewesen wären, sie wären *ich-dyston* gewesen. Aber in den meisten Fällen waren die bewussten Gründe, eine Analyse zu beginnen, Schwierigkeiten in Beziehungen, wo man sich zunächst als Opfer, nicht als Verursacher verstand. Es ging also um etwas, das trotz vieler Anpassungsleistungen doch die gesamte Persönlichkeit erfasste.

Was sich da im ICD-10, einem der Kataloge für psychische Erkrankungen, fand, waren daher eher *Persönlichkeitsstörungen*, die gut ins Bild passten: allen voran die »zwanghafte Persönlichkeitsstörung«, aber auch die »ängstliche« und die »abhängige Persönlichkeitsstörung«, je nachdem, was stärker im Vordergrund stand, aber meist irgendwie gemischt.

Es ist natürlich von Interesse, zu verstehen, wie es zu dieser Art von Störungen kommen kann. Und da fanden sich in einigen Fällen bei allen Verschiedenheiten durchaus ähnliche Konstellationen: z.B. frühe Trennung der Eltern sowie der Verbleib bei einer dominanten, eventuell sogar toxischen Mutter oder überhaupt ein abwesender oder irgendwie dissozialer Vater. Bemerkenswert ist auch, dass in keinem Fall, auch bei Kontakt mit dem Vater, die Väter imstande gewesen wären, die Kinder vor der z.T. wirklich missbrauchenden Macht mancher Mütter zu schützen. Dazu kamen, wohl auch im Zusammenhang mit diesen Faktoren, in so gut wie jedem Fall auch – z.T. schwere – traumatische Erfahrungen als Kind.

Eine Patientin z.B. meinte sich zu erinnern, dass die Mutter sie mit etwa dreieinhalb Jahren, gerade nachdem der Vater ausgezogen war, gepackt und über Nacht bei einer Freundin gelassen habe – das sei eine ihrer schlimmsten Erfahrungen im Leben gewesen, da sie in äußerster Panik war, nun auch noch die Mutter zu verlieren. Ein Patient erinnerte sich, dass er im Kindergarten am Boden mit angelegtem Ohr liegend gehorcht habe, ob die Eltern zu Hause gerade wieder streiten, dieses ewige Streiten sei sehr heftig verlaufen und habe ihn sehr geängstigt, er habe es bis zur Gegenwart im Ohr … Ein anderer sieht sich zum Zeitpunkt der Analyse noch immer als Kind im Wohnzimmer am Boden bei der Mutter sitzend, die wild, aggressiv und verzweifelt um sich schlägt, und er tut alles, um sie zu beruhigen, als wäre er ein Elternteil von ihr. Diese Mutter, selber massiv traumatisiert, sei durchaus auch eine gute Gesprächspartnerin und liebevolle Mutter gewesen, habe ihn aber auch immer wieder durch ähnliche heftige Gefühlsausbrüche mit groben Beschimpfungen und Entwertungen sehr erschreckt und in hoffnungslose Stimmung versetzt; auch einmal durch einen Suizidversuch, den er gerade noch vereiteln konnte. Eine Patientin hatte unter einer sehr zwanghaften, rechthaberischen und sehr strengen, strafenden Mutter gelitten, der man nichts recht machen konnte, die die Treffen mit dem Vater sehr strikt kontrollierte und unter deren Pantoffel auch der sonst sehr gute Stiefvater stand und nie einzugreifen wagte.

Dazu kam, dass nicht nur die Welten der beiden getrennten Elternteile strikt getrennt waren – zumeist konnten Vater und Mutter überhaupt nicht oder nur im Streit miteinander reden, von gemeinsamen Geburtstagsfeiern oder Ähnlichem ganz zu schweigen. In den Kindern etablierte sich dadurch einschneidend eine innere Haltung, diese Welten ebenfalls streng voneinander zu trennen. Auf keiner Seite durfte von der anderen geredet werden, jeder Teil musste streng vor dem anderen geschützt werden – wie man erkennen kann offenbar eine Vorbedingung für die bis ins Erwachsenenalter behaltene besonders große Vorsicht. Da das Leben weitgehend bei den Müttern stattfand, mussten diese besonders geschützt und verteidigt werden, wenn auch insgeheim Angst, Wut und Hass gegen sie herrschten; diese mussten aber tief vergraben werden, und dieser Vorgang war wohl mit maßgebend für die Angst vor Gefühlen überhaupt, denn sie waren zu sehr mit der Angst vor der eigenen Aggression verbunden, die nicht bewusst werden durfte bzw. sehr geheim gehalten werden musste.

In den Analysen fiel zunächst auf, dass hauptsächlich aus dem Alltag erzählt wurde, oft durchaus lebendig. Immer deutlicher wurde aber, dass sich vieles ohne Veränderung wiederholte und Zusammenhänge kaum wahrgenommen werden durften, Inhalte streng voneinander getrennt bleiben mussten. So kam dies und das, diese oder jene Begegnung zur Sprache. Wenn ich aber näher auf die Bedeutung des Gesprochenen, Gefühle dazu, einzugehen versuchte, wurde geschwiegen oder fortgesetzt, als ob ich nichts gesagt hätte, mitunter aber auch sehr heftig reagiert, als ob ich einen Vorwurf oder eine Beschuldigung ausgesprochen hätte.

Es war alsbald klar, dass sich eine – vorwiegend negative – recht tiefgehende Mutterübertragung entwickelt hatte. So »verstand ich falsch«, »wusste alles besser«, »sei gekränkt oder verärgert« etc., und man fürchtete von mir irgendeine Art Bestrafung, sogar aus der Analyse weggewiesen zu werden. Bisweilen wurde vermutet, ich säße mit gezücktem Messer hinter der Couch – und bisweilen verzweifelte ich an den Zeichen einer negativen therapeutischen Reaktion. Es waren also subtile Machtkämpfe im Spiel, die m.E. dem narzisstischen Gewinn geschuldet waren, durch die selbstauferlegte Kontrolle aller Gefühle die realen Beziehungen – und natürlich auch die Analyse – unter Kontrolle halten zu können. Natürlich gab es auch den Wunsch, eine gütige, verständnisvolle und liebevolle Mutter zu erleben – aber das war zunächst zu gefährlich, hätte Abhängigkeit bedeutet und wäre sogar schuldhaft geworden, weil dadurch die reale Mutter verraten, man ihr untreu geworden wäre. Es brauchte z.T. lange Zeit in den Analysen, die eigene Wut, Angst und Hilflosigkeit erst anzusprechen, später auch gefühlsmäßig auszudrücken. Wenn dies stattfand, so verstand ich es als Beginn davon, Verantwortung für die eigene Wahrnehmung, die eigenen Gefühle zu übernehmen bzw. diese überhaupt zuzulassen.

Für mein Verständnis und meine innere Haltung wurde mir hilfreich, das Verhalten der Patient*innen als von mehrfacher Angst geprägt zu erkennen: zum einen die traumatische Erfahrung wieder zu erleben bzw. sich ihrer auch nur emotional zu erinnern, was bedeutet hätte, das seit der Kindheit mühsam aufrechterhaltene innere Gleichgewicht zu verlieren, wofür der Preis ja der Verzicht auf eine autonome Innenwelt und ein Gefühlsleben war; zum anderen, sich von der Mutter zu trennen, die eben diese Innenwelt als machtvolles inneres Objekt, z.T. sogar Introjekt, beherrschte – denn das würde bedeuten, sich innerlich leer zu fühlen und alleine in der Welt dazustehen, sozusagen vor der Aufgabe zu stehen, ein autonomes Selbstobjekt zu entwickeln, indem man Verantwortung für sich und sein Handeln übernehmen würde. Anders ausgedrückt würde es heißen, sich auf die depressive Position einzulassen bzw. sich aus der Dyade zu einer Triade hin zu entwickeln.

Für das Verstehen des determinierenden Fortwirkens von Kindheitstraumata ist mir das Konzept der »embodied memories« sehr hilfreich. Marianne Leuzinger-Bohleber (2018) schreibt dazu:

> So wirft ein eng definiertes Konzept des Embodiments […] ein neues Licht auf Entwicklungsprozesse bzw. die determinierende Wirkung von frühen und frühesten Interaktionserfahrungen. […] Wie auch epigenetische Studien zeigen, »triggern« diese frühen Beziehungserfahrungen die genetische Anlage des Säuglings (aber auch spätere; Anm. J.W.-F.) in spezifischer Weise und erhalten sich im Sinne des Embodiments im Körper. Dadurch bestimmen sie späteres Denken, Fühlen und Handeln grundlegend. Sie bilden die Basis der weiteren psychischen und somatischen Entwicklung, und zwar nicht nur […] als »nonverbales Kommunikationsverhalten«, sondern als basale, *konstitutive* Elemente psychischer Prozesse ganz allgemein. Embodiment heißt daher nie einfach nur »nonverbal« oder »körperlich ausgedrückt«, sondern bedeutet, dass im Hier und Jetzt einer neuen Interaktionssituation durch sensomotorische Koordinationen die Analogie zu früheren Situationen (nicht kognitiv, sondern im Körper) erkannt und Erinnerungen jedes Mal neu konstituiert werden und dass dadurch die Interpretation einer aktuellen Problemlösungssituation determiniert wird. (a.a.O., 41)

Ich möchte das mit einem Beispiel veranschaulichen:

Ein Patient erzählt, dass er nicht versteht, wieso ihn vor der Stunde am Weg zur Analyse ein ganz unangenehmer Zustand erfasst hat. Hier, auf der Couch, sei das aber wie weg, er fühle sich gut. Mir fällt dazu ein, was in der Analyse schon mehrfach Thema gewesen war: Als Kind, vom Besuch beim Vater am Heimweg zur Mutter, habe er erlebt, dass er sich völlig weggeschaltet habe, sich nicht mehr spürte und oberhalb seiner selbst zu schweben schien. Er wusste ja, dass, wenn er frohgemut nach dem angenehmen Besuch zur Mutter zurückkomme, diese ihm bitterste Vorwürfe wegen seiner Beziehung zum Vater machen würde. Ich denke, sein gesamter Körper habe sich dessen auf dem Weg in die Stunde erinnert – und wahrscheinlich war er in der Stunde beruhigt, weil das Befürchtete nicht eingetreten war.

Das zweite Moment, das mit dem eben erwähnten eng in Verbindung steht – ich denke, sie verstärken einander gegenseitig –, ist die nicht gelungene Triangulierung und das Verhaftetbleiben in der Dyade mit der Mutter. Da in den von mir gesehenen Fällen in ihrer Entwicklung doch auch immer wieder gute Vertreter einer äußeren Realität vorhanden waren, waren meine Patient*innen in vielerlei Hinsicht in der Realität gut angepasst. Wo sich die maligne Verknüpfung am deutlichsten zeigte (abgesehen von den anfangs beschriebenen Besonderheiten), war in ihren Ängsten hinsichtlich Liebesbeziehungen. Es gab in sämtlichen Fällen Probleme, eine gute geschlechtliche Identität zu entwickeln (für sich selbst als Mann oder Frau in Ordnung zu sein oder mit einiger Klarheit eine andere Position einnehmen zu können), daher gab es auch Probleme mit dem eigenen Begehren. Die Patient*innen hatten ja durch die besonderen Konstellationen – und durch die Art und Weise, wie sie sie bewältigen konnten – kaum eine Chance, in eine ödipale Entwicklung einzusteigen. Sie definierten sich zwar einerseits als heterosexuell, aber es standen Neid, das Gefühl, ungenügend zu sein, Angst vor Intimität, Angst, homosexuell zu sein, direkte sexuelle Probleme und Ähnliches mehr einer Beziehungsaufnahme entgegen. Oft konnten die Betroffenen gar nicht klar empfinden, bevor nicht vom Gegenüber Signale, klare Gefühlsäußerungen kamen, damit sie entweder ihre eigenen Gefühle überhaupt wahrnehmen bzw. sich selbst öffnen könnten. Man könnte das auch so beschreiben, dass eine innere Sicherheit im Umgang mit dem primären Objekt, ein Getrennt- und Differenziertsein fehlte, was erst durch einen sicher vorhandenen Dritten ermöglicht worden wäre. Bezogen auf das Elternpaar beschreibt das Hermann Lang (1999) sehr schön:

> Entscheidend muss […] nicht die unmittelbare Gegenwart des Vaters gegenüber dem Kinde sein, entscheidend ist vielmehr, ob er im Diskurs der Mutter appräsentiert wird. […] Um den Kern eigener Identität bilden zu können, muss das menschliche Subjekt Abstand zu seinen primären Bezugspersonen gewinnen. Damit dies möglich wird, hat sich im Verhältnis zum primären Anderen eine drittes Strukturmodell abzuzeichnen, das auf eine andere Ordnung als die einer privaten Dualunion verweist. […] Der reale Vater [oder auch eine andere zentrale Bezugsperson, Anm. J.W.-F.] ist allerdings keine letzte Instanz, er ist selbst nur Verweisung, Funktion, Agent der menschlichen Gesellschaft, der hier […] das Inzestverbot durchzusetzen hat. (Lang, 1999, 64–66)

Und so verstehe ich auch das analytische Arbeiten, gleichsam als »Königsweg« eine triadische Struktur zu entwickeln.

Literatur

Abraham, K. (1919): *Über eine besondere Form des neurotischen Widerstandes gegen die psychoanalytische Methode*, in: ders.: Psychoanalytische Studien II. Frankfurt a. M.: S. Fischer, 1971.

Beland, H. (1999): Das Verlangen nach völliger Übereinstimmung und die Angst vor Denken und Tun (Oblomows Retreat), in: Weiß, H. (Hg.): *Ödipuskomplex und Symbolbildung. Ihre Bedeutung bei Borderline-Zuständen und frühen Störungen. Hanna Segal zu Ehren.* Tübingen: edition diskord, 119 ff.

Bohleber, W. (2008): Einige Probleme psychoanalytischer Traumatheorie, in: Leuzinger-Bohleber, M./Roth, G./Buchheim, A. (Hg.): *Psychoanalyse. Neurobiologie. Trauma.* Stuttgart: Schattauer, 45 ff.

v. Goldacker, U. (1999): Die negative therapeutische Reaktion. Versuch einer Differenzierung, in: Frank, C. (Hg.): *Stillstand, Veränderung und die Angst vor einer Katastrophe. Klinische Beiträge.* Tübingen: edition diskord, 35 ff.

Herwig, A. (2010): *Zwanghafte Persönlichkeitsstörung und Zwangsstörung. Zu den Gemeinsamkeiten und Unterschieden beider Störungen*. Studienarbeit. GRIN, o. O.

Lang, H. (1999): Die strukturale Triade – Zur Bedeutung des symbolischen Dritten, in: Weiß, H. (Hg.): *Ödipuskomplex und Symbolbildung. Ihre Bedeutung bei Borderline-Zuständen und frühen Störungen. Hanna Segal zu Ehren*. Tübingen: edition diskord, S. 62 ff.

Leuzinger-Bohleber, M. (2018): *Chronische Depression, Trauma und Embodiment. Eine transgenerative Perspektive in psychoanalytischen Behandlungen*. Göttingen: Vandenhoeck & Ruprecht.

Leuzinger-Bohleber, M./Roth, G./Buchheim, A. (2008): Trauma im Fokus von Psychoanalyse und Neurowissenschaften, in: dies. (Hg.): *Psychoanalyse. Neurobiologie. Trauma*. Stuttgart: Schattauer, 3 ff.

Steiner, J. (2002): Fortschritte in einer Analyse. Verlegenheit und Empörung, in: Weiß, H./Frank, C. (Hg.): *Pathologische Persönlichkeitsorganisationen als Abwehr psychischer Veränderung*. Tübingen: edition diskord, 67 ff.

Die Analyse Scofield Thayers durch Sigmund Freud – Zeugnis einer Psychosebehandlung

Georg Augusta

Es mag überraschen, wenn die Frage nach einer spezifischen Behandlung von Psychosen hier anhand eines Falls aus Sigmund Freuds Behandlungspraxis abgehandelt wird. Nicht nur hatte Freud an mehreren Stellen in seinen Texten dezidiert »Warnhinweise« gegeben und sich dagegen ausgesprochen, Patient*innen mit psychotischer Symptomatik zu behandeln, auch hatte er dies vielfach theoretisch begründet.

Jedoch entgegen der tradierten Annahme, Freud habe sich in seiner Praxis auf Behandlungen neurotischer Patientinnen und Patienten beschränkt, müssen wir uns mit der Tatsache auseinandersetzen, dass in der Berggasse 19 durchaus auch Patientinnen und Patienten ein und aus gingen, die wir einem psychotischen Krankheitsbild mit wahnhafter Symptomatik zuordnen können.

In einem früheren Text hatte ich versucht, die Diskrepanz zwischen Freuds theoretischen Überlegungen und seiner tatsächlich gehandhabten Praxis nachzuvollziehen (Augusta, 2021). Ich hatte die Überlegung angestellt, dass diese Diskrepanz darin begründet liegen mag, dass Freud einerseits die Taktik verfolgte, die psychoanalytische Behandlungstechnik für die wissenschaftliche Öffentlichkeit als wirksam bzw. heilsam darzustellen, während er, sozusagen im stillen Kämmerchen, seinem Forschungsdrang freien Lauf ließ und bezüglich der Auswahl seiner Patient*innen bei der Indikation keine strikten Einschränkungen traf. Es war sichtlich dem Kalkül der Einflussnahme im wissenschaftlichen Feld und der Abwehr von Angriffen auf die Psychoanalyse geschuldet, weshalb Freud von der Behandlung von Psychosen abriet, und nicht so sehr dem Umstand, dass er sich dafür nicht interessiert habe.

Können wir den Fakt, dass Freud zeitlebens auch Patient*innen mit psychotischer Symptomatik in Behandlung hatte, als Fußnote der Geschichte der Psychoanalyse abtun? Diese Möglichkeit besteht wohl. Ich schlage dennoch vor, ihn als Beitrag zur Geschichte der Klinik bzw. der Behandlungstechnik ernst zu nehmen.

Was, wenn Freud einer von uns wäre? Wäre es möglich, die vielfältigen Zeugnisse der realen Behandlungspraxis einzuordnen in die lange und, wie wir wissen, mehr als reichhaltige Geschichte der psychoanalytischen Behandlung der Psychose? Dies scheint eine schier unmögliche Vorstellung zu sein: eine historische Linie der Behandlungstechnik zu denken, in die wir uns einreihen können und an deren Beginn Freud steht – nicht der idealisierte bzw. abgewertete, nicht der phantasierte Freud, nicht die Projektionsfläche für allerlei Wünsche, Ängste und Aggressionen, sondern jener Freud, wie er sich uns offenbart, wenn wir einen Blick in sein Behandlungszimmer wagen.

Wir sind von einer – wenn auch sicherlich nicht vollständigen, so doch komplexen – Erfassung von Freuds Patient*innen, der jeweiligen Behandlungsdauer und den Umständen ihrer Behandlungen nicht mehr weit entfernt. Sowohl aus Freuds Texten und Briefen als auch aus einzelnen verschriftlichten Erinnerungen einzelner Patient*innen wie aus deren Biografien können wir Aufschluss über die Behandlungen gewinnen. Was, wenn wir die zahlreichen Informationen, die uns über Freuds unmittelbare Behandlungspraxis zur Verfügung stehen, nutzen würden, um unsere eigene Praxis zu reflektieren?

Es ist Freuds Behandlungspraxis der 1920er-Jahre, die den Rahmen für die genauere Untersuchung eines einzelnen Falles bildet. Ein Großteil von Freuds Praxis war zwischen 1920 und 1930 mit Analysen von Schülern und Schülerinnen aus den USA, Großbritannien, der Schweiz bzw. Frankreich abgedeckt, darüber hinaus blieben jeweils ein bzw. zwei Plätze für Patient*innen reserviert, die Freud aufsuchten, weil sie sich durch eine Analyse Linderung ihrer Leiden erhofften. Freud bezeichnete sie in seinen Briefen als »Vollpatienten«.

Viele der Patienten, die Freud zwischen 1920 und 1930 in Behandlung hatte, stammten aus reichen Verhältnissen, die meisten von ihnen waren US-Bürger: Louis Bieber war ein New Yorker Zahnarzt, Scofield Thayer, Carl Liebmann und William Blumenthal stammten aus Familien von US-amerikanischen Großunternehmern. Der aus Schweden stammende Johannes Ruths hatte aus eigenen Stücken ein industrielles Imperium geschaffen.

Es fällt auf, dass viele dieser Patient*innen eine Symptomatik aufwiesen, die mehr oder weniger von wahnhaften Gedanken geprägt war, und eine Zuordnung zum schizophrenen Formenkreis ist bei vielen der Patient*innen durchaus zu überlegen. Es stellt sich hier sogleich die Frage, ob Freud bewusst Personen ausgewählt hatte, von denen er wusste oder ahnte, dass sie psychotisch waren. Zumindest im Fall von Johannes Ruths, dem schwedischen Selfmade-Millionär, wusste er im Vorfeld der Analyse von dessen stationären Aufenthalten in psychiatrischen Krankenhäusern aufgrund psychotischer Episoden. An Eitingon, der Ruths überwiesen hatte, schrieb Freud unmittelbar vor Behandlungsbeginn: »Den Mann Ruths haben Sie gut vorbereitet, ein leichter Bissen wird er nicht sein, den wollt' ich auch einst haben« (Freud/Eitingon, 2004, 501 f.).

Es ist vor allem das Wissen über die Krankheitsverläufe nach den Behandlungen, welches uns Aufschluss gibt über Verlauf und Schweregrad der Erkrankungen: Bei Johannes Ruths traten nach der Beendigung der Analyse erneut psychotische Episoden auf, er verstarb Anfang der 1930er-Jahre im Zürcher Krankenhaus Burghölzli. Carl Liebmann war zeit seines restlichen Lebens Patient der Eliteklinik McLean in Boston, Scofield Thayer lebte betreut von einem Pflegeteam und bedurfte zeitlebens stationärer Behandlungen. Über William Blumenthal ist lediglich bekannt, dass er in einem Wiener Nobelhotel ein von der Umwelt isoliertes Leben führte und fast ausschließlich telefonisch mit der Außenwelt kommunizierte, bevor er 1942 in die USA zurückkehrte. Lediglich von Louis Bieber ist nichts über den Krankheitsverlauf nach seiner Analyse bei Freud bekannt.

Nachfolgend möchte ich die Behandlung von Scofield Thayer näher darstellen.

Scofield Thayer, geboren 1889, stammte aus einer sehr wohlhabenden Familie in Worchester, Massachusetts, wo sein Vater Edward D. Thayer Jr. Inhaber mehrerer Firmen war. Während der Studienzeit an der Harvard University lernte Scofield Thayer junge Literaten seiner Generation kennen, darunter auch E. E. Cummings. 1916 hatte Thayer geheiratet, doch bereits nach kurzer Zeit trennte sich das Paar und seine Frau begann eine Affäre mit Cummings. Thayer stand dieser Beziehung wohlwollend gegenüber und unterstützte das Paar finanziell, auch trug die dieser Beziehung entstammende Tochter zunächst Thayers Namen, bevor die Ehe geschieden wurde. 1919 kaufte Thayer gemeinsam mit seinem Studienkollegen James S. Watson die Kulturzeitschrift *The Dial* und beide wurden Herausgeber.

Thayer gehörte einer intellektuellen und künstlerischen New Yorker Avantgarde-Szene an, die sich u.a. auch für Psychoanalyse zu interessieren begonnen hatte. Bereits bevor Thayer als Herausgeber fungierte, waren in *The Dial* Rezensionen von einigen erstmals ins Englische übersetzten Texten Freuds veröffentlicht worden. Zu Thayers Boheme-Freunden zählte auch Freuds Neffe Edward Bernays, der später als Begründer der Public Relations Berühmtheit erlangte. Bernays war es, der für Thayer den Kontakt zu Sigmund Freud herstellte (vgl. Bernays, 1967, 186). Thayer hatte zunächst den Plan entwickelt, Freud zu bewegen, für einige Monate nach New York zu kommen, um dort Psychoanalysen durchzuführen – ein Plan, der bei Freud auf harsche Ablehnung stieß. Thayer entschloss sich daraufhin, selbst nach Wien zu kommen. Allerdings reduzierte sich seine Motivation nicht ausschließlich auf das Absolvieren einer Analyse bei Freud, es waren auch geschäftliche Interessen, die einen längeren Aufenthalt in Europa lukrativ erscheinen ließen: In den zwei Jahren, die Thayer in Wien verbrachte, knüpfte er Kontakte zu den bedeutendsten europäischen Literaten und veröffentlichte in seiner Zeitschrift Texte von Arthur Schnitzler, Hugo von Hofmannsthal, Thomas Mann oder T. S. Eliot und vielen anderen mehr.

Über Thayers Beweggründe, sich einer Analyse zu unterziehen, bzw. von seinem Leidensdruck können wir uns kein wirklich aufschlussreiches Bild machen: Zwar ist bekannt, dass er bereits in New York bei dem Psychiater Peirce Clark in Analyse gewesen war, jedoch gibt es kaum Hinweise auf psychische Leiden.

Die erste Tranche der Psychoanalyse

Thayers Psychoanalyse bei Freud hatte im Oktober 1921 begonnen. Thayer war zu diesem Zeitpunkt 31 und Freud 65 Jahre alt. Zu diesem Zeitpunkt bestand Freuds Patientenpool zum Großteil aus Mitgliedern der *New York Psychoanalytic Society.* Der Andrang an Schüler*innen, die bei Freud eine – heute würden wir sagen – »Lehranalyse« absolvieren wollten, war so groß, dass er beschloss, die Analysen von sechs auf fünf Stunden pro Woche zu reduzieren. Thayer erhielt den einzigen Platz als Nicht-Schüler – als »Vollpatient«, wie Freud es nannte.

Über die ersten Wochen der Behandlung können wir uns aus Sicht des Patienten ein Bild verschaffen. An einen Freund schrieb Thayer etwa drei Monate nach Beginn der Behandlung:

> Firstly, I was reminded by the speed with which he made his diagnosis of my case of your criticism to me of his apparently almost too immediately certain diagnosis of certain cases instanced by him in his most recent book. [...] Certainly, not only from conversations with Dr. Freud but also from my conversations with Dr. Clark, I have received more than once minor diagnoses which I did not at the time accept and which were afterward substantiated by further experience of my own. In the case of Dr. Clark my scepticism [sic!] was not often aroused, for the simple reason that Dr. Clark did not often make any statements of sufficient interest to arouse even scepticism. With Dr. Freud the exact contrary is the case. He bristles with the most startling and penetrating comments upon apparently superficially meaningless details in dreams, free associations, and daily experience. Therefore a natural sceptic like myself is constantly being jolted. [...] And in the essential foundation-lines of Dr. Freud's diagnosis of my neurosis – a diagnosis made during the first weeks of my stay in Vienna – I am not in agreement with him. As I have already been here for three months, this is certainly discouraging. Neither of us budges. (zit. nach Dempsey, 2014, 102)

Leider erwähnt Thayer hier nicht, welche Diagnose Freud ihm in den ersten Wochen seiner Analyse mitgeteilt hatte.

Und Freuds Perspektive auf die Behandlung?

Im dritten Heft des achten Jahrgangs (1922) der *Internationalen Zeitschrift für Psychoanalyse* war Freuds Aufsatz »Über einige neurotische Mechanismen bei Eifersucht, Paranoia und Homosexualität« (Freud, 1922b) erschienen, wo Freud anhand zweier Patienten mit »Eifersuchtsparanoia« bzw. »Paranoia persecutoria« die Entwicklung paranoischer Symptomatik als Resultat der Abwehr von homosexueller Objektbesetzung demonstrierte.

Wer der erste der beiden in diesem Text erwähnten Patienten war, ist klar zu entschlüsseln: Es handelte sich um den aus New York stammenden Zahnarzt Louis Bieber (May, 2007a, 606 f.; May, 2007b, 700).

Beim zweiten Fall beschreibt Freud einen jungen Mann mit Anzeichen von Verfolgungswahn:

> Mein zweiter Fall wäre wahrscheinlich ohne Analyse nicht als Paranoia persecutoria klassifiziert worden, aber ich mußte den jungen Mann als einen Kandidaten für diesen Krankheitsausgang auffassen. Es bestand bei ihm eine Ambivalenz im Verhältnis zum Vater von ganz außerordentlicher Spannweite. Er war einerseits der ausgesprochenste Rebell, der sich manifest in allen Stücken von den Wünschen und Idealen des Vaters weg entwickelt hatte, andererseits

> in tieferer Schicht noch immer der unterwürfigste Sohn, der nach dem Tode des Vaters sich in zärtlichem Schuldbewußtsein den Genuß des Weibes versagte. Seine realen Beziehungen zu Männern standen offenbar unter dem Zeichen des Mißtrauens; mit seinem starken Intellekte wußte er diese Einstellung zu rationalisieren und verstand es so einzurichten, daß er von Bekannten und Freunden betrogen und ausgebeutet wurde. Was ich Neues an ihm lernte, war, daß klassische Verfolgungsgedanken vorhanden sein können, ohne Glauben und Anwert zu finden. Sie blitzten während seiner Analyse gelegentlich auf, aber er legte ihnen keine Bedeutung bei und bespöttelte sie regelmäßig. Dies mag in vielen Fällen von Paranoia ähnlich vorkommen, und wenn eine solche Erkrankung losbricht, halten wir vielleicht die geäußerten Wahnideen für Neuproduktionen, während sie längst bestanden haben mögen. (Freud, 1922b, 201 f.)

Ob es sich bei diesem Patienten um Thayer handelt, lässt sich nicht ganz klären. Freuds Beschreibung trifft allerdings auffallend auf Scofield Thayer zu: Thayer war Anfang dreißig; dies mag Freuds Bezeichnung »junger Mann« entsprechen. Thayers Vater war gestorben, als er 17 Jahre alt war. Nachdem er bald nach der Eheschließung 1916 das Interesse an seiner Ehefrau verloren hatte, zog er in ein Haus, das als Herberge für Junggesellen bekannt war. Die Affäre seines Freundes E.E. Cummings mit seiner Ehefrau hatte er nicht nur aktiv befördert und unterstützt, das aus dieser Verbindung stammende Kind trug auch seinen Namen, bis die Ehe geschieden wurde. Das von Freud beschriebene Misstrauen gegenüber Männern war in der einige Jahre später zum Ausbruch kommenden Psychose zentral.

Wenn es sich bei dem hier beschriebenen Patienten tatsächlich um Scofield Thayer gehandelt hat, stehen uns wichtige Informationen zu Thayers Symptomatik zur Verfügung: Der beschriebene Patient hatte »gelegentlich aufblitzende Verfolgungsgedanken«, »ohne Glauben und Anwert zu finden«. Diese Gedanken waren nicht einer Reflexion zugänglich, meint Freud hier, weil sie den Charakter von »Wahnideen« hatten, die ins Reden kamen, ohne dass der Patient Einsicht in sie erlangen konnte.

Vermochte aber Freud Thayer in den ersten Sitzungen tatsächlich die Diagnose »Paranoia persecutoria« (englisch: »Persecutory Delusion«; deutsch: »Verfolgungswahn«) genannt haben?

Über den weiteren Verlauf der Analyse berichtete Thayer an seine Freundin Alyse Gregory:

> Speaking of the doctor I might mention that he and I thanks to our »good« recent dreams and rather agreeable recent remarks of his own are to each other somewhat reconciled. We talked things over from the practical point of view yesterday and he now gives on record his feeling that we are making some advances and is hoping that in time we may get somewhere. (Beam, 2001, 103)

Und im April 1922 schrieb er an seinen Geschäfts- und Finanzberater Hermann Ricius: »To date I find no benefit from my cure in Vienna, but the great physician remains firm in his diagnosis and asserts that anybody less contentious than myself would have been cured and have left Vienna months ago.« (Brief an Hermann Riccius, 17. April 1922; zit. nach Rewald, 2018, 33)

Im ersten Heft der *Internationalen Zeitschrift für Psychoanalyse* 1924 war Freuds Text »Neurose und Psychose« erschienen – ein weiterer Text, in dem sich Freud mit der Frage der Strukturierung der Psychose auseinandersetzte und der direkt an den zwei Jahre zuvor erschienenen Artikel »Über einige neurotische Mechanismen bei Eifersucht, Paranoia und Homosexualität« anschloss. Es stellt sich die Frage, inwiefern Freud hier seine Erfahrungen aus der Analyse mit Thayer verarbeitet hatte.

Freud versucht in diesem Text eine Differenzierung von Neurose und Psychose herauszuarbeiten: »Die Neurose sei der Erfolg eines Konfliktes zwischen dem Ich und seinem Es, die Psychose aber der analoge Ausgang einer solchen Störung in den Beziehungen zwischen Ich und Außenwelt.« (Freud, 1924b, 387) Und erläuternd führt er aus:

> Über die Genese der Wahnbildungen haben uns einige Analysen gelehrt, daß der Wahn wie ein aufgesetzter Fleck dort gefunden wird, wo ursprünglich ein Einriß in der Beziehung des Ichs zur Außenwelt entstanden war. Wenn die Bedingung des Konflikts mit der Außenwelt nicht noch weit auffälliger ist, als wir sie jetzt erkennen, so hat dies seinen Grund in der Tatsache, daß im Krankheitsbild der Psychose die Erscheinungen des pathogenen Vorgangs oft von denen eines Heilungs- oder Rekonstruktionsversuches überdeckt werden. (a. a. O., 389)

Es fällt auf, dass Freud hier von »einigen Analysen« spricht, aus denen er über die »Genese der Wahnbildungen« gelernt hatte. Dass er sich auf die wenige Zeit zurückliegenden Behandlungen von Louis Bieber und Scofield Thayer bezieht, scheint evident.

Die zwei Jahre zuvor beschriebenen »gelegentlich aufblitzenden Verfolgungsgedanken«, die »längst bestanden haben mögen«, bevor »eine solche Erkrankung losbricht« (Freud, 1922b, 201 f.). und in deren Bedeutung der Patient keine Einsicht gezeigt habe, ergänzt Freud hier mit theoretischen Überlegungen. Die wahnhaft paranoiden Vorstellungen Thayers gegenüber Personen aus seinem Umfeld verweisen auf den von Freud ausgeführten »Einriss in der Beziehung des Ichs zur Außenwelt«, dessen pathogene Kraft im Alltag verdeckt, aber nicht unbemerkt bleibt. Die Erscheinungsform der Psychose, die Freud hier beschreibt, bei der sich der Wahn als Symptom zwar zeigt, es jedoch nicht zum Ausbruch der Psychose kommt, wurde später u.a. von Jean-Luc Donnet und André Green als *psychose blanche* (weiße Psychose) (Donnet/Green, 1973) oder von Jacques-Alain Miller in Anlehnung an Lacan als *psychose ordinaire* (gewöhnliche Psychose) (Miller et al., 1999) konzeptualisiert.

Zurück zu Thayers Behandlung:

Die erste Tranche der Analyse dauerte zwei Jahre. Thayer hatte sich in dieser Zeit in Wien nicht nur mit Arthur Schnitzler befreundet oder Hugo von Hofmannsthal dazu bewegen können, in *The Dial* einen Text über Sigmund Freud zu publizieren, er hatte auch zahlreiche Bilder von Schiele, Klimt und Kokoschka gekauft, die heute Teil der Sammlung des Metropolitan Museum of Art in New York sind.

Im Juni 1923 wurde die Analyse beendet und Thayer reiste zurück nach New York. Während Freud durchaus einen Fortschritt bemerken konnte, beurteilte sein Freund E.E.

Cummings Thayers psychischen Zustand nach dessen Rückkehr als »zunehmend paranoid« (Sawyer-Lauçanno, 2004, 222).

Wiederum zwei Jahre später wendete sich Scofield Thayer erneut an Freud mit der Bitte um Fortsetzung der Behandlung. Thayer lebte zu diesem Zeitpunkt in Berlin und Freud hatte zunächst Heinz Hartmann gebeten, Thayer dort zu konsultieren. »I have had a nerve specialist up from Vienna«, schrieb Thayer an seine Vertraute Alyce Gregory über seine Begegnung mit Hartmann. »Half the people about me think me already insane. The nerve-specialist wants me to go to a ›sanatorium‹.« (Brief an Alyse Gregory, zit. nach Dempsey, 2014, 160)

Da Freud nach der Sommerpause 1925 unerwartet mehrere Patient*innen verloren hatte, konnte er Thayer erneut einen Analyseplatz anbieten. Im Dezember 1925 kam Thayer nach Wien und trat mit Freud in Kontakt. Eine Fortführung der Analyse war jedoch offensichtlich aufgrund der Verschlechterung seiner psychischen Befindlichkeit nicht zustande gekommen. Vor allem dürften sich paranoide Vorstellungen verstärkt haben, verschiedene Männer in seinem Umkreis könnten ihn schädigen. Im Februar 1926 reiste Thayer aus Wien ab, blieb aber noch ein Jahr in Europa, bevor er wieder in die USA zurückkehrte. In diesem Jahr trat er auch als Herausgeber der Zeitschrift *The Dial* zurück.

Über Thayers weiteren Lebensweg stehen nur wenige Informationen zur Verfügung; seine Familie war bemüht, ihn von der Außenwelt abzuschirmen und zu schützen. In der Beinecke Library der Yale University befindet sich allerdings ein umfangreicher Nachlass, in dem auch einige Briefe von Freud zu finden sind. In dem mir derzeit zur Verfügung stehenden Material lassen sich keine Hinweise auf eine eindeutige psychiatrische Diagnose finden. Es ist jedoch davon auszugehen, dass sich die paranoide Symptomatik mehr und mehr chronifiziert hatte, sodass Thayer fortan abgeschirmt von der Öffentlichkeit und umgeben von einem Pflegeteam sechs Jahrzehnte lang bis zu seinem Tod 1982 in diversen Hotels und Sanatorien lebte. Immer wieder war er auch längerfristig in stationärer Behandlung aufgenommen worden, etwa in der McLean-Klinik in Boston (vgl. Beam, 2001, 104f.).

Schluss

Welchen Profit können wir aus dem Wissen um die Patient*innen Freuds und aus deren Analysen gewinnen?

Zum einen erhellt sich uns das von Freud postulierte Junktim von Forschen und Heilen anhand jener drei Texte, die er zu Beginn der 1920er-Jahre zur Psychose geschrieben hatte, in denen reale Behandlungen ihn zum neuerlichen Überdenken der Konzeption psychoanalytischer Psychosetheorie angeregt hatten.

Zum anderen können zeithistorische Verknüpfungen zwischen der Entwicklung der Psychoanalyse und im Fall von Scofield Thayer zur literarischen Moderne in neuem Licht betrachtet werden.

Nicht zuletzt können wir erneut einsehen, dass wir nicht die Ersten sind, die sich die Frage nach dem Nutzen von Psychosebehandlungen stellen. Nicht nur bei der Frage der Spezifität der psychoanalytischen Behandlungstechnik in Bezug auf die Psychosen entsteht der Eindruck, dass wir vermeinen, uns vor die Aufgabe gestellt zu sehen, das Rad immer wieder von Neuem erfinden zu müssen. Sich in eine Tradition psychoanalytischer Behandlungstechnik zu stellen, muss allerdings nicht unbedingt bedeuten, es so zu machen wie die Alten, metaphorisch gesprochen: »Asche anzubeten«. Wir können Freuds Behandlungspraxis kritisch reflektieren, um die Frage der Behandlungstechnik bezüglich der Psychosen auszuloten. Wir dürfen jedoch nicht enttäuscht sein, wenn wir hier kein Technik-Manual vorfinden. Die »Weitergabe des Feuers« lebt vom kritischen Erwerb des Erbes, nicht von der Identifizierung mit der idealisierten Größe alter Meister.

Literatur

Augusta, G. (2021): Sigmund Freud und die psychoanalytische Behandlung von Psychosen: Überlegungen zur Diskrepanz zwischen Behandlungsanweisungen und angewandter Praxis. *Psyche – Z. Psychoanal.* 75, 67–96.

Beam, A. (2001): *Gracefully Insane. Life and Death Inside America's Premier Mental Hospital.* New York: Public Affairs.

Bernays, E. (1967): *Biographie einer Idee. Die hohe Schule der PR. Lebenserinnerungen.* Düsseldorf, Wien: Econ.

Dempsey, J. (2014): *The Tortured Life of Scofield Thayer.* Gainesville: University Press of Florida.

Donnet, J.-L./Green, A. (1973): *L'Enfant de Ça. Psychanalyse d'un entretien: La Psychose Blanche.* Paris: Minuit.

Freud, S. (1922b): *Über einige neurotische Mechanismen bei Eifersucht, Paranoia und Homosexualität.* GW XIII, 195–207.

Freud, S. (1924b): *Neurose und Psychose.* GW XIII, 387–391.

Freud, S./Eitingon, M. (2004): *Briefwechsel 1906–1939*, hg. v. Schröter, M. Tübingen: edition diskord.

May, U. (2007a): Neunzehn Patienten in Analyse bei Freud (1910–1920). Teil I: Zur Dauer von Freuds Analysen. *Psyche – Z. Psychoanal.* 61, 590–625.

May, U. (2007b): Neunzehn Patienten in Analyse bei Freud (1910–1920). Teil II: Zur Frequenz von Freuds Analysen. *Psyche – Z. Psychoanal.* 61, 686–709.

Miller, J.-A. et al. (1999): *La Psychose Ordinaire. La Convention d'Antibes.* Paris: Navarin Editeur, 2018.

Rewald, S. (2018): Collecting with Lightning Speed. Scofield Thayer in Europe, 1921–1923, in: Rewald, S./Dempsey, J. (Hg.): *Obsession. Nudes by Klimt, Schiele and Picasso from the Scofield Thayer Collection.* New Haven, London: Yale University Press, 32–119.

Sawyer-Lauçanno, Ch. (2004): *E.E. Cummings. A Biography.* Naperville, Illinois: Sourcebooks.

Zur Unterscheidung von psychotischen und nicht-psychotischen Träumen

Uta Karacaoğlan

Find out all about dreams and you will have found out all about insanity.
Hughlings Jackson, zit. nach Freud, 1900a, 574

Gibt es psychotische Träume (Karacaoğlan, 2021)? Und wie unterscheiden sie sich von neurotischen Träumen? Ausgehend von Wilfred Bions Theorien zur Traumfunktion (1962, 1992) und Unterscheidung der psychotischen und nicht-psychotischen Persönlichkeit (1957) werden diese Fragen untersucht. Bion erklärt überzeugend und im Einklang mit der klinischen Erfahrung, dass träumen – und schlafen – nicht mit akuter Psychose vereinbar ist (Bion, 1958; Capozzi/De Masi, 2001). Das psychotische Erleben, sei es wahnhaft oder halluzinatorisch, stellt den Ersatz für einen Traum dar, der nicht geträumt werden konnte (Racamier, 1976). Es ist daher anzunehmen, dass bei jeder Produktion von Nachtträumen ein nicht-psychotischer Persönlichkeitsanteil beteiligt ist.

Wie hinlänglich bekannt, hat Bion (1962) ausgehend von der Idee der von ihm so genannten »Dream-work-alpha« (1992) die Theorie des Träumens gegensätzlich zu Freud im Sinne einer Alpha-Funktion konzeptualisiert, die während Schlaf- und Wachzustand gleichermaßen aktiv ist. In Bions (1962) Worten:

> Wenn der Patient seine emotionalen Erfahrungen nicht in Alpha-Elemente umwandeln kann, kann er nicht träumen. Die Alpha-Funktion wandelt Sinneseindrücke in Alpha-Elemente um, die den visuellen Bildern ähneln, mit denen wir im Traum vertraut sind, und die sogar mit ihnen identisch sein können, d.h. mit den Elementen, die nach Freud ihren latenten Inhalt preisgeben, wenn der Analytiker sie interpretiert hat. Freud zeigte, dass eine der Funktionen des Traums darin besteht, den Schlaf zu erhalten. Das Versagen der Alpha-Funktion bedeutet, dass der Patient nicht träumen und daher nicht schlafen kann. (Kap. 3, 7)

In dieser Theorie von Bion arbeitet entweder die Alpha-Funktion ausreichend gut, Traumbilder werden in Form von Alpha-Elementen generiert und bilden die Kontaktschranke, sodass bewusstes von unbewusstem Erleben getrennt bleibt und das von ihm so genannte binokulare Sehen möglich ist, oder sie funktioniert unzureichend, dann werden Beta-Elemente nicht verstoffwechselt, sondern müssen ausgeschieden, halluziniert oder akkumuliert werden, was der psychotischen Verfassung entspricht.

In Bions Theorie gibt es allerdings auch Träume, die keine wirklichen, von der Alpha-Funktion hervorgebrachten Träume sind, sondern nur Bilder, die unverwertbare Beta-Elemente darstellen und nicht eine unbewusste Verarbeitung emotionaler Probleme bewirken. Thomas Ogden (2003) hat sich mit diesen »Nicht-Träumen« befasst:

> Nicht alle psychischen Ereignisse, die im Schlaf auftreten, [...] verdienen die Bezeichnung »Traum«. Zu den psychologischen Ereignissen im Schlaf, die wie Träume erscheinen, aber keine Träume sind, gehören »Träume«, zu denen keine Assoziationen hergestellt werden können, Halluzinationen im Schlaf, die sich wiederholenden (unveränderlichen) »Träume« von Menschen, die an traumatischen Neurosen leiden, und bildlose »Träume«, die nur aus einem intensiven Gefühlszustand oder einer Muskelaktion im Schlaf bestehen. Auch wenn diese Phänomene im Schlaf als Träume erscheinen mögen, so beinhalten sie doch keine unbewusste psychologische Arbeit. [...] Man kann ein Leben lang halluzinieren, ohne dass dabei auch nur das Geringste an psychologischer Arbeit geleistet wird. Für [meine (also Ogdens; U.K.) Interpretation von] Bion muss das Träumen, wenn es diesen Namen verdienen soll, unbewusste psychologische Arbeit beinhalten. (Ogden, 2003, 18 f.)

John Schneider (2010) kommt in Anlehnung an Bions und Ogdens Überlegungen zu dem Ergebnis, dass Träume grundsätzlich »psychological works in progress« sind und daher häufig Elemente enthalten, die der Träumer nicht träumen kann, weil die emotionale Belastung zu groß wäre. Schneider nimmt an, dass es in jedem Traum einen psychotischen und einen nicht-psychotischen Teil gibt:

> Der nicht-psychotische Teil [des Traums; U.K.] erzählt uns, was der Patient weiß (in der Lage ist zu denken oder zu denken beginnt), während der psychotische Teil uns präsentiert, was der Patient nicht zu denken vermag. Letzteres ist der Teil des Traums, den der Patient nicht zu träumen vermag und der so etwas wie eine visuelle Halluzination im Schlaf darstellt. (Schneider, 2010, 538)

Dies steht in Einklang mit der Vorstellung von Bion (1957), wie Ogden (2003) sie schon zusammengefasst hat:

> Es gibt immer psychotische und nicht-psychotische Teile der Persönlichkeit. Folglich wird die Unfähigkeit eines Patienten zu träumen (die ein Spiegelbild des psychotischen Teils der Persönlichkeit ist) in jedem Fall bis zu einem gewissen Grad von einem nicht-psychotischen Teil der Persönlichkeit begleitet, der zur Alpha-Funktion fähig ist und folglich in der Lage ist, bewusste Gedanken, Traumgedanken und unbewusstes Denken zu produzieren, während die Person wach ist. (Ogden, 2003, 18)

Es träumen also immer ein psychotischer und ein nicht-psychotischer Teil der Persönlichkeit gemeinsam, sodass Träume eine Mischung von beiden darstellen.

Doch ist die Sache tatsächlich so klar?

Denn psychotisches Denken – Denken bedeutet ja nach Bion denken und fühlen – besteht nicht nur aus Halluzinationen (Bion, 1958), sprich: ausgestoßenen Beta-Elementen oder bizarren Objekten, sondern in erster Linie aus Wahn*gedanken*! Und nicht nur das, der Wahn – nicht die Halluzination – ist als das Paradigma der Psychose anzusehen (Nastasi, 2021; Nacht/Racamier, 1958). Wahngedanken werden auch geträumt, sie werden komplex ausgestaltet und haben hohe emotionale Bedeutung. Was also ist ein psychotischer Gedanke und wodurch wird er hervorgebracht, wenn nicht durch die Alpha-Funktion?

Und so stellt sich nach wie vor die Frage, woran man psychotische Träume erkennen kann, die bei ausreichend funktionierender Traum- und also Alpha-Funktion geträumt werden, also von Menschen, die schlafen und denken können, Nachtträume haben und klinisch nicht akut psychotisch sind? Anders gesagt: Woran erkennt man das psychotische Denken im Traum?

Antoine Nastasi (2021, 233 f.) überlegt, ob die Frage nach der Existenz psychotischer Träume nicht eher lauten müsse: »Gibt es Träume, die von Wahn gefärbt sind?« bzw. »Gibt es Übergänge zwischen Traum und Wahn?« Er kommt zu dem Schluss, dass die Übertragung ein solcher Übergangsort ist, denn der Wahn verändere durch die Übertragung seine Verfassung in Richtung des Traums. Durch die Übertragung forme sich eine Durchlässigkeit zwischen dem Körper und dem Ich, wodurch die Träume entstehen, so Nastasi weiter. Der Wahn in seiner starren und unwiderlegbaren Auslegung der eigenen Geschichte, der Interpretation von Sinnesdaten und Emotionen kann im Rahmen der Übertragungsbeziehung einen Zugang zu den vielfältigen und ungewissen Spielarten des Traums finden. Nastasi verweist in seiner Bemerkung über die Durchlässigkeit zwischen dem Körper und dem Ich auf einen Faktor, der in der Theorie und Behandlungstechnik von Psychosen einen entscheidenden Punkt darstellt, sprich: die Bedeutung des Körpers.

Die Bedeutung des Körpers

Verschiedene Autoren haben die Bedeutung des konkreten Körpers in der Entwicklung der Psyche hervorgehoben. Dabei möchte ich besonders auf Riccardo Lombardi (2017) Bezug nehmen, der sich in seinen Arbeiten auf Armando Ferrari (2004) bezieht und die Dissoziation vom Körper als eine Voraussetzung für die Psychose ansieht. Der Körper hat in Lombardis Sicht (2023) einen eigenen epistemologischen Status, er ist eine faktische Realität mit einer eigenen, autonomen Existenz und ist ein starker Träger des Realitätsprinzips (Freud, 1911b). Der Körper stellt sozusagen das Bindeglied zwischen dem Konkreten und dem Metaphorischen her, durch ihn sind beide Bereiche miteinander verbunden. Anders gesagt, der reale, konkrete (Ferrari, 2004) Körper stellt die Grundlage aller Beziehungen des Menschen zu sich selbst, zu den Objekten, zur Welt und zur Realität dar. Er kann als konkretes (Ferrari nennt es »originales«) Objekt und nicht als introjiziertes Objekt betrachtet werden, sondern als ein Kern, der vor jeder

Art von Introjektion existiert, eine »ursprüngliche Matrix der Körperlichkeit, die durch Empfindungen und Emotionen zum Ausdruck kommt« (vgl. Ferrari, 2004, 16). Indem Ferrari vom Körper als dem ersten Objekt spricht, stellt er die objektbeziehungstheoretische Ausrichtung der zeitgenössischen Psychoanalyse infrage. Er setzt »kühn den ›aufwühlenden‹ Körper als erstes Objekt […] und nicht die Mutter/den Anderen« (Flanders, 2016, 58). Diejenigen Konzeptualisierungen (u.a. Aulagnier, 1979; Ferrari, 2004; Karacaoğlan/Stoupel, 2022; Karacaoğlan/Lombardi, 2018; Lombardi, 2017; Pankow, 1962, 1974; Sami-Ali, 1969), die gleichzeitig und parallel zur Annahme unbewusster Phantasien den realen, konkreten, begrenzten, objektalen, einen (drei-)dimensionalen Raum einnehmenden Körper mitdenken, ermöglichen einen anderen behandlungstechnischen Zugang insbesondere zu psychotischen Patienten/Patientinnen.

Körperlich-physiologisch gibt es grundlegende Unterschiede zwischen Schlaf- und Wachtraum, wie z.B. im Schlaf den REM-Schlaf, die Veränderungen der Motorik, des Muskeltonus, der Körpertemperatur etc., und so muss es zusätzlich zu einer am Tag und in der Nacht gleichermaßen aktiven Traumfunktion, wie Bion sie postuliert, Unterschiede zwischen beiden Verfassungen – und somit auch Funktionen – geben. Gleichzeitig scheint die nächtliche Traumfunktion, die typischerweise im von einer Lähmung der motorischen Aktivität begleiteten REM-Schlaf auftritt, in psychotischen Verfassungen verändert zu sein. Lewin (1949) beispielsweise schildert in seiner Arbeit über *Mania and Sleep* den Fall einer manischen Patientin, die wiederholt visuell leere Träume hatte, die jeweils mit einem körperlichen Orgasmus einhergingen und von hypomanischen Zuständen begleitet wurden. Oder Robert Fliess (1973), der meint, dass der Körper als Container zur Verfügung stehen muss, um träumen zu können. So schließen sich nach seiner Erfahrung z.B. nächtliche Inkontinenz und Träume aus. Ein unbewusstes, permanent stattfindendes Monitoring der Körperzustände beschäftigt (immer) die Träume. Freud (1900a) interpretierte körperliche Wahrnehmungen, wie z.B. den nächtlichen Harndrang, eher als Ausdruck einer körperlichen Reaktion auf ein psychisches Triebgeschehen, doch ich denke, man muss sich dies eher als bidirektionalen Vorgang vorstellen: Traumbilder und Traumgedanken orientieren sich, implizit oder explizit, am Körper als zugrunde liegendem Koordinatensystem, die Alpha-Funktion, ob im Wachen oder im Schlaf, ist gefärbt vom Körper und seinen Verfassungen.

Dazu eine klinische Beobachtung: Herr O, zum Zeitpunkt der Behandlung 20 Jahre alt, nässt seit der Latenz durchgehend jede Nacht ein, ohne davon aufzuwachen. *Immer* ist sein Schlaf tief und traumlos. Herr O versucht, keinen Gedanken emotional zu besetzen und so jede Art von Objektbesetzung zu vermeiden. Er leidet an einer Störung der Alpha-Funktion, ohne dass sein Schlaf – bei obligatorischem Einnässen – beeinträchtigt ist! Herr O lebt seit Jahren sehr isoliert, er versucht zudem, alle seine Sinneseindrücke zu minimieren oder abzuschalten. Zum Beispiel benutzt er trotz starker Kurzsichtigkeit keine Brille, um nichts erkennen zu müssen. Als in der fünften Sitzung deutlich wird, dass er mich noch keinmal hat erkennen können, sagt er: »Meine Sehkraft reicht mir.« Er hat seinen Geschmackssinn durch sehr scharfes Essen abgetötet, sodass ihm einerlei ist, was er isst. Sein Zimmer ist gefüllt mit stinkenden Müllbergen, durch die er waten muss – wie ins Bild gesetzte Beta-Elemente. Das macht ihm jedoch nichts aus, da er seinen Geruchssinn ausgeschaltet hat. Als Herr O in der zwölften Sitzung zum ersten Mal nicht mehr verhindern kann, dass er emotional berührt ist, bricht er die Behandlung ab. Herr O ist ein Beispiel für jemanden, der es sozusagen perfektioniert hat, Wahrnehmungen abzuschalten, der trotzdem gut schläft, klinisch nicht paranoid-halluzinatorisch, akut psychotisch ist (oder jemals war) und der sich nie an Träume erinnern kann. Traumarbeit hat er durch konkrete körperliche Abfuhr ersetzt.

Neben dem Körper als konkretem Objekt, wie es Ferrari konzeptualisiert hat, taucht der Körper bzw. das Bild des Körpers in der bewussten und unbewussten Phantasie auf. Schilder (1935; 1942) spricht vom »Körperbild«, das er folgendermaßen definiert: »Das Körperbild ist das Bild unseres eigenen Körpers, wie wir ihn wahrnehmen und wie wir ihn uns vorstellen« (1942, 113). Er hat sich ebenfalls mit dem Auftauchen des Körpers im Traum beschäftigt:

> Nach meiner allgemeinen Erfahrung haben Körperbildverzerrungen, die in Träumen mit manifestem Inhalt auftauchen, eine grundlegende Bedeutung für die Trauminterpretation. Sie stehen im Zusammenhang mit frühkindlichen Einstellungen zum Körper. Die Grenze zwischen manifestem und latentem Inhalt des Traums in Bezug auf das Körperbild ist nicht immer leicht zu ziehen. (a.a.O., 120)

Schilder stellte diverse Fragen zur Bedeutung des Körperbilds im Traum, die er selbst zu Lebzeiten nicht beantworten konnte. Auch stellte er keine explizite Verbindung zwischen der Psychose und dem Vorkommen des Körpers im Traum her.

Im Gegensatz dazu verwendet Gisela Pankow (1962, 1974) in ihrer Konzeptualisierung von Psychose den Begriff des Körperbilds, wenn auch anders nuanciert als Schilder, und nutzt das Körperbild im bewussten wie unbewussten Material ihrer psychotischen Patienten/Patientinnen. Dabei stellt sie ihre – ebenfalls nicht objektbeziehungstheoretisch ausgerichtete – Vorgehensweise folgendermaßen dar:

> Im Gegensatz zur klassischen Neurosentechnik gehe ich nicht von den Objektrelationen aus und greife auch nicht mit Interpretationen in die Konflikte der mitmenschlichen Beziehungen ein. Es geht mir zunächst darum, dem Patienten einen Leib zu geben, den er bewohnen kann. Dazu gehört, daß Bruchstellen im Körperbild durchgearbeitet werden, so wie ich sie jetzt – ohne theoretische Vorbereitungen – aus der Begegnung mit dem Kranken herausarbeiten möchte. (Pankow, 1962, 443)

Pankow unterscheidet zwei von ihr so genannte Grundfunktionen des Körperbildes. Die erste Grundfunktion, die sie der schizophrenen Störung zuordnet, betrifft die räumliche Ordnung und unterscheidet von der Form her die Beziehungen bzw., wie sie es nennt, die Dialektik zwischen dem Teil und dem Ganzen. Wenn z. B. der Körper im unbewussten Bild ganz konkret mit einer anderen Person vermischt wird, ist die einheitliche räumliche Vorstellung des Körpers nicht mehr gegeben. In der Schizophrenie ist diese erste

Grundfunktion des Körperbildes, die sogenannte Formfunktion, betroffen oder zerstört und der an einer Psychose erkrankte Mensch erleidet einen Bruch in der räumlichen Welt, sein Körper ist kein intaktes Ganzes mehr. So kann z.B. ein Teil des Körpers abgetrennt und zu einem eigenständigen Ganzen mit einer völlig anderen Bedeutung werden. Auch Pankow (1974) zitiert den Traum einer Patientin, in dem ein hungriger Mann sein Bein abhackt und in den Kühlschrank legt. Das Bein verselbständigt sich zu einem neuen Ganzen, es bedeutet jetzt Nahrung für den Mann und ist für seinen lebendigen Körper unerreichbar geworden. Brüche im Körperbild können auch zu Entgrenzungen und Vermischungen führen, wobei die Körpergrenzen fließend oder durchlässig werden: Ein Patient malt sich als einen Baumleib, als einen im Nirgendwo schwebenden, liegenden Körper, durch dessen Mitte ein riesiger Baum ragt, dessen Wurzeln unterhalb und dessen Krone oberhalb des Körpers auslaufen. In der Therapie geht es darum, dass diese Menschen ihr »auslaufendes« Körperbild wieder zusammenfügen, d.h., ihre Körpergrenzen anerkennen, ihre Leiblichkeit annehmen können. Oder in den Worten von Pankow (1962, 460): »Indem wir vom *Körperbild* ausgehen, versuchen wir zunächst zu erfassen, wie der Kranke in seinem Leibe lebt. Eine Durcharbeitung der mitmenschlichen Beziehungen und ihrer Konflikte hat erst dann Sinn, wenn ein psychotischer Patient seinen Leib in seinen *Grenzen* bewohnen kann.« Anders gesagt, solange der Leib keine erkennbare Form oder Grenze hat, hat dies eine unmittelbare Auswirkung auf die psychische Verfassung: Solange man sich nicht als eigene Einheit mit einer nach außen umschließenden Hülle sehen kann, sind Eigenhaftigkeit, Eigeninitiative, Wünsche und – allgemeiner gesprochen – der Lebenstrieb blockiert und stehen nicht zur Entwicklung und zum Lernen aus Erfahrung zur Verfügung.

Halten wir fest: Akute Psychose schließt schlafen und träumen aus. Träume, die im Schlaf auftreten, setzen ein Mindestmaß an Umwandlungsprozess im Sinne der Alpha-Funktion voraus, dies ist dem nicht-psychotischen Persönlichkeitsanteil zuzuschreiben. Trotzdem können Träume im Schlaf psychotische Wahngedanken oder in Form von sogenannten »Nicht-Träumen« Halluzinationen verbildlichen. Der Körper ist die implizite oder explizite Grundlage des Koordinatensystems, in dem Träume sich abspielen, und so überschneiden sich Körper, Traum und Psychose.

Eine Theorie über psychotische Träume muss daher in einer Weise gedacht werden, die den Körper einbezieht. In Zusammenführung der Gedanken, dass psychotische Verfassung auf einer Störung des Körperbezugs beruht und dass es eine enge Verbindung zwischen Traum und Körper gibt, ergibt sich der Schluss, dass die Verarbeitung des Körpers und des Körperbildes im Traum Aufschluss geben kann über die psychotischen oder nicht-psychotischen Persönlichkeitsanteile des Träumenden bzw. ergibt sich die Frage, ob es sich um psychotische oder nicht-psychotische Träume handelt. Die klinische Relevanz dieser Erkenntnis besteht darin, dass sie erkennen lässt, wie stabil der/die Patient/Patientin zum jeweiligen Zeitpunkt ist. Dies führt zu Konsequenzen in Bezug auf die Behandlungstechnik.

Psychotische Träume?

Im Folgenden werden zunächst anhand eines Gegenübertragungstraums von Donald Winnicott (1949) und anschließend ausgehend von Material aus psychoanalytischen Behandlungen mit Patienten/Patientinnen, die unter psychotischen Störungen leiden, die obigen Gedanken erörtert.

Winnicott beschreibt in *Haß in der Gegenübertragung* (1949) eine klinische Situation von drohender innerer Überforderung: Eine psychotische Patientin bereitet ihm große Schwierigkeiten, die an einem bestimmten Punkt kulminieren. Winnicott hat jetzt einen – wie er es bezeichnet – »heilenden« Traum, wir würden heute sagen: einen Gegenübertragungstraum, der dazu führt, dass die Schwierigkeiten mit der Patientin sich auflösen. Im ersten Teil des in einem Theater angesiedelten Traums befürchtet er, von oben auf das Parkett herabschauend, einen Körperteil zu verlieren. Im zweiten Teil sitzt er unten im Parkett des Theaters und fühlte sich mit dem Schauspiel auf der Bühne verbunden. Jetzt bekommt er Angst und »wusste […] plötzlich, dass sein Körper überhaupt keine rechte Seite hatte« (Winnicott, 1949, 71).

Winnicott interpretiert selbst: Der erste Traumteil verweise auf eine »gewöhnliche« Kastrationsangst, die er auf seine anderen, neurotischen Patienten beziehe, und der zweite Teil zeige eine psychotische Angst, die die Beziehung zu eben dieser psychotischen Patientin repräsentiere. Diese Frau fordere von ihm, »keine Beziehung zu ihrem Körper zu haben, nicht einmal in der Vorstellung; es gab keinen Körper und wenn sie überhaupt existierte, konnte sie sich nur als einen denkenden Geist empfinden« (ebd.). Quasi im Vorbeigehen und mit größter Selbstverständlichkeit nimmt Winnicott intuitiv die erst Jahrzehnte später entwickelten Konzepte der Bedeutung der Zerstörung des unbewussten Körperbildes von Pankow (1962; 1974) oder der Körper-Seele-Dissoziation von Lombardi (2017; deutsch 2022) vorweg.

Doch ist dieser Traum von Winnicott nun ein psychotischer Traum?

Wenn wir uns den Traum näher ansehen, so zeigt er eine Handlung. Die Szene spielt im Theater, es findet eine Progression statt, in der Art, dass eine zunehmende Auflösung des Körperbildes eintritt. Es entsteht das Bild einer Angst, die Winnicott als psychotisch bezeichnet und die eine andere Qualität hat, als er es normalerweise kennt. Nun ist Winnicott augenscheinlich nicht in akut psychotischer Verfassung, er kann schlafen, träumen und nachdenken. Im Gegenteil ermöglicht der Traum es ihm, Gefühle zu prozessieren, die ihn zuvor überwältigt haben. Hatte also Winnicotts psychotischer Persönlichkeitsanteil diesen Traum geträumt? Oder war es gerade umgekehrt, dass sein neurotisch strukturiertes Ich in Form des Traums das psychotische Erleben repräsentiert, sodass es dadurch denkbar und integrierbar wird? Ich würde vermuten, letzteres ist der Fall, denn die psychotische Auflösung seines Köpers ist im Traum eingebettet in eine Choreografie, die eine Struktur aufweist und Konturen hat. Es ist, als ob er unbewusst die psychotische Angst »auf die Bühne holt«, dadurch begrenzt und aushaltbar macht. Ich würde diesen Gegenübertragungstraum von Winnicott also als einen überwiegend neurotischen Traum einstufen, der einen psychotischen Kern umrahmt.

Wir können den Traum als einen verstehen, der Winnicotts Resonanz auf seine psychotische Patientin präsentiert. Das Fehlen der Körperhälfte zeigt unbewusst die Leerstelle in der Repräsentation, den bildlosen Schrecken sozusagen als Korrelat eines namenlosen Schreckens.

Aber wie verhält es sich mit folgendem Traum?

Frau L ist in latent psychotischer Verfassung, in der Vergangenheit gab es mehrere akut psychotische, paranoid-halluzinatorische Episoden von größter Zerstörungskraft. Zu Beginn der analytischen Behandlung ist keinerlei Abstand in der Übertragungsbeziehung repräsentierbar, weder von Frau L noch von mir (Karacaoğlan/Stoupel, 2022). Sie wird jetzt – trotz fortlaufender neuroleptischer Medikation – präpsychotisch, ist unruhig, sieht geheime Zeichen wie vor Beginn der letzten akuten Episode, erhält »Hinweise« von Nachbarn, beginnt, an diverse Menschen Nachrichten mit obskurem Inhalt zu schreiben. Frau L sieht in ihrem unerfüllten Kinderwunsch den allumfassenden Auslöser ihrer Erkrankung. Sie ist von diesem Thema quasi ausgefüllt und lässt sich nur gelegentlich dazu verleiten, über andere Inhalte nachzudenken oder zu sprechen, hier erscheint sie wie arretiert. Bei mir löst Frau L eine diffuse Angst aus, die ich bewusst nicht näher benennen kann, ich fühle mich nach den Sitzungen mit ihr körperlich geschwächt und fast krank.

In dieser präpsychotischen Verfassung träumt Frau L jetzt:

> Meine Mutter ist in meinem Körper, vielleicht in einem Bein. Ich erwache mit Ekel, kann aber meine Augen nicht öffnen und nicht auf die Uhr sehen.

Hier handelt es sich meiner Meinung nach um einen psychotischen Traum, obwohl Frau L nicht akut psychotisch *ist,* denn sie kann schlafen und träumen. Im Traum sieht sie sich selbst: Ihr Körperbild ist durch die Invasion der Mutter nicht mehr als Einheit zu erleben, die erste Grundfunktion des Körperbildes nach Pankow (1974) ist gestört. Frau L kann vom zugehörigen Affekt, dem Ekelgefühl, träumen. Dies führt zu Dissoziation, sie hat jetzt kein Gefühl mehr für den Raum (sie kann die Augen nicht öffnen) und für die Zeit (sie kann nicht auf die Uhr sehen). Dadurch, dass der Körper mit der Mutter – ausgelöst durch die aktuelle Übertragung mit mir – vermischt ist, keine klare Abgrenzung und Kontur hat, geht das Gefühl für Raum und Zeit, und somit für die Realität, verloren. Wenn das Objekt, hier die Mutter, sich ganz konkret im Körper befindet, kann es nicht Ziel von Wünschen und Begehren sein. Die Unfähigkeit, Raum und Zeit zu »sehen«, verbildlicht den Besetzungsabzug von der Umwelt und den Objekten; dies ist ein weiteres Kennzeichen sowohl der psychotischen Abwehr als auch des Endresultats dieser Abwehr (vgl. Searles, 1965). Der Trauminhalt kann in Form von Gedanken wiedergegeben werden, die ein emotionales Erleben widerspiegeln, und so ist er als ein Ergebnis der Alpha-Funktion anzusehen. Er ereignet sich, als Frau L sich erneut auf der Schwelle zur Psychose befindet, ja, er zeigt an, dass eine akute psychotische Entgleisung unmittelbar droht. Allerdings kann Frau L mir ihren Traum in der Sitzung am darauffolgenden Tag erzählen, und so kann der (unbewusste) Wahngedanke daraus,

»meine Mutter ist in meinem Bein«, in unserer Beziehung einen Platz bekommen. Dies initiiert eine Entschärfung der Situation. In der Gegenübertragung fühle ich mich zu diesem Zeitpunkt komplementär invadiert von Frau L, was sich in meinem Gefühl der Schwäche und des Krankheitsgefühls nach den jeweiligen Sitzungen manifestiert, so als wäre Frau L faktisch in meinen Beinen.

Ulrich Moser (2023, 138) meint zu diesem Traum:

> Auffällig ist (in diesem Traum) die figurativ geprägte Darstellung: einerseits das Subjekt, die Träumerin, resp. ihr Bein, andererseits die Mutter als Person-Objekt. In einem nicht psychotischen Traum hätte die Mutter durch ein Krebsgeschwür im und am Bein ersetzt werden können. Die invasive, feindselige Introjektion oder Invasion bliebe dieselbe. Werden hier also figurale, gut abgrenzbare Elemente miteinander verwickelt, die üblicherweise in verschiedenen Räumen existieren? Und nicht zu einer Mischfigur vereint sind, zusammen denselben Raum (Körperraum) einnehmen.

Nach Freud (1900a) sind ja hervorstechende Merkmale jeder Traumarbeit Verdichtung oder Abstraktion, die hier nicht stattfinden, sondern der Traum stellt das konkrete, psychotische Denken bildlich dar: Das Bild von der Mutter ist konkret im Bild vom Körper. Der Traum ist so ein Bild für die konkretistische Logik des psychotischen Wahngedankens. Diese von Arieti (1967) aktive Konkretisierung genannte Abwehr führt zu einer Art psychotischer (»paläologischer«) Logik, in der Analogien oder Ähnlichkeiten zu Identität werden. Eine Patientin von Arieti, die sich für die Jungfrau Maria hält, denkt beispielsweise: Ich bin Jungfrau. Maria ist eine Jungfrau. Also bin ich Maria (Arieti, 1967, 274). Auch hier werden analog zum Ineinanderschieben von Körpern in einen gleichen Raum Bedeutungen (Ich, Jungfrau, Maria) quasi »ineinandergeschoben«.

Das Nicht-den-Raum-und-die-Zeit-»sehen«- bzw. -wahrnehmen-Können im Traum von Frau L zeigt, dass der Denkapparat nicht funktioniert, also psychotisch ist. An dieser Stelle wird es etwas komplizierter: Zu denken, dass der Denkapparat nicht funktioniert, ist ein logischer Gegensatz und führt zu Verwirrung. Wie ein Computerabsturz, der so hervorgerufen wird, ähnlich einem Möbiusband oder den Treppen Piranesis, es gibt kein Anfang und Ende, kein Innen und Außen mehr, die Orientierung geht so verloren. Nur der Ekel im Traum von Frau L verweist auf ein funktionierendes Ich, worauf auch Moser (2023, 138) hinweist, allerdings ist keine Lösung in »Sicht«.

Das Verständnis für die psychotische Qualität dieses Traums von Frau L ist von großer Bedeutung für die Behandlungstechnik, zeigt er doch durch die sich auflösende Begrenzung von ihrem unbewussten Körperbild die invasive psychotische Übertragungsbeziehung. Dies erfordert eine Anpassung der Technik, was bedeutet, vor allen Dingen keinerlei Übertragungsdeutungen vorzunehmen und stattdessen auf Frau Ls Beziehung zu ihrem Körpererleben zu fokussieren. Dies verfolgt das Ziel, zunächst die Körpergrenzen wieder abzudichten und einen Mindestabstand zu installieren, der ein Erleben von Unterschiedlichkeit zwischen Frau L und mir und somit einen weiteren Austausch zwischen uns ermöglicht.

In den auf diese Episode folgenden Jahren kann Frau L sich entwickeln, das anfängliche präpsychotische Erleben löst sich zunächst auf und in ihrem Leben treten diverse Veränderungen ein. Als sie mehrere Monate beruflich ins Ausland reisen muss, führen wir die Analyse eine Weile telefonisch fort, wobei die durch dieses Setting hervorgerufene Spaltung (Gutiérrez, 2017) ein Gefühl größerer Intimität bei gleichzeitiger physischer Distanz auslöst. Durch diese besondere Situation am Telefon erzählt sie jetzt viel Reales, wahrscheinlich zu viel, könnte man sagen, aus ihrem Leben, was sie zuvor aus Scham vermieden hat. Dies gipfelt in einer Sitzung, in der sie detailliert von einem intimen Problem berichtet. In der Nacht nach dieser Sitzung hat sie einen Traum:

> Ich werde zu Hause angerufen, wo haben die meine Nummer her? In meinem Wohnzimmer werde ich von Mikrofonen abgehört, ich habe Angst, psychotisch zu sein, und rufe meinen Vater zu Hilfe.

Hier zeigt das Traumbild die Angst, sich zu sehr geöffnet zu haben und väterliche Hilfe zu benötigen. Es handelt sich also um eine Drei-Personen-Konstellation: Frau L in ihrem Wohnzimmer, die Person (ich) am Telefon und der Vater. Der Traum zeigt eine Handlung, die Träumerin ist handelndes Subjekt, das sich offensichtlich Hilfe holen kann, und sie ist dabei in ihrem Körper abgegrenzt. Der Traum ist auf das äußere Objekt bezogen und nicht mit diesem konkret, körperlich oder räumlich vermischt, die Grundfunktion des Körperbildes ist hier intakt. Die Träumerin fragt sich: »Wo haben die meine Nummer her?«, d.h. sie *hat* eine eigene Nummer, sie ist identifizierbar und unverwechselbar. Unterscheidbar zu sein, widerspricht psychotischer Auflösung.

Der Traum formuliert so die Angst, psychotisch zu sein, und zitiert das paranoide Erleben aus der Psychose. Und obwohl der Container in Gestalt des Wohnzimmers undicht, also abgehört zu werden droht, ist der Traum meiner Meinung nach schon allein dadurch nicht psychotisch. Anders gesagt: Der Traum *formuliert* (und man könnte sagen *repräsentiert* oder *abstrahiert*) den Wahngedanken, er vermischt *nicht* konkretistisch Raum des Körpers der Mutter mit Raum des Körpers von Frau L. Er erinnert eher an einen Traum Schrebers (Freud, 1911c, 244), in dem dieser befürchtet, erneut krank, also psychotisch, zu sein. Im Traum wird hier sozusagen der Überstieg – »ich habe Angst, psychotisch zu sein« – möglich, der im Wahn gerade nicht mehr gelingt.

Auch an dieser Stelle ist das richtige Verständnis des Traums von großer Bedeutung für die Behandlungstechnik. Ein abgegrenztes Körperbild, eine identifizierbare Person, die sich als handelndes Subjekt sehen kann, und der Hinweis auf eine Triangulierung geben der Analytikerin die Sicherheit, dass Frau L sich in stabiler Verfassung und weit entfernt von einer psychotischen Labilisierung befindet. Dies wiederum ermöglicht eine verlässliche Einschätzung ihrer Belastbarkeit bzw. der Belastbarkeit der analytischen Beziehung, also der Einschätzung, dass Frau L konfrontative oder übertragungsorientierte Deutungen durchaus verkraften kann. Dies ist auch daran zu erkennen, dass sie einen problemlösenden Traum träumen kann, als sie befürchtet, sich tags zuvor am Telefon zu sehr geöffnet zu haben. In diesem Abschnitt der Behandlung ist offensichtlich der neurotische Teil der Persönlichkeit so weit gestärkt, dass er sich konstruktiv mit den psychotischen Ängsten beschäftigen kann.

Man kann also festhalten: Offensichtlich gibt es zusätzlich zu Bions und Ogdens Nicht-Träumen, die auf eine Funktionsstörung der Alpha-Funktion verweisen und die der psychotische Teil der Persönlichkeit »träumt« oder, besser gesagt, »nicht-träumt«, eine andere Art von Träumen, die aufgrund ihres Inhalts als psychotisch eingestuft werden müssen. Sie träumen einen Wahngedanken, sind aber formal nicht von echten oder neurotischen Träumen zu unterscheiden. Und es gibt eindeutig echte Träume, die der neurotische Teil der Person träumt, die explizit die Psychose zum Thema machen und dadurch zeigen, dass eine Verarbeitung dieser Erkrankung begonnen hat oder prozessiert wird.

Die Unterscheidung von psychotischen und nicht-psychotischen Träumen bzw. Traumanteilen ist unmittelbar nützlich im Hinblick auf die Behandlungstechnik. Dies soll abschließend in einem weiteren Beispiel veranschaulicht werden, in dem durch das Auftreten und die anschließende Interpretation eines Traums ein Wendepunkt in der Behandlung eintritt, wodurch eine mehrere Jahrzehnte andauernde Paranoia zunächst in den Hintergrund tritt und sich in den folgenden Jahren auflöst.

Der besagte Traum repräsentiert die paranoide Verfassung des Patienten Herrn M, es handelt sich dabei um einen nicht-psychotischen Traum. Dadurch, dass ich Herrn Ms Fähigkeit, diesen Traum zu träumen, als Entwicklungsschritt verstehen kann, kann ich mich zum ersten Mal zuversichtlich fühlen, dass er die paranoide Abwehr überwindet. Im Anschluss an die Interpretation des Traums tritt ein Effekt ein, den man mit der Reparatur einer in Teilen defekten Alpha-Funktion beschreiben kann, wodurch sich die Verfassung von Herrn M dauerhaft verändert, als wäre sein Wahrnehmungssystem in einen anderen Zustand geswitcht.

Herr M verbringt unbewusst fast 20 Jahre seines Lebens in einer undurchlässigen Zeitkapsel. Rund um die Uhr wiederholt er dort einen Moment aus seiner Vergangenheit, in dem sich ein psychotischer Zusammenbruch ereignet hat, auf den eine schwere körperliche Schädigung in Form eines Unfalls folgte. Bis zum Beginn der Psychoanalyse hat Herr M das Gefühl, dies sei ihm in böser Absicht zugefügt worden. Dieses perpetuierte innere Szenario hat sich im Laufe der vielen Jahre trotz verschiedener Therapieversuche kontinuierlich ausgeweitet, sodass er unter großer Verzweiflung und fast hoffnungslos schließlich den Schritt wagt, eine Analytikerin, also mich, aufzusuchen. Zu dem Zeitpunkt ist er von der Vergangenheit fast komplett ausgefüllt, die sich wie eine Zeitschleife ohne Ausgang und dadurch paradoxerweise wie die Gegenwart anfühlt. Nur unter größter Anstrengung noch ist er in der Lage, sein aktuelles Leben fortzusetzen. Er erlebt verzerrte, paranoide Wahrnehmungen, die er der Vergangenheit zuschreibt: Ständig und überall begegnen ihm Verfolger und sorgen dafür, dass er Angst haben muss, schließlich hätten sie ihm das auch angedroht damals, dass er nie wieder Ruhe finden würde. Sie erinnern an Bions bizarre Objekte. Und so z.B. fährt immer eine junge Frau an ihm vorbei und sagt aggressive Dinge zu ihm, und ständig sieht er Menschen, die er an ihrer Kleidung eindeutig identifizieren und seinen Verfolgern zuordnen kann. Sie bedrängen und verfolgen ihn, kommen ihm entgegen oder machen aggressive Gesten in seine Richtung.

In den ersten Monaten der Behandlung, dreistündig auf der Couch, geht es ihm sehr schlecht, das ganze Ausmaß seiner Isolation mit gleichzeitiger Durchlässigkeit wird immer unerträglicher, der Druck nimmt kontinuierlich zu, die Verfolger werden mehr und immer aggressiver.

Ich fühle mich korrespondierend in den ersten Monaten in einem Wechselbad der Gefühle. Zustände von unüberbrückbarer Distanz wechseln mit Episoden von fast unerträglicher Vermischung, was sich bei mir in Verwirrung äußert, verbunden mit dem Gefühl, nicht mehr denken zu können in und nach den Sitzungen mit Herrn M.

Auch in diesen vermischten Verfassungen kann ich kein Bild für eine Grenze zwischen mir selbst und Herrn M herstellen, ich kann keinen Abstand (Karacaoğlan/Stoupel, 2022) und dementsprechend weder Unterschiedenheit noch Getrenntheit fühlen bzw. repräsentieren. Allerdings gibt es, und das ist hier entscheidend wichtig, auch in den Zuständen drohender Fusion eine letzte fühlbare Verschiedenheit: Herr M kann an diesen Stellen mit massiven körperlichen Symptomen reagieren, indem er in den Sitzungen z. B. plötzlich schwere Schmerzen im ganzen Körper bekommt, von einem Kältegefühl überrascht wird oder vor Schwindel kaum laufen kann. Diese körperlich empfundenen Übertragungssymptome zeigen, dass er sich unbewusst einerseits bedroht und wie infiziert von mir fühlt und dass er sich andererseits mithilfe seines Körpererlebens soweit abgrenzen kann, ohne sich völlig abschotten zu müssen, vielmehr für Projektionen durchlässig bleiben und die damit verbundene Angst aushalten kann.

Im anderen, dem Distanzmodus, fühle ich mich wie eine Zuschauerin, oft scheint eine unüberwindbare Mauer im Raum zu stehen, wenn die Realität von Herrn M nicht von mir geteilt wird, weil ich sein Erleben als paranoid ansehe. Dieser Zustand ist auf andere Weise schwer auszuhalten. Einmal in den ersten Monaten sprechen wir wieder einmal darüber, und als er seine – meiner Meinung nach – paranoiden Ideen ausführlich geschildert hat, halte ich dies kaum aus und sage, dass die Personen von damals doch offensichtlich sehr viel Energie in seine Verfolgung investieren würden, da könnten die ja kaum mit etwas anderem beschäftigt sein! In diesem Moment gibt seine Abwehr für einen kurzen Augenblick nach und er sagt: »Dann müsste ich ja sehr krank sein«, und ist offensichtlich erschüttert. Ich selbst komme mir gewalttätig vor mit meiner Intervention. An seiner Paranoia ändert dies natürlich nichts, im Gegenteil, es geht ihm zunehmend schlechter. Als seine Verfolger jetzt auch auf den Plan treten, wenn er zu seiner Analysestunde fährt, ist er voller Besorgnis und Unruhe über diesen Vorfall, und ich mache mir Sorgen, dass seine psychotischen Übertragungsanteile überhandnehmen. Die Verfolger werden jedenfalls immer aufdringlicher.

Dieser Zustand hält mehrere Monate an und seine Anspannung wird immer größer. Parallel dazu beginnt er, seine traumatischen Erlebnisse aus der psychotischen Vergangenheit zu erzählen, wobei die beschriebenen körperlichen Reaktionen wie plötzliche starke Schmerzen oder ein Kältegefühl und psychische Affekte wie Scham, Angst und eine übergroße Selbstverurteilung sich fast unerträglich anfühlen. Hier hat jedoch eindeutig ein Durcharbeitungsprozess begonnen.

In der vorletzten Stunde vor einer langen Sommerpause erzählt er jetzt einen Traum:

> Ich gehe zu einem Nachbarn, den ich sehr gern mag, um ihn zu besuchen. Als ich den Weg zur Haustür entlanggehe, wird es schon unheimlich, plötzlich öffnet der Nachbar die Tür und ich sehe ihm an, dass er jetzt zu den Verfolgern von damals gehört!

Herr M sei voller Angst aufgewacht aus diesem Traum.
Ich sage spontan: »Da haben Sie den netten Nachbarn mit Ihrer Paranoia infiziert!«
Herr M (überrascht, lacht): »Meinen Sie?«
A: »Na ja, das, was Sie sonst im Außen lokalisieren, ist auf einmal in den eigentlich netten Nachbarn gefahren.«
In der Sitzung am nächsten Tag fühlt Herr M sich irgendwie anders, ruhiger, auch habe er gut geschlafen. Er kann sich diese Veränderung gar nicht erklären, irgendwie habe sie mit der gestrigen Stunde zu tun.
Ich sage: »Dass Sie das träumen konnten, was Sie gestern erzählt haben, also dass Sie ein unbewusstes Bild dafür haben können, wie es ist, verfolgt zu werden, zeigt ja, dass Sie da – vielleicht zum ersten Mal – einen Fuß in der Tür haben ...«

Herr M. geht dann in die mehrwöchige Sommerpause. Am ersten Tag danach berichtet er, dass sich seit diesen letzten Stunden vor den Ferien etwas grundlegend verändert habe. Zum ersten Mal seit vielen Jahren sei er innerlich ruhiger gewesen. Am Ende dieser Sitzung schaut er auf das Bild über der Couch und fragt, ob es schon immer da gewesen sei, und ist erstaunt, als ich bejahe. Jetzt kann er es sehen, seine Aufmerksamkeit ist nicht mehr absorbiert von seinem Inneren. In der Folge sind seine Verfolger zunächst weiter aktiv, aber gleichzeitig stören sie ihn nicht mehr so wie vorher. Er fühlt sich innerlich so ruhig wie seit der Zeit vor der Psychose, also vor etwa 20 Jahren. Er kann sich jetzt gut konzentrieren, gut schlafen. Seine Umgebung registriert diese Veränderung, über die er sehr froh ist. Zum ersten Mal seit vielen Jahren hat er auch kurze Momente, in denen er sich gar nicht mehr verfolgt und irgendwie frei fühlt. In den folgenden Monaten wird deutlich, dass eine qualitative Änderung eingetreten ist. Parallel dazu haben sich die körperlichen Reaktionen von Herrn M deutlich abgeschwächt bzw. fast aufgelöst, sie sind vorerst sozusagen überflüssig geworden.

Der Traum von Herrn M ist dem nicht-psychotischen Persönlichkeitsanteil zuzuschreiben, er repräsentiert die Paranoia und schafft dadurch Abstand zu ihr. Das Bild der Türschwelle im Traum zeigt die Schwelle, an der er sich innerlich befindet. Gleichzeitig kann man den Traum so lesen, als ob Herr M sich selbst in Gestalt des Nachbarn, also quasi seinem Doppelgänger, begegnet. Dies bebildert sozusagen die unbewusste Ebene, in der Herr M in einer Symmetrie gefangen ist, die es nicht erlaubt, Unterschiede zwischen sich und einem Gegenüber zu erleben, in der er sich quasi verdoppelt. Es verwundert nicht, dass er als Symptom beschreibt, wie schlecht er sich in andere einfühlen kann und wie wenig er in Beziehungen vom Gegenüber mitbekommt. Der Traum ist natürlich in der Übertragung zu verstehen, diese Ebene hier explizit anzusprechen wäre meiner Meinung nach jedoch ein technischer Fehler, der wahrscheinlich die Paranoia und die Unfähigkeit, Unterschiede zu erleben, und dadurch die Verwirrung verstärkt hätte. Wichtig scheint an der Intervention, dass sie die eigene aktive Urheberschaft von Herrn M in Bezug auf seine Paranoia unterstellt. Möglich wurde diese Intervention, weil ich mich durch das Verständnis des Traums als »nicht-psychotisch« spontan entlastet und sicherer in Bezug auf die Einschätzung der Verfassung von Herrn M fühlen konnte. Dies muss sich ihm natürlich affektiv mitgeteilt haben, wodurch auch er sich entlastet fühlen und lachen konnte. Hier ist meiner Meinung nach zu beobachten, was Nastasi meint, wenn er annimmt, dass der Wahn durch die Übertragung traumartige Qualität bekommt.

Zusammenfassend lässt sich feststellen: Psychotische Träume von Menschen, die nicht akut psychotisch sind, also Nachtträume haben, schlafen und denken können, erkennt man an im Traum bildlich dargestellten Wahngedanken, die sich wiederum in einer konkreten Vermischung von Räumen oder fehlenden Körpergrenzen, sprich: einer Störung der ersten Grundfunktion des Körperbildes nach Pankow zeigen. Psychotische Träume zeigen eine drohende psychotische Dekompensation. Im Gegensatz dazu sind Träume, die die Paranoia explizit ins Bild setzen und in denen die Figuren klar (körperlich) abgegrenzte Objekte sind, als nicht-psychotisch einzustufen. Sie zeigen, dass der neurotische Teil der Persönlichkeit über die Psychose nachdenken kann und so eine Verarbeitung des wahnhaften Erlebens möglich wird. Diese Erkenntnis ist unmittelbar nützlich für die analytische Behandlung, weil die Behandlungstechnik daran angepasst werden kann.

Literatur

Arieti, S. (1967): *The Intrapsychic Self.* New York: Basic Books.

Aulagnier, P. (1975): *The Violence of Interpretation: From Pictogram to Statement.* London: Brunner-Routledge.

Bion, W. R. (1957): Differentiation of the Psychotic from the Non-Psychotic Personalities. *Int. J. Psycho-Anal.* 38, 266–275.

Bion, W.R. (1958): On Hallucination. *Int. J. Psycho-Anal.* 39, 341–349.

Bion, W.R. (1962): *Learning from Experience.* PEP – Psychoanalytic Electronic Publishing, Kap. 3, 1–116.

Bion, W. R. (1992): *Cogitations.* London: Karnac.

Capozzi, P./De Masi, F. (2001): The Meaning of Dreams in the Psychotic State: Theoretical Considerations and Clinical Applications. *Int. J. Psycho-Anal.* 82, 933–952.

Ferrari, A.B. (2004): *From the Eclipse of the Body to the Dawn of Thought.* London: Free Association Books.

Flanders, S. (2016): Über Piera Aulagniers »Geburt eines Körpers, Ursprung einer Geschichte«. *Int. Psychoanalyse* 11, 53–72.

Fliess, R. (1973): *Symbol, Dream and Psychosis.* New York: International Universities Press.

Freud, S. (1900a): *Die Traumdeutung.* GW II–III.

Freud, S. (1911b): *Formulations on the Two Principles of Mental Functioning.* SE 12, 213–226.

Freud, S. (1911c): *Psychoanalytische Bemerkungen über einen autobiographisch beschriebenen Fall von Paranoia (Dementia paranoides).* GW VIII, 239–316.

Gutiérrez, L. (2018): Silikon im »reinen Gold«? Theoretische Beiträge und Beobachtungen zur Teleanalyse per Videokonferenz. *Int. Psychoanalyse* 13, 217–247.

Karacaoğlan, U./Lombardi, R. (2018): Psychoanalytische Mikroprozesse im Zusammenspiel von Körper und Seele. *Jahrbuch der Psychoanalyse* 76, 93–123.

Karacaoğlan, U. (2021): Theoretische Reflexion – Gibt es psychotische Träume? *Jahrbuch der Psychoanalyse* 82, 227–231.

Karacaoğlan, U./Stoupel, D. (2022): Abstand, Körper und Psychose. *Jahrbuch der Psychoanalyse* 85, 37–56.

Lewin, B. D. (1949): Mania and Sleep. *Psychoanalytic Quarterly* 18, 419–433.

Lombardi, R. (2017): *Body – Mind Dissociation in Psychoanalysis. Development after Bion.* London: Routledge. Dt.: Die Körper-Psyche-Dissoziation. Frankfurt a. M.: Brandes & Apsel, 2022.

Lombardi, R. (2023): Übertragung auf den Körper und die Sprachregister der Analysesitzung. *Jahrbuch der Psychoanalyse* 86, 67–75.

Moser, U. (2023): Raumerleben und Affektivität. *Jahrbuch der Psychoanalyse* 87, 137–156.

Nastasi, A. (2021): Kommentar: Wahn, Traum und Übertragung. *Jahrbuch der Psychoanalyse* 82, 233–235.

Ogden, Th. (2003): On Not Being Able to Dream. *Int. J. Psycho-Anal.* 84, 17–30.

Pankow, G. (1962): Das Körperbild bei einem entwurzelten Wahnkranken. *Psyche – Z. Psychoanal.* 16/7, 440–463.

Pankow, G. (1974): *Gesprengte Fesseln der Psychose.* München: Kindler.

Racamier, P. C. (1976): Rève et psychose: rève ou psychose. *Revue française de psychanalyse* 40, 173–193.

Nacht, S./Racamier, P.C. (1958): Premier rapport: La théorie psychanalytique du délire. *Revue française de psychanalyse* 22, 417–574.

Sami-Ali, M. (1969): Préliminaire d'une théorie psychanalytique de l'espace imaginaire. *Revue française de psychanalyse* 33, 25–78.

Schilder, P. (1942): The Body Image in Dreams. *Psychoanal. Rev.* 29/2, 113–126.

Schneider, J. A. (2010): From Freud's Dream-Work to Bion's Work of Dreaming: The Changing Conception of Dreaming in Psychoanalytic Theory. *Int. J. Psycho-Anal.* 91, 521–540.

Searles, H. F. (1965): Der Übergang vom konkretistischen zum metaphorischen Denken im Gesundungsprozess des Schizophrenen. *Psyche – Z. Psychoanal.* 19, 495–515.

Winnicott, D. W. (1949): Hate in the Counter-Transference. *Int. J. Psycho-Anal.* 30, 69–74.

Nicht ganz dicht

Die Modelle Präkonzeption und Container–Contained im Kontext ihrer pathopsychologischen Dimensionen

Gerald Pail

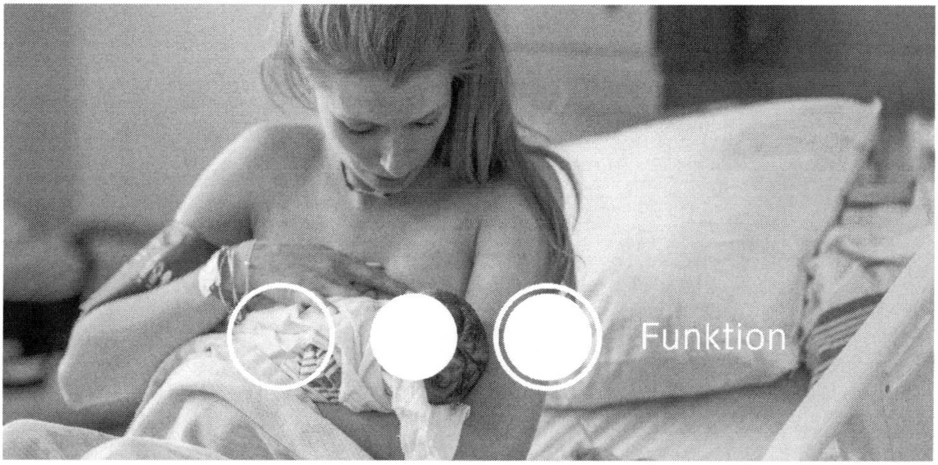

Notwendigkeit der Informationsprozession

Ich möchte mich in meinem Beitrag auf zentrale Modelle der Informationsprozession und exemplarischen pathopsychologischen Applikationen fokussieren. Den signifikantesten Beitrag in der Entwicklung dieser Modelle hat aus meiner Sicht Wilfred Bion geleistet, den er in *Eine Theorie des Denkens* erstmals formuliert und in seinen nachfolgenden vier Buchpublikationen eingehend exploriert (Bion, 1963, 426–435). Bion fühlt sich in seinem theoretischen System einem wissenschaftlichen Zugang verpflichtet und wendet diesen Vertex gleichzeitig in seinen inhaltlichen Elaborationen an.

Im Zentrum des Denkens steht die beständig fluktuierende Herausforderung, die Dichte an Informationen prozessieren zu können. Dies erfordert die Kompetenz, in jedem Moment die nicht direkt erfahrbare Realität zu repräsentieren bzw. ihr eine Bedeutung abzuringen. Angesichts der Komplexität der Entwicklung dieser Kompetenz benötigt ein Individuum über seinen gesamten Wachstumsprozess, welcher durch die Geburt eine zentrale Zäsur erfährt, ein anderes Individuum bzw. mehrere andere Individuen. Das potenzielle Bild einer Realisierung wäre die Funktion des Stillsaugens, eine interagierende Aktivität von Säugling und Mutter (Bion, 2013, 147).

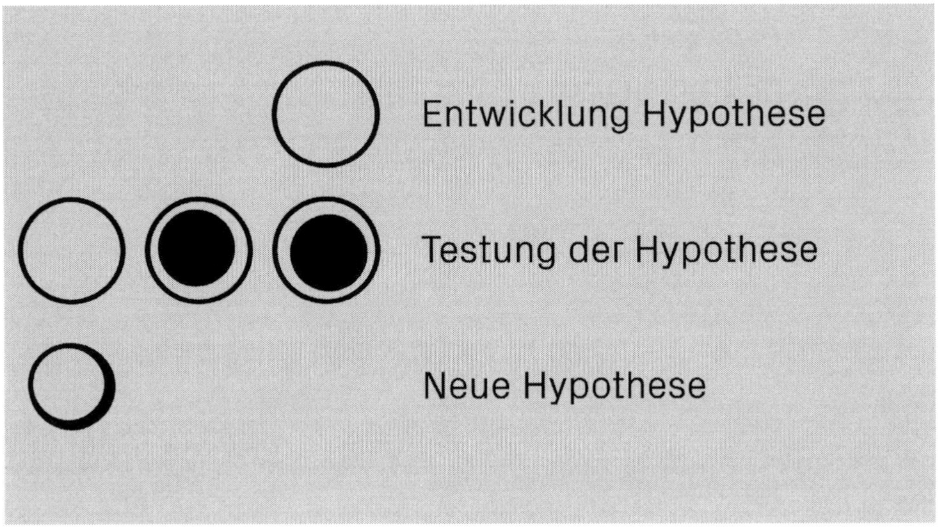

Explorative / Konfirmatorische Forschung

In Analogie zu epistemologischen Positionen möchte ich in diesem Vortrag die Bedeutung von Hypothesen betonen. Während in der explorativen Forschung die Generierung von Hypothesen im Vordergrund steht, gilt es in der konfirmatorischen Forschung, die zuvor entwickelten Hypothesen auf ihren Wahrheitsgehalt zu prüfen. Eine Bewertung von Daten ohne vorangegangene Implementation einer Hypothese ist wissenschaftlich nicht zulässig. Die erhobenen Daten können jedoch zur Entwicklung von neuen Hypothesen verwendet werden, welche wiederum überprüft werden müssen (Bion, 2013, 141).

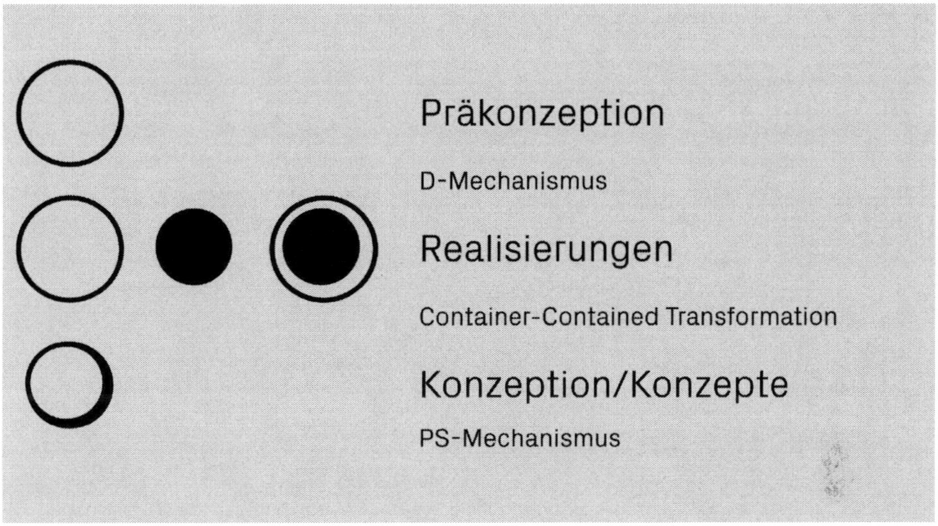

Präkonzeption

Wilfred Bion appliziert diese wissenschaftlichen und mathematischen Konzepte auf die menschliche Psyche und postuliert die kongenitale Existenz von Präkonzeptionen, welche die Erwartung einer Realisierung repräsentieren (Bion, 2013, 148 f.). Im Zentrum der Funktion einer Präkonzeption steht ihre Aufnahmefähigkeit für Sinneseindrücke und ihre Abgrenzung von anderen Präkonzeptionen. Das Resultat der Paarung einer Präkonzeption mit einer spezifischen Realisierung wird als Konzeption bezeichnet (Bion, 1992, 53). Diese ist das Ergebnis einer Transformation (T Beta) (Bion, 2016, 31).

Raster	Definitorische Hypothese	ψ	Notation	Aufmerksamkeit	Forschung	Handeln	n
Beta Elemente	A1	A2				A6	
Alpha Elemente	B1	B2	B3	B4	B5	B6	
Traumgedanken, Träume, Mythen	C1	C2	C3	C4	C5	C6	
Präkonzeption	D1	D2	D3	D4	D5	D6	
Konzeption	E1	E2	E3	E4	E5	E6	
Konzept	F1	F2	F3	F4	F5	F6	
Wissenschaftliches deduktives System		G2					
Algebraisches Kalkül							

Bion, Wilfred R. (1992): Elemente der Psychoanalyse, 2. Auflage, Suhrkamp, S. 2

Raster der Elemente der Psychoanalyse

An dieser Stelle des Beitrages führe ich das Raster der Elemente der Psychoanalyse von Wilfred Bion an (Bion, 1992, 2). Während die Entwicklung psychischer Elemente (Funktionen) auf der vertikalen Achse dargestellt ist, beschreibt die horizontale Achse die serielle Anwendung in multiplen Realisationen.

Ich habe die Modelle »Präkonzeption« und »Definitorische Hypothese« hervorgehoben, da diese aus meiner Sicht den Hypothesencharakter im Besonderen erfüllen. Nachdem ich bereits auf das Modell Präkonzeption eingegangen bin, möchte ich auch die definitorische Hypothese näher beleuchten. Diese wird vom Individuum bzw. von zwei Individuen eingesetzt, um zu markieren, dass für ein neu aufgetretenes Phänomen ein neues System an Gedanken entwickelt werden muss. Als Beispiel könnte eine Mutter angeführt werden, die mit ihrem Kleinkind spazieren geht. Als das Kind erstmals einen Hund sieht, markiert die Mutter dies, z. B. mit dem Wort »WauWau«. Zum diesem Zeitpunkt ist es dem Kind nicht möglich, die Bedeutung dieses Wortes zu abstrahieren. Erst nach multiplen Realisationen und Attributionen durch die Mutter gelingt dem Kind die immer differenziertere Repräsentation eines Hundes (Bion, 1992, 123–126).

Raster	Definitorische Hypothese	ψ	Notation	Aufmerksamkeit	Forschung	Handeln	n
Beta Elemente	A1	A2				A6	
Alpha Elemente	B1	B2	B3	B4	B5	B6	
Traumgedanken, Träume, Mythen	C1	C2	C3	C4	C5	C6	
Präkonzeption	D1	D2	D3	D4	D5	D6	
Konzeption	E1	E2	E3	E4	E5	E6	
Konzept	F1	F2	F3	F4	F5	F6	
Wissenschaftliches deduktives System		G2					
Algebraisches Kalkül							

Bion, Wilfred R. (1992): Elemente der Psychoanalyse, 2. Auflage, Suhrkamp, S. 2

Raster der Elemente der Psychoanalyse

Für meine weiterführende Exploration erlaube ich mir, auf die Ebene von Traumgedanken, Träumen und Mythen zurückzugreifen (Bion, 1992, 52). Der Vorteil dieses Manövers besteht in dem hohen Grad an Fluidität der Elemente bzw. der Möglichkeit, aus bestehenden Strukturen neue Funktionen zu entwickeln.

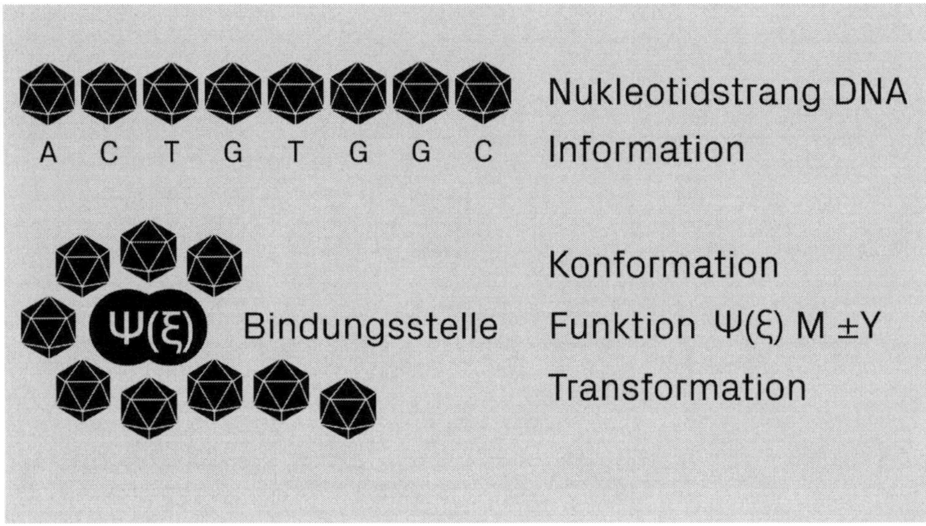

Entstehung von Strukturen und Funktionen

Vor ungefähr vier Milliarden Jahren bilden sich in der sogenannten Ursuppe der Erde unter bestimmten chemischen und physikalischen Voraussetzungen diverse organische Moleküle. Eine Gruppe an Makromolekülen, die Nukleotide, können sich aufgrund ihrer spezifischen Struktur in Strängen gruppieren und konstituieren frühe Formen an Information. Ihre Konstitution ermöglicht zudem diverse räumliche Konfigurationen der Stränge, welche biochemische Bindungsstellen für weitere identische oder variante Nukleotidstränge bilden. Im Kontext der Bindung können die genannten Stränge transformiert werden, z. B. im Sinne von Replikation oder Destruktion. Für Wilfred Bion bildet die Valenz zu Sättigung und Transformation das zentrale Element des psychoanalytischen Objekts, welches somit eine Funktion darstellt. Dieses Konzept wird von ihm durch die Formel Psi (Xi) M ±Y notiert (Bion, 2013, 123).

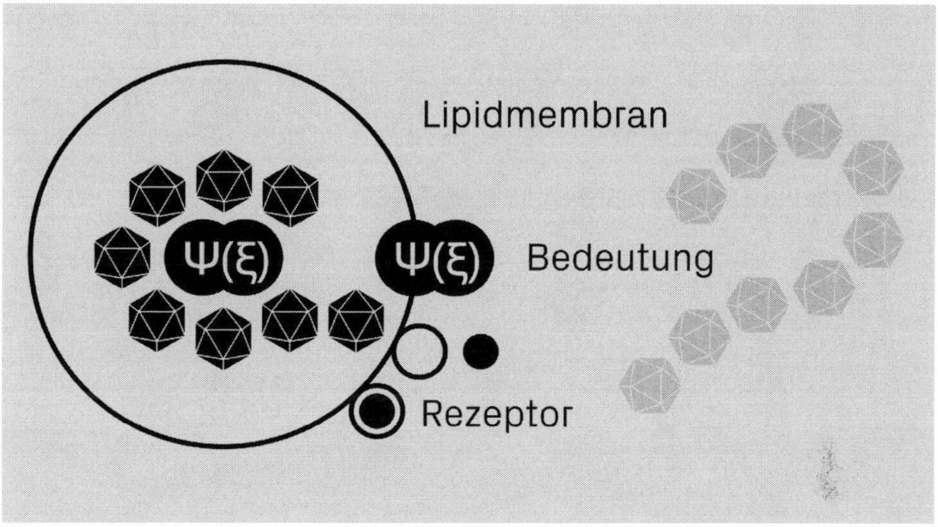

Entstehung von Grenzen

Eine Zäsur in der Bedeutung von Gruppen an Nukleotidsträngen stellt deren spontaner Einschluss in Lipidmembran-Vesikel, Vorläufer von Zellmembranen, dar. Dies bedeutet eine Differenzierung der Moleküle innerhalb und außerhalb der Membran. Die neue Situation erhöht die Spezifität der Funktionen der Stränge in ihrer abgeschlossenen Einheit. Die Transformation der Nukleotide in Proteinstränge ermöglicht die Entwicklung komplexer Strukturen, z. B. von Rezeptoren, welche als Projektion der Bindungsstellen an die Membranoberfläche konzeptualisiert werden können.

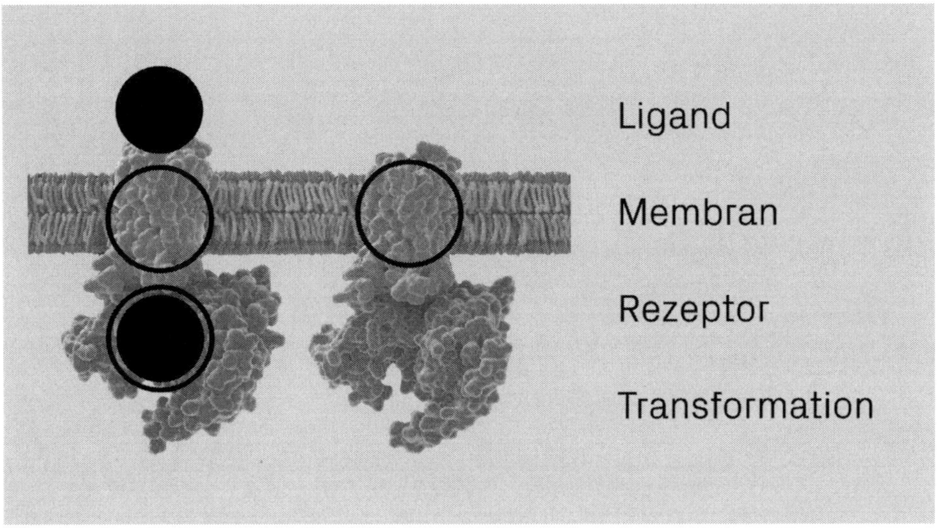

Modifikation der Konformation / Funktion

Ein Rezeptor ist eine Membranstruktur, die über die Valenz zur Sättigung durch einen oder mehrere Liganden verfügt. Die Koppelung von Ligand und Rezeptor impliziert eine passagere Modifikation ihrer Konformation, welche mit der Transformation ihrer Funktion korrespondiert. Die biochemische Spannung, die infolge einer unerwarteten Abweichung der Passung entsteht, könnte dabei als Vorläufer der Funktion von Emotionen auf psychischer Ebene postuliert werden. Analog zur Bindungsphase induzieren Rezeptor und Ligand gemeinsam die Entkoppelung, welche die Voraussetzung für eine erneute Sättigung des Rezeptors darstellt.

Raster	Definitorische Hypothese	ψ	Notation	Aufmerk-samkeit	Forschung	Handeln	n
Beta Elemente	A1	A2				A6	
Alpha Elemente	B1	B2	B3	B4	B5	B6	
Traumgedanken, Träume, Mythen	C1	C2	C3	C4	C5	C6	
Präkonzeption	D1	D2	D3	D4	D5	D6	
Konzeption	E1	E2	E3	E4	E5	E6	
Konzept	F1	F2	F3	F4	F5	F6	
Wissenschaftliches deduktives System		G2					
Algebraisches Kalkül							

Bion, Wilfred R. (1992): Elemente der Psychoanalyse, 2. Auflage, Suhrkamp, S. 2

Raster der Elemente der Psychoanalyse

An dieser Stelle möchte ich gerne die folgenden auf der vertikalen Achse des Rasters positionierten Modelle Präkonzeption, Konzeption und Konzept diskutieren.

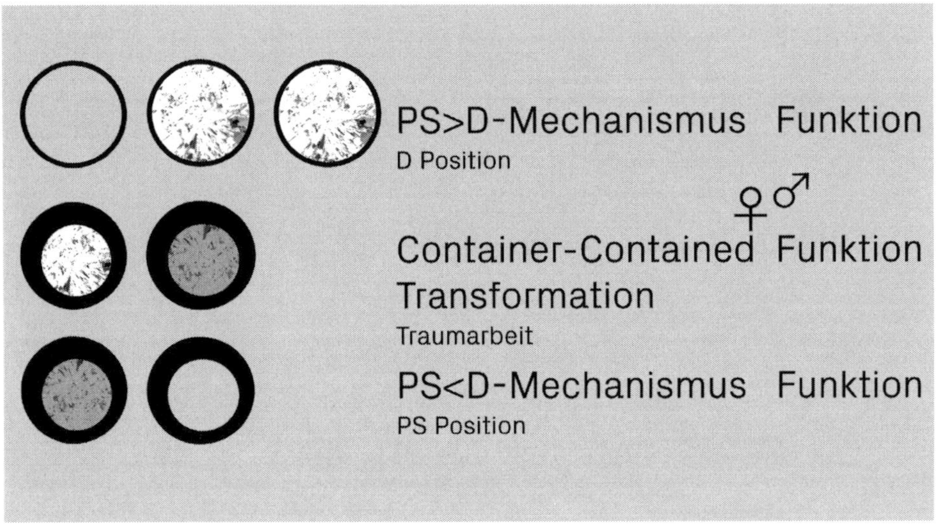

Psychomechanismen

Bion postuliert zwei zentrale Psychomechanismen, den PS<>D-Mechanismus (Funktion) und die Container-Contained-Funktion, wobei er die letztgenannte mit einem Signifikanten in Form einer Kombination der Symbole für Venus und Mars darstellt (Bion, 1992, 63–67). Beide Mechanismen konstituieren Bedingungen der Transformationskapabilität und somit der Valenz zur Repräsentation. Die Genese der beiden Mechanismen erfolgt simultan und interdependent (Bion, 1992, 71–73). Der D-Mechanismus ermöglicht die Verbindung eines Elementes oder die Verbindung mehrerer Elemente an die/der Bindungsstelle. Die Container-Contained-Funktion entspricht der Transformation des Elementes, der PS-Mechanismus erlaubt die Abspaltung des transformierten Elements von der Funktion. Die Analogien zu den psychoanalytischen Konzepten der PS- und D-Position von Melanie Klein bzw. der Traumarbeit von Sigmund Freud erfordern eine detaillierte Auseinandersetzung mit den Differenzen der jeweiligen metapsychologischen Theorien.

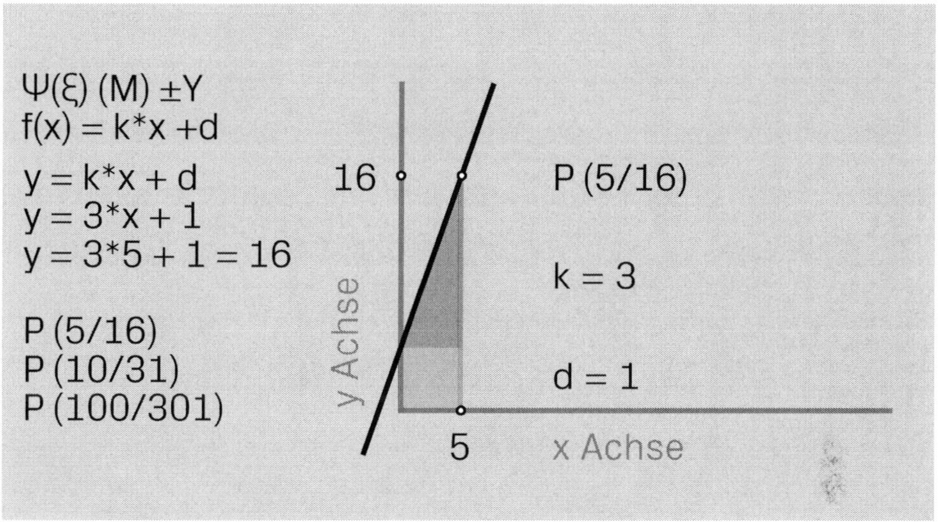

Realisierung einer Funktion

Das skizzierte Modell rekurriert offensichtlich auf Abstraktionen mathematischer Funktionen, in diesem Beispiel in Form der Realisierung y = 3*x+1. Die Kategorisierung als Funktion konstituiert sich durch die Valenz der Variable x, durch unendlich viele Elemente gesättigt zu werden, welche mittels der Operanden 3 und 1 in Elemente y transformiert werden. Die y-Werte tragen nicht nur die genuine Information des x-Elements, sondern auch die der Information der Funktion (T Alpha) in sich (Bion, 2016, 31). Diese sind Manifestationen der Verbindung eines Elementes mit einer spezifischen Funktion zu einem spezifischen Zeitpunkt. Die Arretierung eines Wertes an der Bindungsstelle verunmöglicht die Rückkehr zu Abstraktion und Funktionalität und manifestiert sich als Konkretisierung (Bion, 2013, 129).

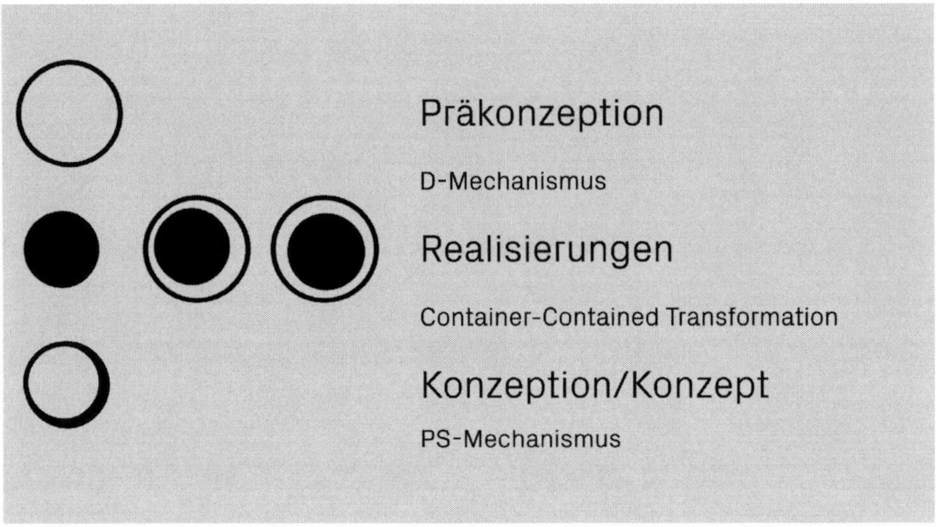

Prä- / Konzeption

Das Resultat der Attribution einer Realisierung mit einer zuvor strukturierten Präkonzeption wird in Bions Modell als Konzeption notiert. Die Differenz der Realisierungen von ihren jeweiligen Präkonzeptionen kann, entsprechend den neuropsychoanalytischen Thesen von Mark Solms, in Form von Emotionen repräsentiert werden (Solms, 2013, 5–19). Als Konzept wird das Resultat repetitiver Transformationen einer Konzeption bezeichnet. Konzepte implizieren höhere Grade an Komplexität und Abstraktion, erfüllen jedoch, wie die zuvor beschriebenen Elemente, die Bedingungen einer Funktion (Bion, 2016, 192).

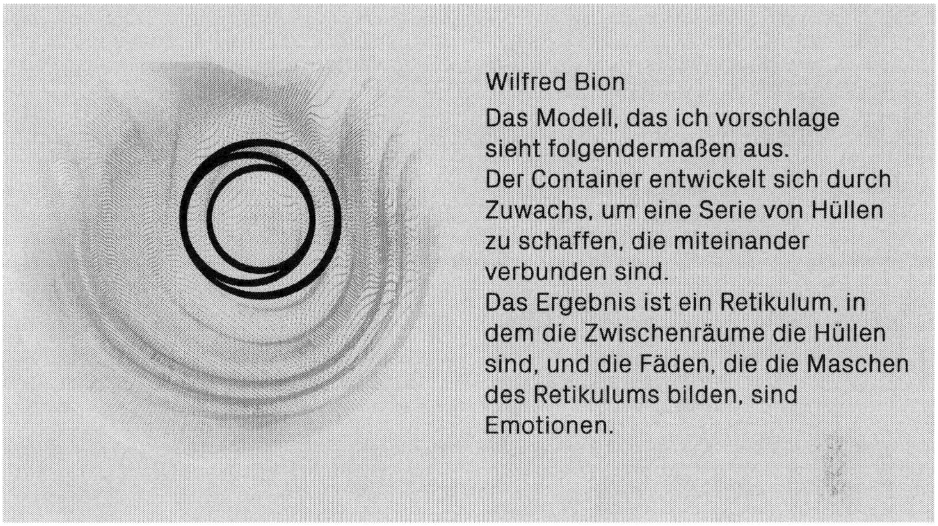

Bion, Wilfred R. (2013): Lernen durch Erfahrung, 10. Auflage, Suhrkamp, S. 148 f.

Konzepte

In seinem Werk *Lernen durch Erfahrung* formuliert Bion sein wissenschaftlich-deduktives System eines Konzepts.

»Das Modell, das ich vorschlage, sieht folgendermaßen aus. Der Container entwickelt sich durch Zuwachs, um eine Serie von Hüllen zu schaffen, die miteinander verbunden sind. Das Ergebnis ist ein Retikulum, in dem die Zwischenräume die Hüllen sind, und die Fäden, die die Maschen des Retikulums bilden, sind Emotionen.« (Bion, 2013, 148 f.)

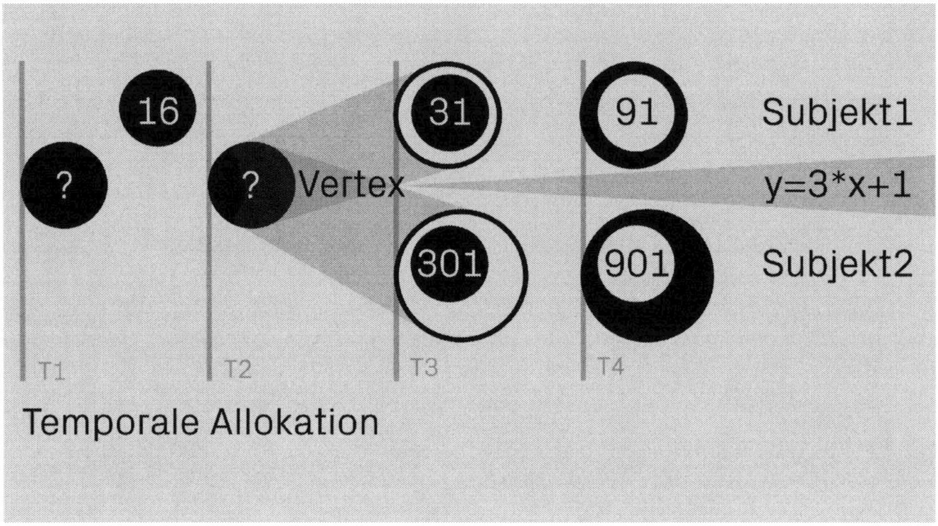

Transformation

In seinem revolutionären Werk *Transformationen* gelingt Bion eine Weiterentwicklung seiner Theorien (Bion, 2013, 147). Die Zäsur zu bestehenden Paradigmen besteht in der Konzeptualisierung der synchronen und interdependenten Transformation (T Alpha) der per definitionem unerfahrbaren Realität durch zwei Subjekte (Bion, 2016, 163–165). Der binokulare Vertex ermöglicht die Generation kokreierter Funktionen, die in der Folge durch beide Individuen integriert werden können. Die Voraussetzung für diese Entwicklung besteht in einer emotionalen Begegnung im Jetzt. Diese ermöglicht beiden Individuen die temporale Allokation des Erlebten in begrenzten Einheiten.

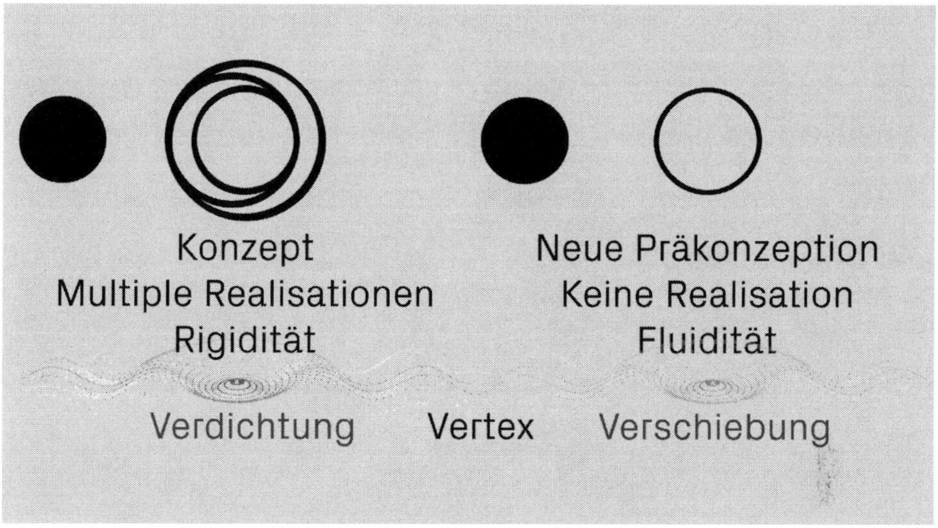

Konzept versus neue Präkonzeption

In der Prozessierung von Informationen steht das Individuum zu jedem Zeitpunkt vor der Herausforderung, geeignete Funktionen synchron applizieren zu können. Das Zurückgreifen auf den Grad an emotionaler Erfahrung bedeutet in diesem Kontext sowohl Vorteile als auch Nachteile. Während Konzepte, wissenschaftliche Theorie und mathematische Formulierungen einen hohen Grad an Abstraktion erlauben, ist ihre Manifestation durch ein gewisses Maß an Rigidität gekennzeichnet. Im Gegensatz dazu fehlt Traumgedanken und Präkonzeptionen die emotionale Erfahrung in einer Realisierung. Ihr Vorteil besteht in ihrer Fluidität und Aufnahmekapazität. Beide Entitäten ermöglichen divergierende Vertices auf das Geschehen bzw. einen binokularen Modus des Erlebens. Die angeführten Vorgänge der Traumarbeit (Verdichtung und Verschiebung) sind Teil eines separaten theoretischen Modells, deren Analogien einer differenzierten Auseinandersetzung bedürfen.

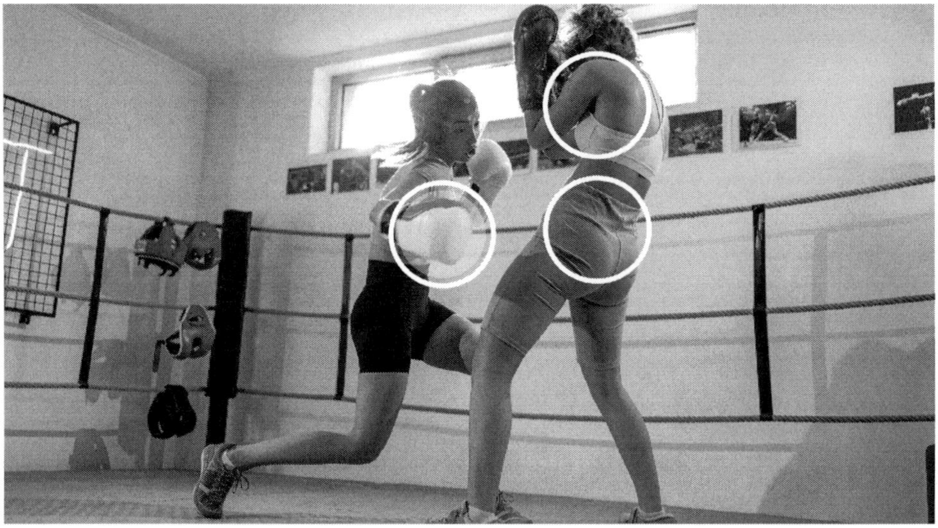

Definitorische Hypothese

Die serielle Anwendung spezifischer Hypothesen entspricht der Funktion »Definitorische Hypothese« im Raster von Wilfred Bion. Die Definition kann durch ein Wort, aus meiner Sicht aber auch durch einen Laut oder auch eine Bewegung erfolgen. Ihre negative Qualität besteht in der Position, dass bisherige Hypothesen nicht ausreichen, um ein neu aufgetretenes Phänomen zu erforschen (Bion, 2016, 108). Ihre positive Qualität besteht in ihrer Fähigkeit, die Wahrnehmungen von wiederholten Realisierungen zuordnen zu können und damit einen Aspekt von Sättigung zu ermöglichen. Als Visualisierung kann Daniel Sterns Beispiel von Box-Kämpferinnen herangezogen werden. Aufgrund der neurophysiologischen Limitationen ihrer Reaktionszeit ist es Boxerinnen nur beschränkt möglich, den Schlägen ihrer Gegnerinnen auszuweichen. Daher ist es für sie essenziell, ihre Motorik zur Genese impliziter Hypothesen über die Bewegungsmuster der Opponentin aktiv einzusetzen (Stern, 2000, 106–116, 124–130).

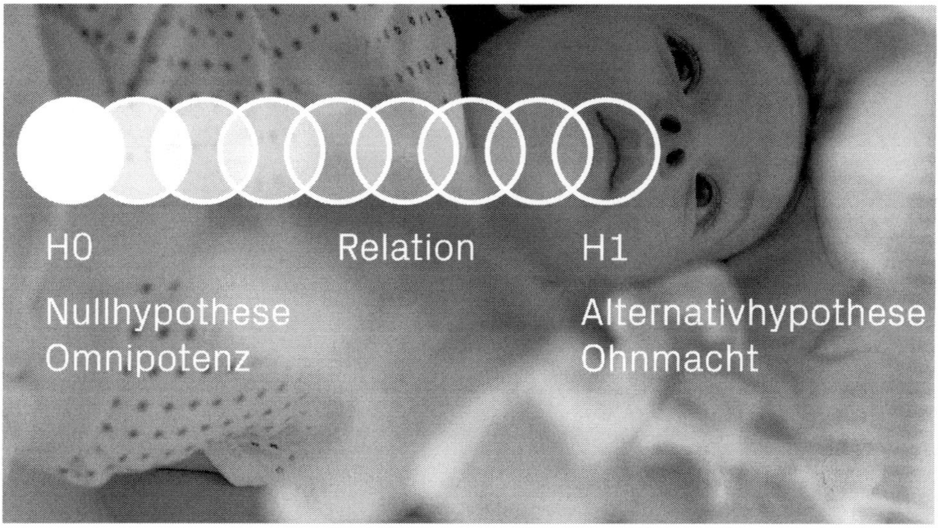

© iStockphoto.com, Wirestock

Kontingenz

Eine weitere Voraussetzung für die suffiziente Prozessierung von Informationen kann anhand des Konzepts der Kontingenz exploriert werden. Eine essenzielle Herausforderung für das Individuum besteht in der Diskrimination von Phänomenen ob ihrer Bezogenheit auf das Selbst. Im Standardwerk der mentalisierungsbasierten Theorie ist ein Beispiel eines Babys angeführt, das versucht, den Einfluss seiner Beinmotorik auf die Kinetik des mit einem Faden verbundenen Mobile über sich zu eruieren (Fonagy et al., 2019, 170–178). Es ist dabei mit den Herausforderungen konfrontiert, dass sich das Mobile mitunter nicht bewegt, obwohl es mit seinen Beinchen strampelt, und dass es sich bewegt, obwohl das Baby ganz ruhig daliegt. Aus einer wissenschaftlichen Perspektive könnte man das skizzierte Projekt als Verifikation oder Falsifikation der Hypothese, dass das Baby die omnipotente Kontrolle über das Mobile besitzt, verstehen.

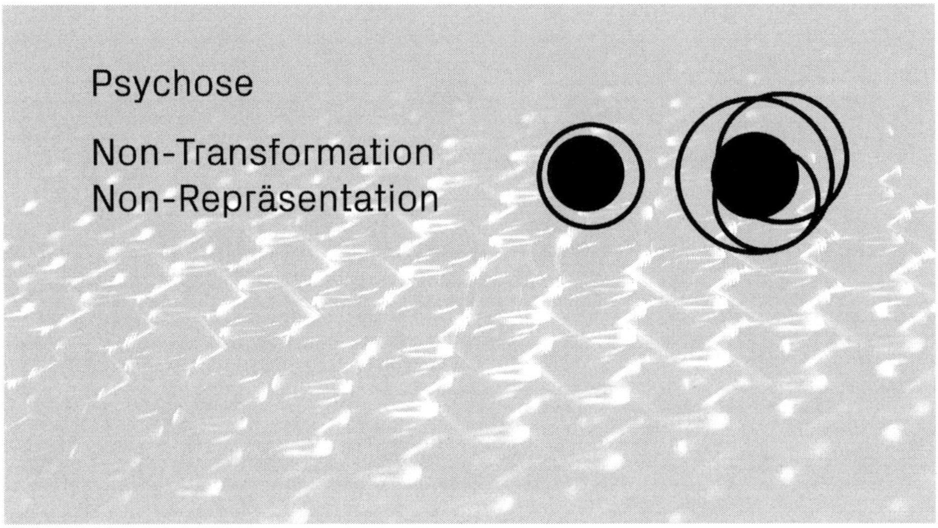

Pathopsychologie Präkonzeptionen / Container

Im letzten Teil meines Vortrags fokussiere ich mich auf pathopsychologische Dimensionen der vorgestellten Modelle im Kontext psychotischer Organisationsformen und ihrer klinischen Implikationen. Im Zentrum der Aberration stehen Defekte der Transformationsfunktion bzw. die Inkapabilität, die nicht direkt erfahrbare Realität zu repräsentieren.

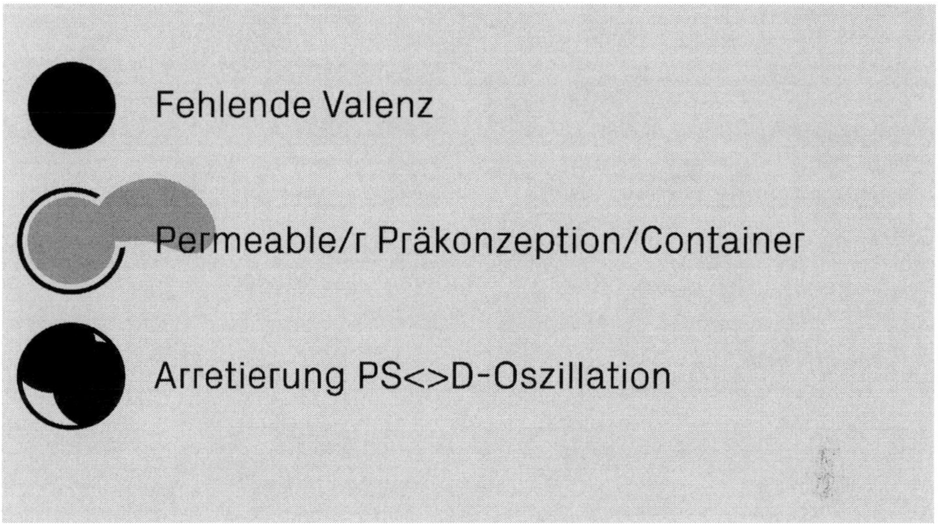

Pathopsychologie Präkonzeptionen / Container

Potenzielle Defekte der Transformationsfunktion können sowohl aus entwicklungspsychologischen, phänomenologischen oder metapsychologischen Perspektiven abgeleitet werden.

Eine erste evidente Entität konstituiert die Absenz der Bindungsvalenz von Präkonzeptionen bzw. Containern. Abgesehen von kongenitalen Einflüssen auf die primäre Entwicklung von Präkonzeptionen hat das Vermögen der primären Bezugspersonen, Sinnesreize aufzunehmen und zu transformieren, Implikationen für die Weiterentwicklung des Denkens des Kindes. Eine Bezugsperson, die auf wesentliche Elemente der Interaktion keine oder eine inadäquate Reaktion zeigt, unterminiert die Integration oder Neogenese von psychischen Funktionen.

Die Permeabilität von Präkonzeptionen und Containern kann als eine weitere Entität konzeptualisiert werden. Die Transformationsfunktion erfordert eine klare Differenzierung zwischen Contained und Container. Eine Diskontinuität der trennenden Membran entspräche einer kontinuierlichen Aufnahme von Information, deren Interpretation nicht möglich ist. Als klinisches Beispiel könnte die Vorstellung einer intrusiven Bezugsperson dienen, die mit ihren kontinuierlichen Projektionen und Manipulationen die Membran des Kindes fragmentiert. Ein weiteres Beispiel wären die Interaktionen eines entwicklungsverzögerten Sohns mit seiner Mutter, welche im Versuch einer immerwährenden Verschmelzung die Generierung abgegrenzter Einheiten verunmöglicht. Die Generierung von Bedeutung scheitert in beiden Beispielen, nachdem die Begrenzung des Bedeutungsinhaltes nicht gelingt.

Als Arretierung der PS-D-Oszillation könnte eine Konstellation verstanden werden, in der sich die primäre Bezugsperson durch uniforme Reaktionen der Transformation entzieht. Eine solche Haltung verwehrt dem wachsenden Subjekt den Wechsel der Perspektive in der Beziehung und behindert die autochthone Fähigkeit zur Bildung neuer Hypothesen.

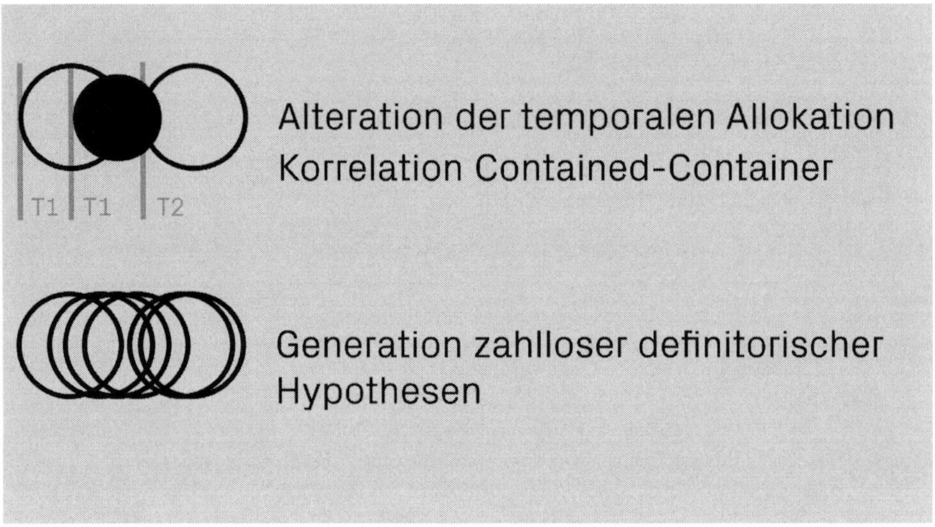

Pathopsychologie Präkonzeptionen / Container

Alterationen der temporalen Allokation von Präkonzeptionen und ihren jeweiligen Realisierungen schränken der Möglichkeiten zur Prozessierung von Information signifikant ein. In der Entwicklung des Individuums ist dieses auf die Präsenz einer Person mit einer differenzierteren Psyche angewiesen, welche diese Allokation vermittelt. Die Mutter unterteilt z. B. die Erfahrung der Interaktion mittels repetitiver Laute wie »Ta-Taa-Ta-Taaa« in Kompartimente und vermittelt ihre jeweilige emotionale Erfahrung zu den jeweiligen Einheiten. Als klinisches Beispiel könnte die unmittelbar einsetzende Denkstörung einer Patientin nach Cannabiskonsum postuliert werden. Cannabis kann in Konsumentinnen eine sogenannte Zeitgitter-Störung induzieren, in der sich die Zeitachse der Betroffenen verzerrt. Diese unterminiert die Zuordnung emotionaler Erfahrungen zu den zuvor gebildeten Erwartungen. Die Patientin kann so in eine Art Verwirrung geraten, ob ihre Ängste vor der Polizei durch ihren Cannabiskonsum ausgelöst wurden oder sie ihre Ängste vor der Polizei durch Cannabis zu lindern versuchte.

Aspekte einer weiteren Entität können aus Bions Ausführungen in Transformationen in Kapitel 8 abgeleitet werden: »Das Problem ist verbunden mit dem Gefühl, dass die Realisierung (D1, oder A1, B1, C1) der Präkonzeption lediglich nahekommt. Ob sich die Realisierung annähert, und wenn ja, wie eng, hängt von einer Reihe von Faktoren ab [...]; bei einer psychotischen Persönlichkeit muss die Annäherung extrem eng sein« (Bion, 2016, 141). Bion rekurriert an dieser Stelle auf die Schwierigkeiten Betroffener, Emotionen zum Abgleich von Präkonzeption und Realisierung zu verwenden. Die beschriebene Anwendung seines Modells äußert sich in der klinischen Psychopathologie in Form von Neologismen, bei denen das Subjekt jegliches Phänomen mit einem neu kreierten Wort versieht, bzw. in Form von Konkretismen, welche durch die Auflösung der Differenzierung von Phänomen und Repräsentation definiert sind.

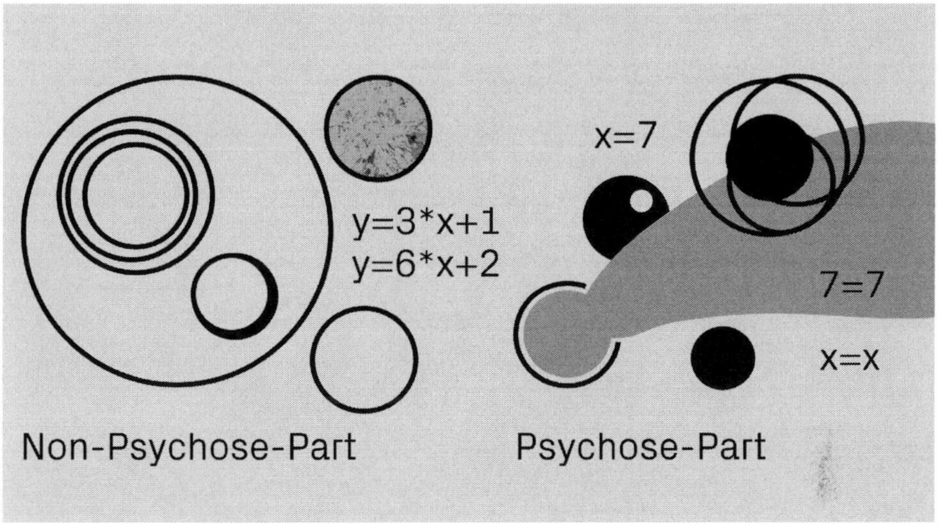

Pathopsychologie Präkonzeptionen / Container

Im Gegensatz zum psychotischen Part der Persönlichkeit stehen dem nicht-psychotischem Part diverse synchronisierte Systeme unterschiedlicher Differenzierung zur Aufnahme und Transformation von Sinneseindrücken der nicht direkt erfahrbaren Realität zu Verfügung (Bion, 1988, 61).

Die klinischen Implikationen für die psychoanalytische Arbeit zentrieren aus meiner Perspektive auf die Re- oder Neokonstitution der Transformationsfunktion der Patientin im Jetzt. Der Ausgangspunkt dieser Entwicklung besteht in der Wahrnehmung und Integration der Transformationsfunktion der Analytikerin durch die Patientin inklusive ihrer explorativen Kapazität im Kontakt mit der geteilten Realität.

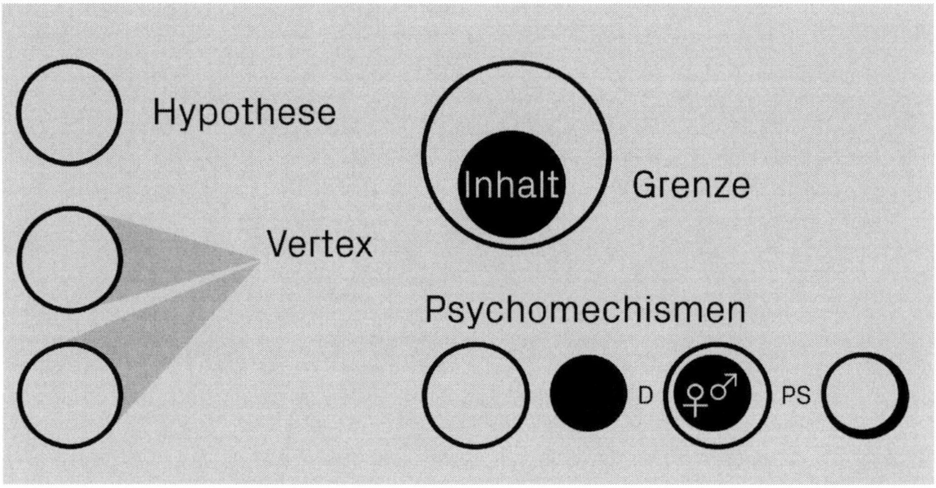

Klinische Implikationen

Zentralen Kriterien einer potenziellen, spezifischen therapeutischen Strategie in der Arbeit mit Patientinnen mit psychotischen Organisationsformen lassen sich aus meiner Sicht wie folgt zusammenfassen.

1. Die Psychoanalytikerin versucht eine Arbeitsatmosphäre zu kreieren, in der sie ihre Aufnahmebereitschaft besonders hervorhebt. Sie signalisiert zudem aktiv ihre Bereitschaft, die Schmerzgrenze der Patientin – im Sinne von Ängsten vor Fragmentierung – zu berücksichtigen. Bei Stille im Raum sollte die Analytikerin eingehend untersuchen, ob ihr Schweigen von der Patientin als Desinteresse oder im Sinne anderer antagonistischer Positionen erlebt wird.
2. Jegliche Manifestationen der Interaktion sollten durch die Aktivität der Psychoanalytikerin in kleine, klar begrenzte Kompartimente unterteilt werden. Der Inhalt dieser Kompartimente sollte von ihr möglichst unmittelbar transformiert werden können, um die Komplexität der emotionalen Erfahrung niedrig zu halten und den Bezug zur Interaktion im Jetzt zu gewährleisten. Diese Form der psychoanalytischen Arbeit impliziert mitunter die Notwendigkeit der aktiven Kommunikation der inneren Manöver der Analytikerin im Anschluss an den Prozess der Transformation.
3. Die Aufrechterhaltung der Oszillation zwischen der Verbindung von neuen Elementen und der Auflösung rigider Agglomerationen fällt in letzter Konsequenz in den Verantwortungsbereich der Analytikerin.
4. In der Folge erlaubt es die klare Begrenzung des Inhalts, diesen aus zwei oder mehreren Perspektiven auf dessen Bedeutung hin zu explorieren. Die dyadische Reflexion der emotionalen Erfahrung in der Einheit kann nun als Ausgangspunkt einer Entwicklung dienen, die es der Patientin Schritt für Schritt erlaubt, Phänomene selbst aus diversen Vertices bzw. ausgehend von diversen Hypothesen zu betrachten.

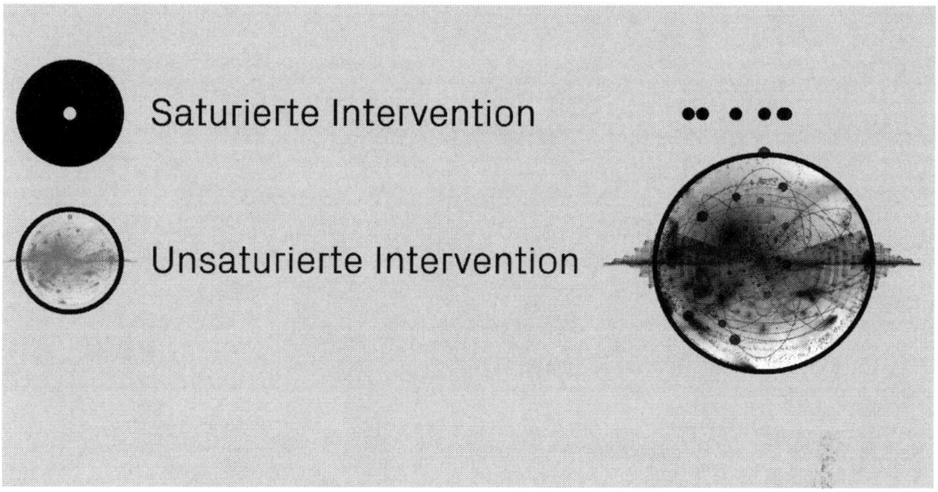

Klinische Implikationen

Die Inventionen der Psychoanalytikerin erfordern die kontinuierliche und präzise Überprüfung, ob die Patientin die kokreierten Funktionen autochthon applizieren und modellieren kann. Die skizzierte Wahrnehmung erscheint mir die essenzielle Bedingung einer positiven Entwicklung des therapeutischen Paares zu sein. In diesem Kontext sollte die Notwendigkeit der Differenzierung von Vor- und Nachteilen diverser Interventionen in verschiedenen Therapiephasen betont werden. Saturierte Interventionen können z.B. die Unterteilung des Geschehens in Kompartimente unterstützen, jedoch gleichzeitig den Hypothesencharakter von Aussagen unterminieren.

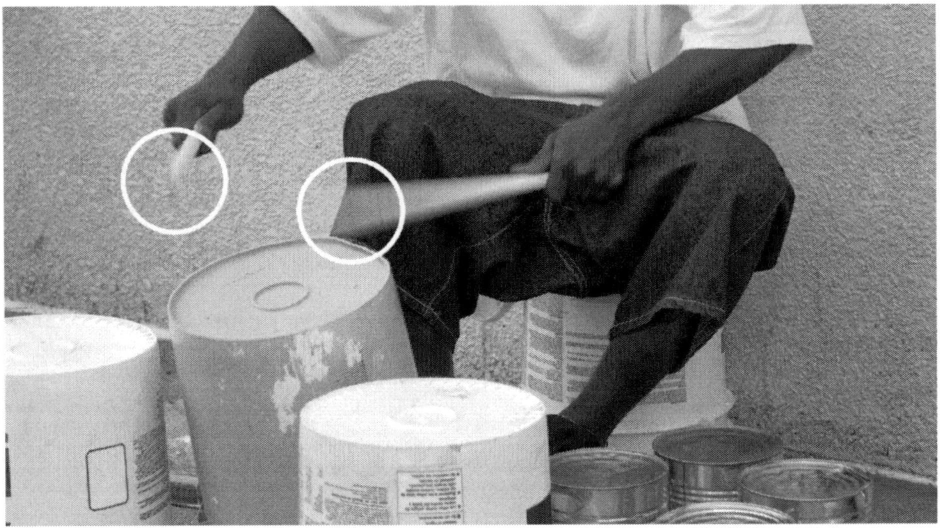

Hypothese im Traum / Spiel

Zusammenfassend ist die Entwicklung des Denkens aus meiner Sicht eng an die Etablierung eines hypothesengenerierenden mentalen Systems gekoppelt. Die primären Räume, in denen Hypothesen auf ihre antizipative Qualität getestet werden können, entstehen durch das Erleben im Traum und im Spiel. In beiden Sphären ist das Individuum bei der Generation und Remodellierung von Hypothesen nicht mit den unmittelbaren Konsequenzen der Realität konfrontiert. Während sich die Voraussetzung für den ersten Raum im Kontext der psychomotorischen Entkoppelung im (REM-)Schlaf konstituiert, bedarf der zweite der Verbindung mit der Psyche eines containenden Individuums.

Literatur

Bion, W. R. (1963): Eine Theorie des Denkens. *Psyche – Z. Psychoanal.* 17/7.

Bion, W. R. (1988): Zur Unterscheidung von psychotischen und nicht-psychotischen Persönlichkeiten, in: Bott Spillius, E. (Hg.): *Melanie Klein heute, Bd. 1.* Stuttgart: Klett-Cotta.

Bion, W. R. (1992): *Elemente der Psychoanalyse.* Frankfurt a. M.: Suhrkamp.

Bion, W. R. (2013): *Lernen durch Erfahrung.* Frankfurt a. M.: Suhrkamp.

Bion, W. R. (2016): *Transformationen.* Gießen: Psychosozial.

Fonagy, P./Gergely, G./Jurist, E.L./Target, M. (2019): *Affektregulierung, Mentalisierung und die Entwicklung des Selbst.* Stuttgart: Klett-Cotta.

Solms, M. (2013): The Conscious Id. *Neuropsychoanalysis 15.*

Stern, D. (2000): *Mutter und Kind. Die erste Beziehung: Das Kind und seine Entwicklung.* Stuttgart: Klett-Cotta.

»Jeder ist wahnhaft«

Zur Lacan'schen Sichtweise der Psychose

Ute Müller-Spiess

Das Wesen des Wahnsinns zu suchen, ihn auf eine reine Definition oder psychiatrische Diagnose zu reduzieren, bedeutet meist den Versuch, ihn zum Verschwinden zu bringen.

Für den 14. WAP-Kongress (dem Kongress der association mondiale psychoanalyse der Neuen Lacan'schen Schule), der im Februar 2024 stattfinden wird, hat Jacques-Alain Miller – ein Schüler Lacans, der Begründer der »Ecole de la causa freudienne« und Herausgeber der Schriften und Seminare Lacans – den Aphorismus »Tout le monde est fou«, »Jeder ist verrückt«, gewählt. Genauer: »Jeder hat einen verrückten Zug.«

Den auffälligsten Fehler psychoananalytischer Doktrin sieht Lacan darin, dass sie die Struktur gegenüber der dynamischen Darstellung vernachlässigt. Er betont mit Ferdinand de Saussure die Sprache als Struktur mit Differenzen, jedes Element besteht kraft seiner Differenz zum anderen. Der Mangel wird eingeführt.

Lacan zu lesen, bedeutet, ein gewisses Oszillieren und Durststrecken in Kauf zu nehmen.

Die strukturanalytische Sichtweise der Psychosen, wie sie Jacques Lacan in den 1950er-Jahren erarbeitet hat, trägt zum Verständnis der Psychosen und zur Unterscheidung von Schizophrenie und Paranoia bei.

Einen Großteil seines Seminars über Psychosen von 1955 bis 1956 und vor allem seine Arbeit *Über eine Frage, die jeder möglichen Behandlung einer Psychose vorausgeht* hat Lacan Sigmund Freud und Daniel Paul Schreber bzw. dessen Buch *Denkwürdigkeiten eines Nervenkranken* gewidmet.

Ist die Verdrängung für die Neurose als Mechanismus kennzeichnend, die Verleugnung für die Perversion, so greift Lacan nun einen weiteren Begriff Freuds auf: die Verwerfung (1925). Der Begriff der Verwerfung bildet den Kern von Freuds erstem Psychose-Konzept, wonach es zur Verwerfung einer unerträglichen Vorstellung kommt, die in der Halluzination von außen wiederkehrt. Die Verwerfung ist ein radikaler Mechanismus, der die Psychose kennzeichnet.

Die Verwerfung bei Lacan beinhaltet den fundamentalen Ausschluss eines besonderen Elements aus der symbolischen Ordnung, aus der Sprache, und zwar des Elements, das die symbolische Ordnung begründet oder sogar verankert und auf engste Weise mit der Vaterfunktion einhergeht. Nicht des realen Vaters – Freud nennt es die Vaterfunktion –, sondern der Metapher des Vaters. »Le nom du père« in Lacans Formulierung.

Lacans Arbeit über Sprache, Metonymie und Metapher ist aufklärend, hat jedoch hier wenig Platz.

»Was passiert, wenn ein gewisser Mangel in der formalen Funktion des Vaters entstanden ist?«, fragt Lacan im Seminar III (1955–56, 253 f.).

Hier gründet sich die psychotische Struktur des Subjekts. Um eine psychotische Krise durchzumachen, bedarf es einer psychotischen Struktur.

Miller erörtert in seiner Vorstellung des Kongressthemas, dass der politische Begriff der Brüderlichkeit – Frankreich in den 1980ern – dem Begriff der Entpathologisierung gewichen ist und heute eine Gleichmachung aller sprechenden Wesen bedeutet – jedem Individuum seinen Lebensstil – und sich somit der klinischen Beurteilung entzieht. Das Ende der Klinik wird ab nun eingeleitet – jedoch mit neuen klinischen Begriffen.

Wie nähert sich Lacan nun der Frage nach dem Ursprung der Wahnbildung? Wo ist der Nullpunkt, *le point zéro de la folie*, wie ihn Gil Caroz, ein heutiger französischer Lacan'scher Psychoanalytiker, nennt, zu verorten? Es kann immer nur in einer Annäherung geforscht werden.

Ein wesentlicher Begriff, eines der Modelle entlang der zeitlichen Reihenfolge, in der Lacan sich an der Psychose abgearbeitet hat, ist ein strukturanalytisch unterlegtes Modell:

1. Das Elementarphänomen

Dazu wird es wichtig, den Vortrag Millers, verschriftlicht 2005 – *Die Erfindung des Wahns, L'invention de la folie, El saber delirante* –, mit der genauen Auseinandersetzung des Elementarphänomens (mit dem Lacan bereits in Seminar 2 gearbeitet hat) und seinem Binom, die Wahnidee, zu erfassen.

Der Wahn ist ein eigener Diskurs und somit elementar. Er ist ein artikulierter Diskurs, eine Kombination aus Elementen, also ein elementares Phänomen. Ich umschreibe hier zum besseren Verständnis Millers Formel der Metapher und Metonymie: »Wenn ein Signifikant einen anderen Signifikanten ersetzt, heißt das für die Funktion des Signifikanten, dass der Signifikant mit dem Überwinden der Sperrre verbunden ist und ein neuer Sinn, ein *Signifikat*, eine Unterlegung mit neuer Bedeutung geschaffen wird.

Die Formel der Metonymie ist die Aktvierung einer Sperre. Wenn Signifikanten miteinander in einer Kette kombiniert werden, heißt das für die Funktion des Signifikanten, dass der Signifikant eine Sperre aktiviert, die dafür sorgt, dass das Signifikat, also der Sinn, unzugänglich bleibt.

S2 gibt S1 erst seine Bedeutung. S1 ist somit ein leerer Signifikant.

Was heißt das für den Wahn? Wo entfaltet sich die Verbindung zu Metapher und Metonymie?

Hier führt Miller für die rätselhafte Erfahrung des Wahns ein logisches Zeichen, ein Fragezeichen, ein und stellt die Verbindung zu Metapher und Metonymie her.

»[...] das *Elementarphänomen* ist eine unbewegliche gesperrte Metonymie – anstelle des Rutschens produziert es einen Zustand von diffuserer Verwirrung und wie eine impotente Metapher eine absolute Fixierung« (Miller, 2008).

Ein neuer Operateur, ein Fragezeichen, S?, die Perplexität, die rätselhafte Erfahrung, ein logisches Zeichen – ein Fragezeichen wird eingeführt.

S1 ist bei Lacan der Herrensignifikant, es ist »le nom du père«. Und die Verwerfung dieses fundamentalen Signifikanten führt zur Psychose.

Der alleinige Signifikant ist immer elementar, man muss sagen, er weiß nicht, was er bedeutet. Nur wenn S2 auftaucht, kann er Bedeutung, ein *Savoir*, ein *Wissen*, schaffen.

»Ich schlussfolgere«, sagt Miller, »dass das, was wir das Elementarphänomen genannt haben, uns in die Gegenwart von S1 stellt und sich deshalb keine Bedeutung entfaltet.« (Miller, 2022)

Im Kontrast dazu ist der Wahn dem S2 gleichwertig. Das heißt, der Sinn ergibt sich als ein Resultat des Wahns. Der Neurotiker verarbeitet den Moment der Leere, indem er S2, also ein Wissen, das sich auf S1 gründet, einführt – er versucht zu verstehen. Der Psychotiker verfügt jedoch über kein S2, weil S1 verworfen wurde, er muss eine Erfindung machen, zu einer Interpretation des Wissens kommen – der Reparaturversuch im Wahn.

Jeder trägt dieses Elementarphänomen in sich – ein Element, das allen sprechenden Wesen gemeinsam ist. Jeder trägt ein *deliryoin* in sich (im Spanischen: delir + ego). Belasse ich dieses Statement unhinterfragt, befinde ich mich hier in der Annäherung an eine biologische Definition.

Hier wird Lacan bereits in seiner Dissertation 1932 widersprüchlich. In seiner Dissertation über Aimée gibt es sowohl elementare Phänomene als auch Persönlichkeit und Charakter. Er befindet sich dabei sowohl im Denkmuster seines Lehrers und Mentors Clérambault (Gaëtan Clerambault, Gerichtspsychiater, Ethnologe und Fotograf mit dem Forschungsgebiet Erotomanie) als auch im Denkmuster der Persönlichkeits- und Charakterentwicklung von Carl Jaspers: Den Wahn im Kontext eines Prozesses als eine kausale Verkettung und damit erklärbar zu verstehen, griff Lacan auf und konnte so die Dichotomie zwischen Verstehbarem und Erklärbarem für sich aufheben.

Clérambeaults Begriff des *automatisme mental* wird im Seminar III von Lacan kritisiert – insofern, als Clérambeault dem Ablauf einer Psychose einen zwar nicht vorstellbaren Charakter, jedoch manifesten Ablauf unterstellt: ein Herrendiskurs nach Lacan, eine Sinnsuche in klaren Abläufen. Im Falle der Psychose die Suche nach der Verstehbarkeit des Bruchs, der in der Psychose stattfindet.

Lacan entzieht sich später dem Begriff Elementarphänomen und spricht vermehrt von einem »fruchtbaren Moment«, einem der biologischen Starre entzogenen Moment. Das ist der Anstoß – zuerst ein Moment der Ruhe, dann der Moment des Schubs, ratlos, wie Stillstand. Die Bedeutung ist nicht befriedigend.

Schreber halluziniert: »Nun will ich mich …« – er schiebt die Interpretation, die Bedeutungsfindung auf, vollendet jedoch nicht und vervollständigt später mit seiner ursprünglichen Signifikantenkette: »… darein ergeben, dass ich dumm bin« (Schreber, 2016, 176). Bedeutung aufgeschoben, aber Botschaft da.

Eines ist sicher, sagt Miller, Elementarphänomen und Psychose liegen ebenso in einer Linie wie das Unbewusste und die Neurose. Ich erinnere an Kraepelin, der bereits 1880 sagte, dass der Wahn und die Persönlichkeit des Kranken in einer Linie liegen würden.

1962 erarbeitet Lacan einen phänomenologischen Zugang zum Verständnis der Psychose.

2. Perceptum und Percipiens

Perceptum und Percipiens, ein topologisches phänomenologisches Modell, auf das sich Lacan in seiner Auseinandersetzung mit Merleau-Ponty und dessen Schriften *Die Phänomenologie der Wahrnehmung* und *Das Sichtbare und das Unsichtbare* bezieht.

Die bestehende Dialektik zwischen dem *perceptum* und dem *percipiens* findet topologisch näher der Wahrnehmung statt. Der Blick Lacans liegt nicht mehr auf der Seite des *percipiens* (im Unterschied zu Merleau-Ponty), sondern in der beginnenden Schizophrenie verschwindet das percipiens regelrecht in seinem perceptum. Nur mehr perceptum. Nur mehr Halluzination oder Wahnwahrnehmung.

Im Moment der Halluzination kommt das *percipiens* nicht zur Interpretation des *perceptums*, es bleibt passiv. Die Halluzination ist ein aus der Kette gefallener Signifikant, der aus dem Realen wieder in die ursprüngliche Kette zurückdrängt, um Bedeutung zu schaffen. In der Interpretation des Wahninhalts des Paranoiden ist das *percipiens* jedoch aktiv. Die Interpretation ist die des Subjekts, es »leidet« nicht mehr. Der Größenwahn, würde ich sagen, bremst sich nicht, er ist ein Überschuss, ein ökonomischer Gewinn, ein Mehr-Genießen, ein Produkt der Jouissance, er ist aufseiten des Phallus, nicht des Subjekts – wie das Glück.

Ist hier eine Referenz, eine Verbindung zur generalisierten allgemeinen Psychose herzustellen?

Der akut schizophrene Mensch, dessen psychotische Struktur zu stark beansprucht wurde durch ein Genießen, eine Perplexion, ein Entsetzen, einen *point d'impact*, regrediert durch die ihm innewohnende generalisierte Verwerfung des Attributionsurteils (des Mythos des universalen Penis). Dabei gehe ich von Lacans Verwerfung von 1954 aus. Hier betrifft die Verwerfung die radikale, reine Aufhebung des ursprünglichen Ganzen.

Betrifft die Verwerfung diese primäre Bejahung bereits, also die erste Phase der Kastration in der ödipalen Entwicklung in Lacans erstem ödipalen Modell, befinden wir uns meines Erachtens im Feld der schizophrenen Psychose, in der die Verwerfung des Namens des Vaters nicht im Vordergrund steht. Es wurde primär nicht bejaht.

Ein Loch ist dort, wo Mangel und dessen Begehren die Rettung wäre. Das Kind hat sich nicht dem Schrecken der Erfahrung der Kastration der Mutter ausgesetzt. Der Weg der möglichen Regression in die Mutter-Kind-Dyade ist somit vorbereitet.

Die Verwerfung des Paranoiden betrifft nicht das Universale, das »Alle«, sondern das des je Einen, Singulären, den Signifikanten des Namen-des-Vaters (im 2. Modell), des symbolischen Vaters, der mit der Sprache den Mangel entstehen lässt und damit auch ein Begehren einführt.

Dieses Begehren wird dem paranoiden Subjekt im Restitutionsversuch, einer Wahnidee, behilflich sein. Geht man also davon aus, dass die Paranoia als Verlust der Reflexion der symbolischen Ordnung des Gesetzes zu verstehen ist, ist die Schizophrenie als Verlust der symbolischen Ordnung selbst, des symbolischen Universums in toto, zu verstehen. Der Ausdruck dessen findet sich in der Sprache des psychotischen Menschen.

Psychotiker und Kleinkinder sind nicht in der Lage, eine Metapher in der Sprache zu bilden. Der psychotische Mensch bleibt konkretistisch in seiner Sprache, er hat keine Frage.

Die Vatermetapher ist die erste sich bildende Metapher des symbolischen Universums. Lacan nennt sie den leeren Signifikanten, um den sich alles Weitere als Schaffung einer Bedeutung aufbaut. Wird diese verworfen, entsteht ein Loch. Signifikate oder Sachvorstellung (Freud) können nicht unterlegt werden, sie gleiten ohne Stepppunkte.

Schreber verwendet Worte, als würde er ihnen Leben geben, er liebt sie regelrecht, z.B. »Nervenanhang« zu Gott als Neologismus. Die Sprache des Schizophrenen lässt sich noch jenseits des Gesetzes des Vaters einordnen, vielleicht dort, wo Geneviève Morel, eine französische Psychoanalytikerin nach Lacan, das Gesetz der Mutter verortet. Morel beschreibt psychotische Patienten, die das Gesetz der Mutter der ersten gehörten Sätze konkret befolgen.

Eine Mutter sagt während des Stillens zur störenden älteren Schwester wiederholt: »Geh doch«, was die psychotisch gewordene Patientin in der Form des Weggehens verarbeitet, indem sie in ihrer Krise ständig den Ort, sogar den Sitzplatz wechseln muss, während sie unentwegt murmelt: »Geh doch.«

Die Sprache hat für den psychotischen Menschen einen traumatischen Charakter. Worte ähneln Parasiten, die sich ausdehnen. »Wenn der Neurotiker die Sprache bewohnt, dann wird der Psychotiker von der Sprache bewohnt, besessen von der Sprache«, sagt Lacan in Seminar III (1955–56, 296). Er bewohnt seine Sprache nicht mehr.

Der kreative Akt des Schreibens ist etwas wie eine Gegenwehr. »Schreber ist zwar sicher Schriftsteller, aber doch nicht Dichter. Er macht uns nicht mit einer neuen Dimension von Erfahrung bekannt.« (Lacan, 1955–56, 94) Die Schrift kommt immer vom Signifikanten, ein Mangel wird erzeugt durch die Aneinanderreihung der Signifikanten, die die Bedeutung aufschieben.

Gehen wir der Entwicklung der Wahnbildung entlang der zwei Zeiten des Spiegelstadiums – die zerstückelte, zerrissene erste Phase – und folgen dann der Zusammensetzung des Spiegelbildes der zweiten Zeit in Form einer geglätteten Oberfläche, S2, sind wir in der Bedeutungsfindung, in der sich die »glatte« Oberfläche des Wahns restituiert. Hier kommt die Ich-Entwicklung mit den zwei Zeiten herein und somit der Begriff des paranoiden Ichs. Ich erkläre es so, dass der manifeste Paranoiker mit seinem einzementierten, glatten Verfolgungswahn sein Ich sukzessive der Wahnbildung anpasst und wie eine Rüstung zwanghaft trägt. Das schlechte Genießen wird nach außen verlagert.

Und nun ein psychoanalytisch-dynamischer Zugang einer möglichen Verortung der generalisierten Psychose.

Lacan schreibt von seinem Sommeraufenthalt in St. Tropez 1962 an Donald W. Winnicott:

> »Bien cher ami,
> Und dennoch fühle ich mich durch Ihre Untersuchungen inhaltlich und stilistisch bestätigt und ermutigt. Bezeichnet nicht das Übergangsobjekt, dessen Vorzüge ich den Nahestehenden gezeigt habe, den Ort, an dem zuvor diese Unterscheidung des Begehrens zum Anspruch markiert ist?« (Lacan, 1985)

Vielleicht ist es dieser Raum des Übergangs, in dem das Subjekt der blanden Psychose noch oder wieder ungestört sich fixiert? Ein intermediärer Raum, in dem sich das Begehren der Mutter noch ungestört durch Symbolisierung entfalten kann?

In Seminar IV wie in Seminar X, Die Angst, folgert Lacan:

> Monsieur Winnicott macht einfach nur darauf aufmerksam, dass wir uns immer stärker für die Funktion der Mutter interessieren. Wir haben das Lustprinzip mit einer gewissen Objektbeziehung identifiziert, nämlich der Beziehung zur Mutterbrust, während wir das Realitätsprinzip mit der Tatsache gleichgesetzt haben, dass das Kind lernen muss, sie loszulassen. (Lacan, 1956–57, 37–39, 146–149)

Winnicott sieht hier, um den Aufprall zu dämpfen, einen Übergangsraum, einen Zwischenraum, einen Raum der Möglichkeit, intermediär eine Halbexistenz, imaginär, zwischen Realität und Nicht-Realität; »halbpsychotisch« heißt es hier (Winnicott, 1979, 10 f.).

Dieses »halbpsychotisch« greife ich nun auf.

Die Leere, die der latent psychotische Patient irgendwann in sich selbst antreffen wird, füllt Winnicott mit einem mütterlich-haltenden Zug des Psychoanalytikers, Lacan jedoch mit einer entsagenden »blinden« Rolle des Analytikers, da das Erkennen der inneren Leere und die Auflösung aller identifikatorischen Beziehungen zur Befreiung der unbewussten Wünsche des Subjekts und schließlich zur subjektiven Wahrheit des Analysanden führen werden.

Letzten Endes schreibt Winnicott: »Wir hoffen doch alle, dass die Analyse unserer Patienten irgendwann ein Ende hat, dass sie uns vergessen und zu der Einstellung kommen, dass das Leben selbst die eigentliche, sinnvolle Therapie ist.« (Winnicott, 1979, 102)

Phänomenologisch zeigt das Möbiusband, auf das sich Lacan häufig bezieht, das Innen und Außen im Übergang. Geht man das Band, außen beginnend, entlang, ist man, ohne seine Richtung zu ändern, auch innen, ebenso umgekehrt. Keine Unterscheidung zwischen innen und außen ist möglich. Binäre Gegensätze wie innen und außen, Hass und Liebe, Wahrheit und Schein werden nicht mehr hervorgehoben, sondern deren Übergänge.

So treffen sich auch der Diskurs des Herren, der universitäre, der hysterische und der analytische Diskurs. Es lässt sich nie genau wissen, an welcher Stelle die Grenze überschritten wird.

Chantal Akerman, die belgische Filmemacherin, von der wir bei Tjark Kunstreich hörten, sagt über Verrücktheit sehr treffend: Es ist kein Loch in meinem Stoff, der Stoff (meines Seins) ist marod (Akerman, 2022, 95 f.).

Psychotisches Symptom und psychotische Struktur sind etwas anderes!

Verrückt sein und verrückt werden sind etwas anderes.

3. Abschließend

Ich vermute, dass Lacan heute auf die unterschiedlichen Diskurse, die die Funktion des Vaters infrage stellen, vielleicht so antworten würde: Wenn die Mutter-Kind-Dyade keine Störung erfährt durch den Dritten, der das ethische Gesetz einführt, das Inzestverbot, wenn die symbolische Figur des Vaters nicht mehr aufgreifbar ist, nicht dazwischentritt, was könnte dann das Kind vor dem Untergang in seinem imaginären Universum schützen außer die Psychose?

Literatur

Akerman, Ch. (2022): *Meine Mutter lacht.* Wien: Diaphanes.

Freud, S. (1911c): *Psychoanalytische Bemerkungen über einen autobiographisch beschriebenen Fall von Paranoia (Dementia paranoides).* GW VIII, 239–316.

Freud, S. (1915e): *Das Unbewußte.* GW X, 264–303.

Freud. S. (1924e): *Der Realitätsverlust bei Neurose und Psychose.* GW XIII, 363–368.

Kraepelin, E. (1896): *Psychiatrie – Ein Lehrbuch für Studierende und Ärzte.* 5., vollst. umgearb. Aufl. Leipzig: Barth.

Lacan, J. (1932): *Über die paranoische Psychose in ihren Beziehungen zur Persönlichkeit und Frühe Schriften über die Paranoia.* Dissertation. Wien: Passagen, 2002.

Lacan, J. (1955/56): *Die Psychosen, Seminar III.* Wien: Turia + Kant, 2016.

Lacan, J. (1956/57): *Objektbeziehungen, Seminar IV.* Sitzungen 28.11.1956 und 16.1.1957. Wien: Turia + Kant, 37–39, 146–149.

Lacan, J. (1962/63): *Die Angst. Das Seminar, Buch X.* Wien: Turia + Kant, 2010.

Lacan, J. (1966): *Über eine Frage, die jeder möglichen Behandlung einer Psychose vorausgeht. Schriften II.* Wien: Turia + Kant, 2015.

Lacan, J. (1985): Lettre à »Doudou« Winnicott, le 5 aout 1960. *Ornicar?* 33, 7–10.

Lacan, J. (2017): *Seminar, Buch XXIII: Das Sinthom.* Wien: Turia + Kant, 238 f.

Miller, J.-A. (1987): Ce qui fait insigne (Kap. XXII). Cours du 27. Mai 1987, in: ders.: *L'orientation lacanienne. Le cours de Jacques-Alain Miller »Ce qui fait insigne«,* 1986–1987, hg. v. Peraldi, J. Département de Psychanalyse, Université Paris VIII, 256–276.

Miller J.-A. (2008): L'invention du delir. Vortrag 1995. *La cause freudienne* 3/70, 81–93.

Miller, J.-A. (2022): Rede per Videokonferenz im Hinblick auf den AMP-Kongress 2024 am 3. April 2022 in Paris. Persönliche Mitschrift.

Schreber, D. P. (2016): *Denkwürdigkeiten eines Nervenkranken.* Berliner Ausgabe.

Winnicott, D.W. (2008): *Von der Kinderheilkunde zur Psychoanalyse.* Gießen: Psychosozial.

Winnicott, D.W. (2018): *Vom Spiel zur Kreativität.* Stuttgart: Klett-Cotta, 17. Aufl. 2022.

Wolff-Bernstein, Jeanne (2023): *Der Übergangsraum zwischen Winnicott und Lacan.* Vortrag im Wiener Arbeitskreis für Psychoanalyse, Mai 2023.

»aber was soll ein gedicht mit den millionen flüchtigen wörtern nur anfangen?«

Über Dagmara Kraus' Poesie als »experimentelle Psychose« nach Julia Kristeva

Greta Lippauer

liedvoll, deutschyzno moja

1

millionen flüchtige wörter stehen an
der grenze zu diesem gedicht
die beine in den bauch sich
schlange an der grenze

dunkle wörter, dunkle fremde
suchen nach zuflucht, wollen hier wohnen
verjaschmakt, betschadort, da warten
mummen von jenseits der pole

'sind welche von ungarn gekommen
zupełnie niedeutschałe słowa
drängen sich hier in die futura
ręce błagają, bebeten die grenzen

deine, deutschyzno moja

Kraus, 2020, 19

1. Einleitendes

Was schließen Subjekte aus, wenn sie sprechen, wenn sie schreiben? Wie kann das, was draußen bleiben muss, zu einem Ausdruck kommen? Julia Kristeva beschäftigt sich in der *Revolution der poetischen Sprache* mit einer bestimmten Form der Poesie, die das durch den Ausdruck Ausgestoßene über eine »innersprachliche Musikalität« zu artikulieren vermag (vgl. Kristeva, 2016, 30). Diese »innersprachliche Musikalität« fasst Kristeva mit dem Begriff der »semiotischen chora«. Über die »semiotische chora« kann die poetische Sprache nicht nur eine bestehende grammatikalische Ordnung irritieren, sie findet sogar eine Lust daran, und zwar über die Reaktivierung der Analität. In dem 1974 auf Französisch publizierten Text unterstellt sie dem poetischen Schreiben also das Scheißen und erklärt so sein revolutionäres Potenzial (vgl. Kristeva, 1978, 159 f.). Ziemlich steile Thesen, die die damals 33-jährige Kristeva in Bezugnahme auf und in Abgrenzung zu den großen Namen der Philosophiegeschichte und zu Freud, Klein und Lacan entwickelt. Angesichts ihrer Situierung als aus Bulgarien nach Frankreich migrierte junge Frau in den späten 1960er- und Anfang der 1970er-Jahre ein ziemlich guter Move, an dem ich mir allerdings einige Zähne ausgebissen habe im Versuch, ihn zu verdauen.

In meinem Beitrag nähere ich mich der »semiotischen chora« über zwei Aspekte von Kristevas Sprachtheorie und nehme ihre Referenzen auf Freud in den Blick. Zunächst gehe ich auf die frühen Trennungserfahrungen eines Säuglings ein und die Notwendigkeit, den Mangel zu akzeptieren, der für die symbolische Funktion konstitutiv ist. Anschließend handle ich von der Analität, die diese Notwendigkiet provoziert und mit der Kristeva die lustvolle Dimension jener poetischen Sprachpraxis betont. Um die Theorie bekömmlich zu verköstigen, schmecke ich sie mit Dagmara Kraus' Ausführungen über ihr eigenes Schreiben ab und versüße sie mit ihrer Lyrik.

2. »Scheiden tuth weh«[1]
Oder: Apropos Schmecken

Was ist die »semiotische chora«? Ein drittes, unbestimmtes Geschlecht, wie in Platons *Timaios* (vgl. Kristeva, 1974, 36)? Eine Metapher? Derrida schreibt über die »chora«, dass sie vor allem nicht *ist*, schon gar nicht sie selbst, vielmehr zeige sie dieses »Nicht-Sein« an (vgl. Derrida, 2013, 20). Die »semiotische chora« bewohnt auch bei Kristeva keinen festen Ort, aber sie wandert an der Kreuzung von Biologie und Sprache und setzt sich aus den Spuren der ersten Geschmacksempfindungen, Geräuschwahrnehmungen und Tastbewegungen zusammen (vgl. Löchel/Menzner, 2011, 1183). An dieser Kreuzung treffen sich der Säugling, der noch nicht der Sprache unterworfen ist und seinen Körper als zerstückelt wahrnimmt, und die Mutter, Pflegeperson oder, wie Sina Kramer es formuliert, »the-pleasure-giving-object« mit seinem »always already

1 Nach dem Gedicht *Winters Abschied* von Hoffmann von Fallersleben.

sozialized body« (vgl. Kramer, 2012, 473). Diese körperlich vermittelten Rhythmen, die das Kind in der vorsprachlichen Phase beherrschen, werden in der »semiotischen chora« reaktiviert. Wie Kleins »paranoid-schizoide Position«, die nicht einfach einmal durchlebt und von der »depressiven Position« abgelöst wird, ist die »semiotische chora« in der poetischen Sprache, mehr oder weniger latent, immer da (vgl. Kristeva, 1978, 38; 2008).

Die frühen Trennungserfahrungen betrachtet Kristeva als zentral für die Entstehung von Sprachprozessen. Mit der Sprache versucht das Kind, den »Schmerz der Trennung zu lindern«, sie zeigt den Weg aus der zunächst »bloß körperlichen Existenz« auf (vgl. Schmitz, 1998, 138). »Bevor es noch seine ersten Wörter von sich gibt, wird König Kind unabwendbar traurig: die Tatsache, daß es unabänderlich, verzweifelt von seiner Mutter getrennt ist, läßt es versuchen, sie wie die anderen Liebesobjekte wiederzufinden, zunächst in der Phantasie, dann in den Worten.« (Kristeva, 2018, 13)

Diese passiv erlittene Ablösung von der Mutter und/oder den »pleasure giving objects« konstituiert das Subjekt. Die Zuwendung Anderer ist überlebensnotwendig, zugleich birgt diese Abhängigkeit die Möglichkeit für psychische Repräsentation. Die Sprache eröffnet einen Weg aus der Hilflosigkeit. Im Sprechen macht sich das Subjekt nicht nur das verlorengegangene Objekt zu eigen, es wiederholt darüber hinaus eine Situation, in der es ausgeliefert war und transformiert so seine passive Rolle in eine aktive. Der Sinn sei nur »von der Verzweiflung her« zu finden, schreibt Kristeva in *Schwarze Sonne. Depression und Melancholie*. Die Traurigkeit von »König Kind« zeigt bereits die Integration der Verlusterfahrung im Zuge dieser Trennung vom mütterlichen Körper an, und nur wenn dieser Verlust akzeptiert wird, ist sinnerfüllendes und lustvolles Sprechen möglich (vgl. Kristeva, 2018, 52).

Das Freud'sche Fort-da-Spiel ist hier exemplarisch für die konkreten Vorgänge und Anforderungen an das Kind, die dem Spracherwerb vorausgehen. Kristeva nennt diese Entwicklungsaufgaben »biologische Grundoperationen« und denkt mit ihnen eine »Bewegung der materiellen Widersprüche« (vgl. Kristeva, 1978, 128). Durch eine radikale Rückwendung hin zur Schwelle, an der die Zunge in der Mundhöhle nach Worten wühlt und sich in die Sprache müht, kann die poetische Sprachpraxis die Verankerung des Subjekts im Symbolischen rückgängig machen (vgl. Kristeva, 2016, 29 f.). Die Landschaft dieser Grenzregion gestaltet sich aus den Erinnerungsspuren, die im Zuge des ersten Befriedigungserlebnisses gebildet werden. Kristeva pointiert ihre Argumentation mit Freuds Triebtheorie und dem Begriff des »Wunsches«, der den psychischen Apparat in Bewegung versetzt, wie Freud in der *Traumdeutung* ausführt. Wenn die »semiotische chora« also einen Meldezettel ausfüllen müsste, würde sie wohl Freuds »Nabel des Traums« als Hauptwohnsitz angeben, jene Stelle, an dem der Inhalt dem Unerkannten aufsitzt (vgl. Freud, 1900a, 530). Den Weg hin zum »Nicht-Sinn«, zu diesen »risikoreichen Regionen, an denen« die Einheit »sich nichtet«, beschreitet das Subjekt-im-Prozess, wie Kristeva es nennt, »dank außergewöhnlicher sprachlicher Kompetenz« (vgl. Kristeva, 2016, 30). Diese Beschreitung ist demnach eine Überschreitung, die immer innerhalb und vermittels der Sprache geschieht. Die Regression vollzieht sich scheinbar.

Eine außergewöhnliche sprachliche Kompetenz findet sich bei der Dichterin und Übersetzerin Dagmara Kraus. Sie verschiebt die Grenzen ihrer Worte, Wörter und Wörtchen beständig, sie zerkleinert, verdichtet, dreht, findet wieder und erfindet neu, sie collagiert und spielt mit Referenzen, Bedeutungen und Buchstaben. Im Titel des Gedichts »liedvoll deutschyzno moja« setzt Kraus dem polnischen Wort »ojczyzno« ein »d« voran und überschreibt das »ojcz« mit »eutsch«. In einem Interview mit Guido Graf sagt sie darüber:

> Wenn ich mir das Wort »deutschyzno« denke, versuche ich immer die Sprache zu meinen. […] Durch dieses Überschreiben ist der Schritt zur Sprache markiert […], es ist der Versuch, die Sprache hervorzulocken, in einer Art und Weise, in der sie singend kommt […]. Die Sprache ist eher eine Art überschriebener Ersatz, der etwas schief absteht und verschoben ist […].« (https://theorienderliteratur.de/dagmara-kraus-raender-11/, ca. ab Minute 10).

Die Brüche und Kontaminationen, also Vermengungen von Wörtern, die zu einer neuen Form zusammengezogen werden, ermöglichen Öffnungen, Integrationen und markieren Brüche, in denen diese »innersprachliche Musikalität« stattfinden kann. »liedvoll, deutschyzno moja« thematisiert aber auch, dass »millionen flüchtige wörter« vom Gedicht ausgeschlossen bleiben, das sich aus jenen Wörtern bildet, die es über die Grenze geschafft haben, aus Wörtern, die bereits eingelassen wurden und sich nun zur Form formieren, die das Gedicht verkörpert.

2

aber was soll ein gedicht mit den millionen
flüchtigen wörtern nur anfangen

es könnte mit ihnen kickern gehen
schlägts kickern vor
sie einladen zu bier, püree und kohlrouladen
oder eine reise machen an ein schönes wort
und ihnen die gegend zeigen, gegend

es könnte millionen wörter einfach schweigen
und müsste jetzt nicht gründeln, mörtel, münze
wrack und wub erleiden, schlackern, lecker
mords- und mergel – wiesz
es könnte wieder flippern wie am rastplatz
weil die zeit lang wird
und mit der tinka auffe kirmes gehen
sich in die zukunft sehen lassen

vom pinken clafoutisschafott im pelz
es könnte schützenfest und adlerschuss verpassen
und an der lippe laufen, wo die mimik hüpft
dann am frühen winkelwasser
in schnöden reimen kurz verschnaufen

auch könnte es doch ins olle haus
das haus am halben mond l iehen
und dem fallmann hin und wieder
den fadengang von buche andiktieren

dabei könnte es aus dem kickern's *kern*
und all den kiciuśkitsch entfernen
und stattdessen andere wörter weiden
vielleicht fremde wörter heimen
raffig, diese flüchtigen, mehrbarwigen
die völkerball in föderalen hallen spielen
– aber millionen

abermillionen

doch bleibts bloß ein kern am kitsch
beim kern am kitsch

Kraus, 2020, 20

3. … aber nur das Scheiden macht, dass das Herze wieder lacht[2] Oder: Scheißen

Das Gedicht macht hier also mehrere Vorschläge, was mit den »millionen flüchtigen wörtern« anzufangen sei, doch auch wenn es »fremde wörter« heimt und »andere wörter« in ihm »weiden«, schließt es, mit Kristeva, »millionen wörter« aus (vgl. Kristeva, 1978, 114 f.). Dieser Ausschluss konstituiert den Ausdruck und umgekehrt. Immer bleibt *etwas,* immer bleibt ein Rest, den kein Begriff erwischt. Dem Wort wohnt ein Mangel inne, aber die Motoren der Sprache tanken ihren Sprit eben genau an dieser Stelle des Unvermögens. So schreibt Kraus in dem Gedicht »antilabe«, das in der Plansprache »langue bleue« verfasst ist und das ich hier in der derutschen Übersetzung zitiere:

2 Nach dem Gedicht *Winters Abschied* von Hoffmann von Fallersleben.

110 spräche ich alle sprachen der erde
111 – spräche ich wie alle wilden tiere
112 wie alle wasser des abgrunds
113 – alle blumensamen
114 würde ich den ursprung
115 – der namen vergessen
116 alle worte, die eine bedeutung haben
117 – alle worte, die keine bedeutung haben
118 und einfach singen
(Kraus, 2013)

Wenn Kraus aber »einfach nur singen« würde, hätte sie dieses Gedicht nicht geschrieben. Kristeva behandelt in der *Revolution* auch nicht die Musik, sondern die »innersprachliche Musikalität« der poetischen Sprache und entdeckt in ihr das lustvolle und subversive Potenzial der Sprache. Über die anale Phase und den Begriff der Ausstoßung nimmt sie diese Lust in den Blick und bindet sie an sinnlich erfahrene »biologische Grundoperationen« rück, worauf ich nun mit Freud eingehe.

In den *Drei Abhandlungen zur Sexualtheorie* schreibt Freud, dass die Afterzone, ähnlich wie die Lippenzone, dafür geeignet sei, ihren lebenserhaltenden Funktionen der Nahrungsaufnahme und der Ausscheidung eine sexuelle Funktion hinzuzufügen (vgl. Freud, 1905d, 86). Die »Äußerung« des Darminhaltes fasst Freud als Zeichen der Gefügigkeit des Kindes und die Verweigerung als Trotz gegen die Umgebung auf (vgl. Freud, 1905d, 87). Die Beziehung zu den Objekten ist von der Dynamik des Zurückhaltens und Ausstoßens geprägt, die »Äußerungsform des Sadomasochismus« steht in Beziehung »zur Entwicklung der Muskelbeherrschung« (vgl. Laplanche/Pontalis, 1972, 63).

Der Kot wird wie ein Teil des Körpers behandelt. In einer Fußnote der *Drei Abhandlungen zur Sexualtheorie* zitiert Freud Lou Andreas-Salomé, die im Analen nicht nur die Möglichkeit des ersten Geschenks sieht, sondern auch jene des ersten Verbots. Das Kind wird erstmals mit dem Verbot konfrontiert, aus der Analtätigkeit Lust zu gewinnen, es muss die Verdrängung einer Lustempfindung vollziehen, da diese nicht mit den für die Umwelt geltenden Normen kompatibel ist. Ein für die gesamte Entwicklung des Kindes maßgeblicher Vorgang (vgl. Freud, 1905d, 88). Die Erlebnisse werden als äußerst ambivalent wahrgenommen und kreisen um das Streben nach Macht und Beherrschung, Ausstoßung und Zurückhaltung, Zerstörung und Erhaltung (vgl. Laplanche/Pontalis, 1972, 62).

Teile des eigenen Körpers verwandeln sich zu äußeren Objekten (Schuster/Springer-Kremser, 1997, 103). Das Kind macht die Erfahrung, nicht ganz zu sein und fortwährend etwas von sich hergeben zu müssen, zugleich wird die Ablösung von Teilen des Körpers als lustvoll, erleichternd, als ermächtigend empfunden. Über diese Reaktivierung der analen Lust, könne also eine »Lust an der symbolischen Funktion« generiert werden. Mit dem Begriff der Ausstoßung (*le rejet*) fasst Kristeva diese Möglichkeit, über »den Weg der Triebe durch den Körper, vom Anus zum Mund« die Bewegungen der Mundhöhle zu ästhetisieren (vgl. Kristeva, 1974, 159). Analog zur analen Phase werden Laute ausgestoßen und in etwas anderes, in sprachliche Zeichen transformiert. Gleichzeitig bedeutet diese Ausstoßung eine Trennung, Abstoßung und Ausschließung, wie es in »liedvoll deutschyzno moja« mit den flüchtigen Wörtern geschieht.

4. Wörter, wie Zuckerrohr Oder: Schreiben

Die mittlerweile 82-jährige Literaturwissenschaftlerin, Autorin, Psychoanalytikerin und Linguistin Julia Kristeva untermauert ihre Theorie in der *Revolution* mit Namen wie Joyce, Mallarmé, Lautréamont und Artaud. Mir hat die Poesie von Dagmara Kraus die Auseinandersetzung mit Kristevas *Revolution* erleichtert und sie bereichert. Immer wieder entziehen sich mir Kristevas Argumente dem Verständnis, und gerade wenn ich denke, etwas begriffen zu haben, ist mir die Logik der Argumentation schon wieder davongeschlichen. Wenn ich Dagmara Kraus' Lyrik lese bzw. vor allem höre, meine ich aber, eine Ahnung davon zu bekommen, was das alles bedeuten könnte, »semiotische chora«, »Subjekt-im-Prozess«, »triebhafte Ausstoßung« usw. Zumindest vermitteln mir Kraus' Gedichte diese »innersprachliche Musikalität« und ein emanzipatorisches Gefühl von Unbestimmtheit, wenn sie die starren Sinnzusammenhänge lust- und kunstvoll destruiert.

Es gehe ihr auch nicht ums Verstehen, sagt die Dichterin in einem Interview, ihre Gedichte fänden die Zusammenhänge über den Klang.[3] Diese Klänge ergeben sich bei Kraus durch die poetischen Umkreisungen der Grenzen von Formgebungen und Verlusterfahrungen. Im Text mit dem Titel »Goethetak! (Mäandraas Nachlied oder post-Maulfall vom Stürzchen aufs Frätzchen und das Kennerfleisch der Literatur so kopflos)« bezieht sie sich auf den »psychotischen Sprachstudenten« Louis Wolfson aus Deleuzes *Kritik und Klinik*, der

> sämtliche Wörter, die ihm unterkommen, ganz gleich welcher Herkunft, banale, banalste des Alltags, systematisch-automatisch-echomatisch in mehrere Sprachen zerkleinert, bis ein Wort wie das englische »early« etwa über »Uhr«, »Ohr«, »heure«, »freundlich«, »friendly« translingual mäandernd und unerwartet zum Neologismus »urlich« mutiert. »Urlich« ist Wolfson zufolge dem Englischen einfach abhanden gekommen. Womöglich nur deshalb – aufgrund solcher Art Verluste – erschafft man als zum Neologisieren geneigte Dichterin etwa Worte wie diese aufs Neue und nicht selten eine eigene Etymologie dazu. Dabei wirft man Wörter zusammen, verschachtelt, und kann gar nicht anders, als überall die Franz Monschen »Wörter voller Worte« (2) zu sehen und zu lesen. Oder Worte voller Wörter, wohl eher in diese Richtung, denn das Kleinere steckt hier im Größeren; Worte voller Wörtchen und voll herbeigezerrter Herkunft, die vor der poetisch-schizoiden Sprachlupe gewaltig groß werden, manchmal be-

3 vgl. https://theorienderliteratur.de/dagmara-kraus-raender-11/ (ca. Minute 4:40).

> drohlich; die sich in die Zunge verbeißen und diese nicht loslassen, ehe sie sie nicht mittels aller ihr verfügbaren Zungen von vorne bis hinten malträtiert haben; Wörter, die wie Zuckerrohr immer wieder und wieder durch die polylinguale Presse gejagt werden, bis auch das letzte verwertbare Tröpfchen aus ihnen geronnen, das Mark völlig zermatscht und der Wortstock bis zur Unkenntlichkeit zerfetzt wurde. Aber der Saft, dieser zähe Saft daraus, er schmeckt mir. Selbst wenn er mich angreift. (zit. nach Kraus, 2024, 122 f.)

»Das Kleinere steckt hier im Größeren« heißt es da, Wörtchen, die von der poetisch-schizoiden Sprachlupe gewaltig groß werden. Diese kleineren Worte, die im Größeren stecken, sucht Dagmara Kraus in erfundenen Sprachen, in Plansprachen, in alten Wörterbüchern oder eben in Neologismen, die sie durch die »polylinguale Presse« jagt, bis das letzte verwertbare Tröpfchen ausgequetscht ist. So wird auch das Deutsche bei Kraus, eine »sogenannte kleine Sprache«, wie ihre Kollegin Uljana Wolf über sie schreibt: »nomadisch offen, eine, die man sich nicht aneignet, die sich vielmehr widerständig ereignet«.[4]

3

abgeschoben ausgespuckt
da ist etwas kleinstes
blaurosa gepuckt
wie ein taubenschluck leise
weints mitten im pulk

wo sind denn die aus dem morgenland
die drei worte mit den gaben
nix myrrhe hier
her mit dem schwarz-rot-gold

wörter aus dem buch der könige
hocken im containerdorf
umfwörter aus saba,
noch milchschorf im haar

labern babel

Kraus, 2020, 21

4 https://uebersetzerwerkstatt-erlangen.de/laudatio-auf-dagmara-kraus/langen.de

Da hockt es, das Kleinste, im dritten Abschnitt des Gedichts hockt es, »abgeschoben ausgespuckt«, »blaurosa gepuckt, wie ein taubenschluck weint es mitten im pulk«. Es gehe ihr in diesem Gedicht nicht um die Wörter, die es geschafft haben, »Asyl zu finden im Gedicht, sondern vielmehr um die vielen Abwesenden, die da immer noch stehen und herumschwirren, keinen Zugang gefunden haben, also quasi um das Latente und das Nicht-eingegangene«.[5]

Das kleinste Wort, das ausgespuckte, abgeschobene, vermag in Dagmara Kraus' Lyrik aber irgendwie dennoch aufzutauchen, als Rhythmus, Geräusch, Geschmacksempfindung, vor allem als Klang, weinend, »mitten im pulk«, auch wenn – oder weil – es Babel labert.

5. Schluss

Die Kunst liebäugelt gerne mit dem Wahnsinn. Wenn ich an meine Arbeit mit psychotischen Klient*innen in der persönlichen Betreuung denke, die oft an der Grenze zu dieser Gesellschaft die Beine in den Bauch sich stehen vor Pensionsversicherungsanstalten, Gutachtern, psychosozialen Diensten usw., scheint mir ihr Blick zum Teil weit neben diesen Realitäten zu landen. Kristeva begreift den Wahnsinn zwar als eine »niemals erlöschende Anregung für die Kreativität, zugleich aber als die ›furchtbare Grenze‹« (vgl. Kristeva, 2008, 11). Auch Jahrzehnte nach Erscheinen der *Revolution*, in dem Text *Zukunft einer Revolte*, erkennt sie in der »semiotischen chora« das »Hauptziel der modernen Poesie« und bezeichnet sie als »experimentelle Psychose« (Kristeva, 2016, 30). Die Regression ereignet sich aber eben nur »scheinbar« und immer am Stoff von Sprache und Denken. Auch Dagmara Kraus schreibt, dass, selbst wenn sie »tief ins Fleisch der Dinge« hackt, »um zu ihrem Kern vorzustoßen und das dort Gefundene in Worte zu verwandeln«, sich »die Dinge und die ihnen zugehörigen Wörter« dennoch verschließen (vgl. Kraus, 2024, 128). Denn immer bleibt da etwas übrig, ein Rest, der sich dem Wort entzieht, wie der Wahnsinn, der keine Bedeutung findet. »Indem die Psychoanalyse die psychische Krankheit behandelt, das Unbehagen analysiert«, schreibt Kristeva, »deckt sie die Denkweisen auf, die ebenso den sogenannten normalen menschlichen Erfahrungen zugrunde liegen, und kann die Bedingungen bestimmen, unter denen diese Denkweisen sich in Symptomen fixieren.« (Kristeva, 2008, 11 f.)

Wenn die Psychoanalyse sich traut, ihre Augen auf Texte zu werfen, die ihre Grenzen zum Außersprachlichen aufweichen, vermag ihr Blick auf den »risikoreichen Regionen« des Wahnsinns zu landen, ohne an ihm zu erblinden... stecken die Worte, diese goldenen Nadeln, doch fest im Gewand des Gedichts.

5 https://theorienderliteratur.de/dagmara-kraus-raender-11/ (ab Minute 40).

Literatur

Derrida, J. (2013): *Chora,* hg. v. Engelmann, P. Wien: Passsagen.
Freud, S. (1900a): *Die Traumdeutung*. GW II/III.
Freud, S. (1905d): *Drei Abhandlungen zur Sexualtheorie*. GW V.
Kramer, S. (2012): On Negativity in Revolution in Poetic Language. *Continental Philosophy Review* 46/3. Dordrecht: Springer Netherlands, 2013.
Kraus, D. (2013): *kleine grammaturgie.* Schupfart: Engeler (roughbooks).
Kraus, D. (2020): *liedvoll, deutschyzno. Gedichte.* kookbooks: Berlin.
Kristeva, J. (1978): *Die Revolution der poetischen Sprache*. Frankfurt a. M.: Suhrkamp.
Kristeva, J. (2018): *Schwarze Sonne. Depression und Melancholie*. Frankfurt a.M.: Brandes & Apsel.
Kristeva, J. (2016): *Die Zukunft einer Revolte*. Frankfurt a.M.: Brandes & Apsel.
Kristeva, J. (2008): *Das weibliche Genie – Melanie Klein. Das Leben, der Wahn, die Wörter*. Gießen: Psychosozial.
Laplanche, J./Pontalis, J.-B. (1972): *Das Vokabular der Psychoanalyse*. Frankfurt a. M.: Suhrkamp.
Löchel, E./Menzner, H. (2011): *Wunsch und Trieb: Versuch einer Differenzierung*. Psyche – Z. Psychoanal. 65, 1179–1201.
Schuster, P./Springer-Kremser, M. (1997): *Bausteine der Psychoanalyse. Eine Einführung in die Tiefenpsychologie*. Wien: WUV.
Schmitz, B. (1998): *Arbeit an den Grenzen der Sprache. Julia Kristeva.* Königstein/Taunus: Helmer.
von Fallersleben, A.H.H. (1976): *Winters Abschied*, in: von Donop, L. (Hg.): *Kinderlieder*. Hildesheim, New York: Olms.

Internetquellen

https://www.lyrikline.org/de/autoren/dagmara-kraus.org (3.1.2024).
https://theorienderliteratur.de/dagmara-kraus-raender-11/ (3.1.2024).
https://uebersetzerwerkstatt-erlangen.de/laudatio-auf-dagmara-kraus/ (3.11.2024).
Kraus, D. (2024): Goethetak! *TRANSIT* 14/1: http://dx.doi.org/10.5070/T714162200 über: https://escholarship.org/uc/item/7724s976 (3.1.2024).

Lenz – Büchner – Goethe: Ein psychotischer Dichter und seine »Therapeuten«

Rainer Gross

In diesem Beitrag möchte ich ein literarisches Psycho-Drama des ausgehenden 18. Jahrhunderts vorstellen – mit einem tollen »Cast«: Insgesamt zweieinhalb Genies, der Wahnsinn des Dichters Lenz, seine Beziehung zu Goethe und Büchners Novelle/Fallgeschichte *Lenz.*

Noch heute können wir (wie ich glaube) aus dieser Fallgeschichte einiges lernen über »Genie und Wahnsinn«, über die Funktion von Kreativität zwischen Selbsttherapie und psychischer De-Stabilisierung, über die Beziehungen zwischen dem »Patienten« Lenz und seinen mehr oder weniger hilflosen Helfern/»Therapeuten«: Der Fall des Jakob Michael Reinhold Lenz ist auch ein trauriges Beispiel dafür, wie ein Patient als Subjekt verschwinden kann – auch Germanisten kennen Lenz heute meist nur als Objekt, als Protagonist in Büchners genialer Novelle und in seiner Beziehung zum überragenden Subjekt Goethe.

Auch in psychoanalytischen Fallgeschichten dient ja der »Fall« oft genug nur als Material für eine These, an dem ein Konzept verdeutlicht werden soll. Deshalb will ich die Beziehungsgeschichten zwischen Lenz, Goethe, Büchner und dem damaligen »Psycho-Guru« Pfarrer Oberlin nachzeichnen – inklusive des Wechsels von inniger Nähe zu schroffem Beziehungsabbruch bei Goethe und dem Oszillieren zwischen Über-Identifikation und distanzierter Beobachtung bei Büchner.

Lenz – zur Biografie

Jakob Michael Reinhold Lenz wurde 1751 in Livland (im heutigen Estland) geboren als Sohn eines brutal-autoritären Vaters und einer schwachen, kränklichen Mutter: Der Vater war evangelischer Geistlicher, wurde schließlich Generalsuperintendent von Livland – und wünschte sich auch seinen sensiblen und hochbegabten Sohn als Theologen. Lenz war vielleicht ein Wunderkind, aber sicher kein glückliches Kind. Er verweigerte das Theologiestudium und »flüchtete« als Reisebegleiter zweier adeliger livländischer Offiziere aus Livland nach Straßburg, wo er als Faktotum/Diener ziemlich elend in diversen Garnisonen lebte.

Trotz dieser prekären Verhältnisse schrieb er in den Straßburger Jahren (1771–1776) viel – so auch seine Theaterstücke *Der Hofmeister* und *Die Soldaten* (die einzigen Lenz-Texte, die heute noch zum »Kanon« gehören). In Straßburg lernte er auch ein anderes

Jung-Genie des »Sturm und Drang« kennen: Johann Wolfgang von Goethe. In inniger Freundschaft verbrachten sie als »Seelenbrüder« zwar nur zehn Wochen miteinander – die Lenz aber ein Leben lang verklärte: Da war die Beziehung der beiden Hochbegabten noch symmetrisch – auch die Zeitgenossen wussten damals nicht, von welchem der beiden Poeten sie mehr erhoffen sollten.[1] Beide verliebten sich auch in dieselbe Frau – Friederike Brion. Die ihr gewidmeten Gedichte, die »Sesenheimer Lieder«, werden allgemein Goethe zugeschrieben, wobei bei einigen der Gedichte bis heute nicht geklärt werden konnte, ob sie nicht doch von Lenz verfasst wurden.

Bei Goethes nächstem Besuch in Straßburg 1775 lebte Lenz immer noch in bitterer Not, während Goethe als Autor des *Werther* bereits ein Popstar der damaligen Literatur war. Die Symmetrie der Beziehung war damit vorbei (was Lenz allerdings nicht wahrhaben wollte).

Daher war er 1776 *überglücklich* über Goethes Einladung nach Weimar. Goethe allerdings war schon weit weg vom »Sturm und Drang«. Er schrieb zu dieser Zeit nicht, konzentrierte sich auf seine nächste Karriere als Politiker und engster Vertrauter des jungen Fürsten von Weimar. Lenz versuchte sich in Weimar bei Hofe beliebt zu machen, wurde aber bestenfalls als amüsant und »drollig« empfunden.[2] Auch die von ihm so ersehnte fixe Anstellung kam nie zustande. Und dann gab es auf einem Ball einen Eklat, eine Katastrophe: Lenz kränkte Goethe, und dieser forderte am folgenden Tag beim Herzog die Ausweisung seines Freundes und setzte sie auch durch. Bis heute rätseln die Germanisten, wodurch Lenz denn Goethe so schrecklich beleidigt oder blamiert haben könnte (Goethe schrieb im Tagebuch nur »Lenz Eseley« – nichts weiter …).

Spätestens jetzt scheint (wohl auch durch Goethes brutalen Beziehungsabbruch) die psychische Krankheit, die Psychose bei Lenz manifest zu werden: Er verbringt ein Jahr in der Schweiz bei diversen Freunden und Gönnern. Er wird aber jeweils schnell weitergereicht, weil er psychisch und sozial immer auffälliger wird. Schließlich bringt man ihn zu einem damals berühmten spirituellen »Heiler«: Der Pfarrer Oberlin war als Sozialreformer und Wohltäter in einer armen, kleinen Gemeinde in den Vogesen berühmt geworden und galt auch als spiritueller Meister und »Therapeut« für psychisch Kranke.

Am 20. Jänner 1778 kam Lenz zu Pfarrer Oberlin; zwanzig Tage später waren der Versuch einer »Milieutherapie« und auch die Beziehung zu Oberlin katastrophal gescheitert, und Lenz wurde in Fesseln nach Straßburg in die Psychiatrie »verbracht«.

Er wurde nie wieder ganz gesund. Seine Brüder brachten ihn über fast zweitausend Kilometer zu Fuß nach Livland zurück. Auch dort fand er nie mehr eine Anstellung. Er pendelte zwischen Riga und Sankt Petersburg, blieb immer abhängig von der Gnade

1 Dazu Kurt R. Eissler: »Lenzens literarische Gaben schienen unerhört groß zu sein. Ein Zeitgenosse hätte wohl kaum sagen können, wer von beiden (Goethe oder Lenz) der größere Dichter werden würde.« (1963, 60)

2 In vielen zeitgenössischen Beschreibungen von Lenz spürt man etwas wie ein »Kindchenschema«: Er wird als klein, zart, mit etwas hoher Stimme beschrieben – liebenswert, fürsorgliche Reflexe auslösend, aber vielleicht nicht ganz ernst zu nehmen. Goethe beschrieb ihn als »Persönchen« (Goethe, XI, 542).

adeliger Gönner. Bis zum Lebensende bettelte er vergeblich um die Zuneigung seines Vaters (so in einem seiner letzten Briefe: »So winde ich mich als erbärmlicher Wurm im Staube vor Ihnen…«) (Damm, 1989, 408).

Lenz lebte nach der Katastrophe in Weimar noch fünfzehn Jahre, aus dem literarischen Leben Deutschlands aber war er verschwunden. So endet auch Büchners Novelle *Lenz* mit den trostlosen Sätzen: »Sein Dasein war ihm eine notwendige Last. So lebte er hin…« (Büchner, 2020, 158) Am 24. Mai 1792 wurde Lenz tot auf einer Moskauer Straße aufgefunden. Ein Grab ist nicht bekannt.

Die Beziehung Lenz–Goethe: Ein Drama in drei Akten plus Epilog

I. Akt 1771 in Straßburg

Lenz erlebte zehn Wochen einer rauschhaft intensiven Verliebtheit mit seinem Seelenfreund: In der affektiven Grundstimmung des »Sturm und Drang« schienen beiden die Grenzen zwischen Phantasie und Realität, zwischen Leben und Dichtung aufgehoben – eine glückliche Zeit in gegenseitiger Überhöhung. (Auch damals schon war Goethe auf ökonomischer und psychischer Ebene deutlich gefestigter und abgesichert, Lenz hingegen schwärmerisch, aber in jeder Hinsicht »prekär« und ohne Sicherheitsnetz. Auch in der »Liebeskonkurrenz« mit Goethe um Friederike Brion war er chancenlos.)

Im intensiven Briefwechsel der Folgejahre schreibt Goethe von Lenz, »den ich wie meine Seele liebe« (Eissler, 1963, 60), Lenz seinerseits schwärmt von »unserer Ehe – als ob ich mich in dir bespiegle« (ebd.). Alles scheint harmonisch, die Idealisierung war durchaus gegenseitig.

II. Vier Jahre später: Straßburg, 1775

Die »Wiederauflage« dauerte nur fünf Tage: Goethe war auf der Durchreise und auch in seinem Lebensplan schon ganz woandershin unterwegs – nämlich nach Weimar: Der Autor des *Werther* wollte jetzt als Politiker tatkräftig sein eigenes Leben völlig neu definieren, keine Spur mehr von »Sturm und Drang«.[3] Für Lenz hingegen hatte sich nichts geändert – die Distanzierung Goethes, die jetzt so manifeste Asymmetrie in der Beziehung konnte oder wollte er nicht spüren.

3 Bekanntlich blieb dies nicht die letzte »Neuerfindung«, die Goethe als Teil seiner lebenslang so erfolgreichen Selbststilisierung gelang: Bis hin zu *Dichtung und Wahrheit* konzipierte er noch zu Lebzeiten weitgehend sein eigenes Denkmal. (Als vergleichbarer »Shapeshifter« bzw. Gestaltwandler wäre im 20. Jahrhundert nur Bob Dylan zu nennen.)

III. Lenz in Weimar: Nach großen Hoffnungen die finale Katastrophe

Der halb verhungerte Lenz erhoffte sich von Goethes Einladung nach Weimar nicht weniger als ein neues Leben: die Erneuerung der Freundschaft, endlich eine feste Anstellung bei Hof und dadurch finanzielle Absicherung. Bald nach seiner Ankunft aber fühlte er sich vom kühlen »Realpolitiker« Goethe als lästiges Anhängsel behandelt. Der wiederum dürfte von Lenz' Beschwörung des früher geteilten Ideals einer Einheit von Dichtung und Leben genervt gewesen sein: Jetzt sah er in diesem »kleinen Bruder« genau jene Selbstanteile, von denen er sich (via Projektion) deutlich, ja aggressiv distanzieren wollte. Lenz war für ihn fast zum »Stalker« geworden, der auf einer nicht mehr bestehenden Gemeinsamkeit ihres Denkens und Fühlens beharrte. In seiner monumentalen Goethe-Biografie schrieb Kurt R. Eissler vom »Eindruck, dass Lenz einen Teil von Goethes Unbewusstem ausführte oder ausagierte« (1963, 70). Man kann Goethe wohl eine Bereitschaft zur Externalisierung seines ihm peinlich gewordenen früheren Selbst, zu einer aggressiven Abtrennung, ja Abstoßung dieser (für ihn in Lenz verkörperten) Anteile unterstellen. So war die Katastrophe für Lenz vorhersehbar, seine »Eseley« bot Goethe den Anlass bzw. Vorwand zur Ausstoßung des Lenz aus Weimar und aus seinem Leben. Lenz hat den Grund seiner Verbannung trotz flehentlicher Briefe an Goethe nie erfahren. Seine »Vernichtung als Person von Bedeutung für das kulturelle Leben Deutschlands aber wurde mit seiner Vertreibung aus Weimar endgültig« (Eissler, 1963, 65). Ob Lenz' auffälliges Verhalten in Weimar schon als Symptomatik einer beginnenden Psychose mit Verlust der sozialen Feineinstellung zu verstehen ist – wir werden es nie erfahren.

IV. Epilog

Vielleicht auch aus Schuldgefühl blieb die Person des Lenz (mit dem er nie wieder ein Wort sprach oder einen Brief wechselte) für Goethe so wichtig, dass er noch Jahrzehnte später, 1814 in *Dichtung und Wahrheit*, über den »Meteor« Lenz schrieb, der über den Horizont der deutschen Literatur hinzog und »plötzlich verschwand, ohne im Leben eine Spur zurückzulassen« (Goethe, 1811–1814, 659). Das stand natürlich im Gegensatz zu Goethes Selbsteinschätzung als Sonne, als ewiges Zentralgestirn dieser deutschen Literatur … Dieser »Nachruf« prägte Lenz' Einschätzung bis weit ins 20. Jahrhundert hinein: Sein Leben erschien in der drastischen Formulierung Eisslers (1963, 66) »wie eine tragische Karikatur von Goethes Leben«. Eine »Cautionary Tale«, eine Warnung vor den Gefahren einer Vermischung von Dichtung und Leben, von Phantasie und Realität …

Nach einem Jahr des Herumirrens erlebte Lenz dann (schon im Zustand einer manifesten Psychose) tragischerweise mit seinem »Therapeuten« Oberlin eine Wiederholung dieses Beziehungsschicksals – eine neuerliche Abfolge von Nähe und imaginierter

Gemeinsamkeit, gefolgt vom aggressiven, weil hilflosen Beziehungsabbruch seitens Oberlins.

Georg Büchners Novelle: Überidentifikation?

Fünfzig Jahre nach Lenz' Wanderung ins Gebirge und in den Wahnsinn, nach seiner schrecklichen Angst und Verlassenheit, konnte sich ein hochbegabter junger Medizinstudent und politisch verfolgter Revolutionär[4] in seinem Versteck nur allzu sehr mit Lenz identifizieren: 1835 hatte auch Georg Büchner panische Angst – er fürchtete (allerdings durchaus realistischerweise), im Gefängnis wahnsinnig zu werden. (»Ich wäre in so einem Loch verrückt geworden«; zit. nach Hauschild, 1992, 98.) Ein Genosse war bereits gefasst und in Isolationshaft psychotisch geworden. Büchner selbst konnte im letzten Augenblick fliehen – ins relativ sichere Straßburg. Dort las er den »Fallbericht« des Pfarrers Oberlin und schrieb zwei geniale Fragmente, zwei Geschichten vom Wahnsinn – nämlich Woyzeck und eben Lenz. Schon die ersten Leser spürten den Sog dieses Lenz-Textes: Büchners Freund, der Dichter Gutzkow, schrieb: »… dass es dem Leser fast erscheint, als lese er hier nicht die Novelle eines Zweiten über einen Wahnsinnigen, sondern habe es mit diesem selbst zu tun, sei wohl gar von ihm angesteckt, als sei Büchner Lenz und Lenz Büchner und er, der Leser selbst, beide zugleich« (zit. nach Beil/Dedner, 2014, 181). Zusätzlich zu der von Büchner gespürten bzw. imaginierten Seelenverwandtschaft zu Lenz konnte er auch dessen Leiden unter dem übermächtig-fordernden Vater nachfühlen (obwohl sein eigener Vater vergleichsweise milder war).

Der verfolgte Büchner schaffte es schließlich über Straßburg in die sichere Schweiz. In Zürich promovierte er zum Doktor der Medizin, habilitierte sich sogar nur ein Jahr später. Endlich schien ein sicheres Leben in Reichweite, seine Verlobte sollte bald nachkommen, sein Vater war endlich zufrieden und stolz auf ihn – da starb er mit erst 23 Jahren innerhalb weniger Tage an einer Typhus-Infektion. Noch im Delirium seiner letzten Fiebertage phantasierte er vom drohenden Kerker …

Büchners Werk geriet fast in Vergessenheit – ebenso wie das des unglücklichen Lenz. Noch gegen Ende des 19. Jahrhunderts waren beide nicht im bildungsbürgerlichen »Kanon« vertreten – sodass auch der so überaus belesene Sigmund Freud höchstwahrscheinlich Büchners Novelle nicht kannte (obwohl sie perfekt in seine These von den Dichtern als Vorläufer der Psychoanalyse gepasst hätte). Aber Freud bewunderte die Meister der Dichtung wie Goethe und Shakespeare, war weniger interessiert an den Dichtern der »dunklen Abgründe des Lebens« wie Hölderlin oder eben Georg Büchner.[5] Seine lite-

4 Büchner hatte eine revolutionäre Kampfschrift verfasst, den *Hessischen Landboten*, darin auch die bis heute berühmte Parole: »Friede den Hütten, Krieg den Palästen!« (Büchner, 2020, 40)

5 Siehe dazu Walter Jens, *Freud als Schriftsteller* (1991, 955). In einem Brief von Arnold Zweig an Freud schickte jener diesem als Beilage am 16. September 1930 seinen Essay *Lessing/Kleist/Büchner*. In den folgenden Briefen von Freud gibt es aber keine Erwähnung davon – während er sonst auf Zweigs Texte sehr wohl reagierte. Freud hätte wohl Goethes Diktum

rarischen Heroen waren die Väter, die Klassiker, und nicht die aufrührerischen Söhne (einzige Ausnahme: Heinrich Heine). Auch in der Psychoanalyse waren die Dichter für ihn meist entweder »Vorläufer« oder aber »Fallbeispiele«.

Im englischen Sprachraum war und ist dies anders: Ron Britton bezeichnete die Psychoanalytiker als »Erben der romantischen Dichter«. Wilfred Bion übernahm zwei seiner berühmtesten »Keywords« von Dichtern: »Negative capability« fand er in einem Brief von John Keats, während »without memory and desire« die Paraphrase einer Zeile aus T.S. Eliots *Wasteland* ist.

Erst in den revolutionären Zeiten vor und nach dem Ersten Weltkrieg wurde »Lenz und mit ihm sein posthumer Schüler Georg Büchner« (Mayer, 1989, 113) von den rebellierenden Söhnen der hilflos gewordenen Väter wiederentdeckt. Die Expressionisten würdigten ihn dann als Beginn der literarischen Moderne.

Büchner/Lenz

Büchners Fragment beginnt mit einem knappen, prägnanten Satz: »Am 20. ging Lenz durchs Gebirg.« (Büchner, 2020, 137) Dazu kann man sich einen romantischen Wandersburschen vorstellen oder einen enttäuschten Liebenden auf der Flucht in die Einsamkeit, mit wehendem Haar und dunklem Mantel …

Aber schon wenige Zeilen später zeigt eine erste irritierende Textstelle, dass es hier noch um etwas anderes gehen könnte als um Trennungsschmerz und Einsamkeit, nämlich um eine »Winterreise« der Seele – eine Reise in den Wahnsinn:[6] »Müdigkeit spürte er keine, nur war es ihm manchmal unangenehm, dass er nicht auf dem Kopf gehen konnte.« (ebd.)

Dieser Satz (mitten in einer romantischen Naturbeschreibung) ist einer der berühmtesten in Büchners Novelle. Ein erstes Beispiel für den abrupten Wechsel von der Außenperspektive des Autors als beschreibender, beobachtender Arzt zum plötzlichen intensiven »Eintauchen« in die Innenperspektive und Identifizierung mit dem psychotischen Lenz. Als heutiger Leser kann man es auch als ein fast proto-psychoanalytisches Oszillieren zwischen Nähe durch Identifizierung und Distanz durch Reflexion beschreiben.

Während allerdings Lenz in der Realität und auch als Protagonist in Büchners Text zerbrach an seinem Konflikt zwischen den überwältigenden Es-Impulsen und dem grausam strengen Über-Ich, während sein Ich in der Psychose immer mehr zerfiel – schaffte Büchner im Gegensatz dazu in seinem Text eine Balance zwischen Primär-

»das Klassische ist das Gesunde, das Romantische das Kranke« (1833, 630) im Wesentlichen unterschrieben.

6 Schuberts *Winterreise* entstand 1827, knapp zehn Jahre vor Büchners *Lenz* – auch hier der Gang eines verzweifelten, liebesenttäuschten jungen Mannes ins winterliche Eis und in den Wahnsinn. Angeblich war auch der gar nicht so unpolitische Schubert kurz davor nur knapp einer Razzia der Metternich'schen Geheimpolizei entkommen.

prozess und Sekundärprozess durch die formale Integration beider Ebenen, vielleicht sogar im Sinne einer Mikro-Selbsttherapie durch eben dieses Schreiben.

John White betonte 1952 in *Georg Buechner or The Suffering Through The Father* die biografischen Parallelen zwischen Büchner und Lenz – für mich nur teilweise überzeugend: Zwar hatte auch Büchner einen strengen und fordernden Vater, der aber sicher kein alttestamentarisches Monster wie Lenz' Vater war. Vor allem aber hatte Büchner ein rettendes mütterliches Gegengewicht zu diesem Vater: Seine Mutter wurde als warmherzig-kunstaffin und einfühlsam beschrieben, sie liebte ihren erstgeborenen Sohn Georg innig. Vielleicht konnte Büchner auch dadurch die Identifizierung sowohl mit seinem Arzt-Vater als auch mit der Künstlerin-Mutter schaffen und damit väterliches und mütterliches Prinzip integrieren. Dafür würde sprechen, dass er in seinem allzu kurzen Leben auch die verschiedenen Rollen des Sozialrevolutionärs, des Dichters und des Wissenschafters sogar angesichts der so bedrohlich negativen Außenbedingungen in einem imponierenden Werk schließlich zusammenführen konnte.

Durchlässigkeit zwischen Primärprozess und Sekundärprozess: kreativitätsfördernd, aber auch destabilisierend

Eine verlässliche Affektkontrolle, ein Abschirmen gegen drängende Triebregungen/Inhalte erhöht die psychische Stabilität, führt aber im Extremfall zu einem eher flachen und emotionsarmen Seelenleben, schlimmstenfalls zum bloßen Funktionieren (siehe Christopher Bollas' Figur des »Normotikers«; Bollas, 1997). Eine größere »Durchlässigkeit« bzw. weniger starre Affektkontrolle dagegen fördert die Lebendigkeit und auch kreative Prozesse im Sinne einer »Regression im Dienste des Ich« (nach Ernst Kris, 1952). Eine solche Regression kann als kreativer Schub durchaus der Persönlichkeitsentwicklung dienen: Das wohl berühmteste Beispiel dafür wäre Goethe selbst, der durch Adoleszenzkrise und Liebeskummer zu seinem *Werther* angeregt wurde. Damit konnte er die schmerzvollen Affekte externalisieren, dadurch bewältigen und noch dazu den Beifall des Publikums erzielen (vgl. dazu Freuds *Der Dichter und das Phantasieren*, 1908e). In diesem Fall führt eine psychische Krise zum künstlerischen Durchbruch und dadurch nicht zum seelischen Zusammenbruch: So können auch psychischer Konflikt und seelisches Leid beim Dichter statt eines Symptoms einen Text hervorbringen. Dann kommt es zur »Resozialisierung der isolierten Schmerzen« (Peter von Matt, 2000, 120) bzw. zu einer »neuen sozialen Leistungsfähigkeit« des kreativen Individuums (Sachs, 1926, 51). Allerdings muss man an dieser Stelle vor einer Romantisierung oder gar Verklärung des Wahnsinns warnen. Das hat eine lange Tradition sowohl auf ästhetischer Ebene (»Genie und Wahnsinn«) als auch z.B. nach 1968 auf politischer Ebene (so z.B. Pierre Bertaux [1978] mit seiner These über Hölderlin als »edlem Simulanten«). Außerdem wird auf trivialer Ebene in Alltagssprache und Werbung mit dem Wahnsinn kokettiert. (»Das ist wahnsinnig schön« oder »Das ist echt der Wahnsinn«: Wahnsinn ist hier prinzipiell positiv konnotiert, fast als Synonym für Intensität – mit Psychose hat das nichts zu tun.)

Demgegenüber stehen die Realität und der massive Leidensdruck der allermeisten psychotisch Erkrankten – auch wenn sie kreativ sind. Wenn nämlich die Regression nicht hinlänglich durch sekundärprozesshafte Rationalität kontrolliert und aufgefangen werden kann, kann eine solche »kreative Krise«, kann eine Überflutung durch Triebabkömmlinge durchaus zur Selbstdestruktion führen. Dann wird die Energie des Primärprozesses nicht mehr kanalisiert durch sekundärprozesshafte Arbeit an der Form. Eine solche Psychodynamik dürfte mitbeteiligt gewesen sein an der Erkrankung und am Verstummen des Dichters Jakob Michael Reinhold Lenz.

Im Idealfall aber kann die Sprache Primärprozess und Sekundärprozess versöhnen. In den Worten von Hans Loewald:

> In der Literatur sind Primär- und Sekundärprozess miteinander verwoben, wodurch die Sprache als Übergangsmodus fungiert, der beide umfasst. Wir können sagen, dass die Sprache [...] ihrer eigenständigsten Funktion nach eine bindende Kraft ist. Sie verbindet Menschen, Selbst- und Objektwelt, und sie verbindet das abstrakte Denken mit der körperlichen Konkretheit und Lebenskraft. Im Wort werden Primär- und Sekundärprozess versöhnt. (Loewald, 1986, 192)

Zu solchen Versöhnungsleistungen im Sinne der Selbst-Therapie durch Schreiben war Goethe ein Leben lang in hohem Ausmaß fähig:

> Und so begann diejenige Richtung, von der ich mein ganzes Leben nicht abweichen konnte, nämlich dasjenige, was mich erfreute oder quälte oder sonst beschäftigte, in ein Bild, in ein Gedicht zu verwandeln und darüber mit mir selbst abzuschließen. [...] Die Gabe hiezu war wohl niemand nötiger als mir, den seine Natur immerfort aus einem Extrem in das andere warf. (Goethe, 1811–1814, 311 f.)

Für den romantischen Psychiater Carus war Goethe und sein kreativer Umgang mit Lebenskrisen das Paradebeispiel für eine »gesunde Krankheit«[7] (zit. nach Eissler, 1963, 37). Auch Büchner war zu einer solchen sublimatorisch-kreativen Krisenbewältigung fähig,[8] Lenz hingegen nur wenige Jahre lang.

Aus heutiger Sicht war Goethe sicher hochgradig resilient – auch als Folge einer lebenslangen ökonomischen Sicherheit und als Sohn eines Elternpaares, das »die Er-

7 Goethes Freund Carus war Maler, Naturphilosoph und einer der bedeutendsten der »romantischen Psychiater«: Bereits 1846 schrieb er als Eröffnungssatz seines Werkes *Psyche*: »Der Schlüssel zur Erkenntnis vom Wesen des bewussten Seelenlebens liegt in der Region des Unbewusst-Seins.« (zit. nach Ellenberger, 1985, 293) Carus wird von Freud auch in der *Traumdeutung* als Vorläufer angeführt.

8 Dazu Hans Mayer in seiner Büchner-Biografie zu Büchners Lenz: »Allzu nah Verwandtes und selbst Empfundenes wird hier von jemandem berichtet, der über die beschriebenen Zustände und Seelenlagen aus Eigenem zu berichten wusste, der hier einen Akt der Reinigung vollzieht, seelische Gewalten bändigt, indem er sie bewusst heraufbeschwört, der sie überwindet, indem er sie analysiert.« (Mayer, 1972, 275)

füllung des Lebens dadurch erlangte, dass sie ihm dienten« (Eissler, 1963, 81). Neben der Förderung durch seinen Vater sah Freud vor allem die bedingungslose Liebe von Goethes Mutter zu ihm als entscheidend an: »Wenn man der unbestrittene Liebling der Mutter gewesen ist, so behält man fürs Leben jenes Eroberergefühl, jene Zuversicht des Erfolges, welche nicht selten wirklich den Erfolg nach sich zieht.« (Freud, 1917b, 26)

Im Gegensatz dazu gab es bei Lenz einen übermächtig-zürnenden Vater und eine blasse, schwache Mutter.

Drei Zugänge zum Wahnsinn: Oberlin, Goethe und Büchner

Alle drei spüren sie eine Nähe zu Lenz, identifizieren sich mit ihm oder genauer: können einen Teil ihres Selbst in Lenz wiedererkennen. Aber alle mussten oder wollten sie sich von eben diesem Selbstanteil lösen, den sie in Lenz externalisiert, ja »untergebracht« hatten. Das Gemeinsame musste wieder getrennt, projiziert und abgespalten werden in ihrer Beziehung zum Objekt Lenz.

a) *Oberlin:* Der idealistische Versuch einer »Milieutherapie« scheitert nach zwanzig Tagen: Oberlins liebevolle Zuwendung wandelt sich zu schroffer Ablehnung – wegen Lenz' Atheismus oder (wahrscheinlicher) wegen dem so schwer aushaltbaren Oszillieren des Patienten Lenz zwischen melancholischer Verzweiflung und plötzlichen Agitationszuständen unter dem Einfluss seines Wahnerlebens.
b) *Goethe:* Der »gereifte« Dichterfürst verbannt in der Person des Lenz fast auto-exorzistisch seine eigenen jugendlichen, rebellischen Sturm-und-Drang-Regungen aus Weimar. Der allzu großen symbiotischen Nähe folgt schroffer Beziehungsabbruch.
c) *Büchner:* Auch er fühlte sich dem Lenz seelenverwandt – zwei verfolgte, sozialkritische Dichter und Söhne strenger Väter. Mit seinen beiden »Psychose-Protagonisten« Lenz und Woyzeck schrieb er sich vielleicht eigene destruktiv-todessehnsüchtige Strebungen und sicher sehr viel Angst vom Leib. So konnte ihm die Flucht in ein geordnetes Leben gelingen, das ihm in Zürich gewinkt hätte.

1. Die beiden psychotischen Protagonisten in den Büchner-Fragmenten *Lenz* und *Woyzeck* sind beides dichterische Bearbeitungen realer »Krankengeschichten«: Der hypersensible Dichter Lenz entspricht dabei dem eher depressiv-ängstlichen Psychotiker mit primär internalisierender Symptomatik.
2. Im Gegensatz dazu verkörpert Woyzeck den externalisierenden und dadurch letztlich tödlich-aggressiven Typus. In Büchners Texten erleben wir also die Implosion des seelischen Leides bei Lenz im Kontrast zur Explosion der Aggression bis hin zum Mord bei Woyzeck.
3. Das reale Vorbild, der Soldat Johann Christian Woyzeck, wurde 1824 in Leipzig wegen Mordes an seiner Freundin hingerichtet. Der Jahre dauernde Prozess sorgte

damals in ganz Deutschland für Aufsehen, nicht zuletzt wegen der entscheidenden Rolle der ärztlichen Gutachten zur Einschätzung der Schuldfähigkeit. Das (letztlich entscheidende) Gutachten des Hofrat Dr. Clarus war Büchners Ausgangspunkt für sein Drama.

Im Gegensatz zu Oberlin und Goethe konnte sich Büchner ein (allerdings nur phantasiertes) Gemeinsames mit Lenz bewahren, nämlich das »Realismuskonzept«.[9] Allerdings konnte/musste er ja nicht dem realen Lenz in seiner Psychose begegnen, konnte also sein »Objekt Lenz« frei gestalten ohne störende »Einsprüche« des realen Menschen/Patienten Lenz.

Oberlins Zugang könnte man mit der Position des engagierten Sozialpsychiaters vergleichen, der hier aber letztlich hilflos bleiben muss, weil er die eigene ambivalente bis negative Gegenübertragung ausagieren muss.

Goethe wäre der engagierte, verständnisvolle und stabile Freund oder Angehörige, dem aber der so kreative »Wahnsinnige« irgendwann zu anstrengend und auch zu peinlich wird.

Büchner oszilliert zwischen (Über-)Identifizierung und »einfühlsamer Objektivität« (nach Loewald, 1986, 351): fast schon proto-psychoanalytisch, ohne therapeutischen Anspruch.

Während Goethe die Bedeutung des Dichters Lenz minimierte und auch die Rolle des »Seelenfreundes« Lenz in seinem Leben auf eine unbedeutende Episode reduzierte, glauben wir in Büchners Novellenfragment noch den Geist des »wirklichen Lenz« zu spüren: Wir spüren auch die Identifizierung Büchners mit Lenz bis hin zur phantasierten Seelenverwandtschaft. Es ist ein würdiges Denkmal für den unglücklichen Dichter, für das Subjekt Lenz – trotzdem aber fällt uns heute zum Namen »Lenz« als erstes Büchners Novelle ein.

In seiner Rede zum Büchner-Preis hat Heiner Müller 1985 beide Dichter gewürdigt, schrieb über Büchners Texte: Sie seien »wie ein schnelles Gewitter, das mit der Geschwindigkeit einer anderen Zeit kommt, Lenz im Gepäck, den erloschenen Blitz aus Livland« (zit. nach Hauschild, 1992, 178). Vielleicht konnte Büchner sich die Angst vorm Gefängnis und vorm Wahnsinn durch seinen »Lenz-Text« vom Leib schreiben, also Literatur statt eines Symptoms produzieren. Wissen können wir das nicht. Aber für Büchner als Leser des Werkes von Lenz und auch für uns als Leser von Georg Büchner gilt wohl die Einsicht von Marcel Proust: »In Wirklichkeit ist jeder Leser, wenn er liest, ein Leser nur seiner selbst. Das Werk des Schriftstellers ist dabei lediglich eine Art von optischem Instrument, das der Autor dem Leser reicht, damit er erkennen möge, was er in sich selbst vielleicht sonst nicht hätte erschauen können.« (Proust, 1975, VII, 329)

9 Büchner legte im oft zitierten »Literaturgespräch« dem Protagonisten Lenz sein eigenes Credo in den Mund: Im Gespräch mit einem Freund fordert Lenz (der in dieser Situation plötzlich ganz klar formulieren kann): »Man senke sich in das Leben des Geringsten und gebe es wieder […] die Gefühlsader ist in fast allen Menschen gleich, nur ist die Hülle mehr oder weniger dicht, durch die sie brechen muss.« (Büchner, 2020, 144)

Literatur

Beil, R./Dedner, B. (Hg.) (2014): *Georg Büchner. Revolutionär mit Feder und Skalpell*. Ausstellungskatalog. Cantz: Darmstadt.

Büchner, G. (2020): *Werke und Briefe*. Münchner Ausgabe. München: dtv.

Bertaux, P. (1978): *Friedrich Hölderlin*. Frankfurt a. M.: Suhrkamp.

Bollas, Ch. (1997): *Der Schatten des Objekts*. Stuttgart: Klett-Cotta.

Damm, S. (1989): *Vögel, die verkünden Land. Das Leben des Jakob Michael Reinhold Lenz*. Frankfurt a. M..: Insel.

Eissler, K.R. (1963): *Goethe. Eine psychoanalytische Studie 1775–1786*. Frankfurt a. M.: Stroemfeld/Roter Stern, 1983.

Ellenberger, H. F. (1985): *Die Entdeckung des Unbewussten*. Zürich: Diogenes.

Freud, E. (Hg.) (1984): *Sigmund Freud/Arnold Zweig – Briefwechsel*. Frankfurt a. M.: Fischer.

Freud, S. (1908e): *Der Dichter und das Phantasieren*. GW VII, 213–223.

Freud, S. (1917b): *Eine Kindheitserinnerung aus »Dichtung und Wahrheit«*. GW XII, 15–26.

v. Goethe, J.W. (1833): *Maximen und Reflexionen*, in: ders.: Sämtliche Werke, Bd. 9. Artemis-Gedenkausgabe. München: dtv, 1977, 497–778.

v. Goethe, J.W. (1811–1814): *Dichtung und Wahrheit*, in: ders.: Sämtliche Werke, Bd. 10. Artemis-Gedenkausgabe. München: dtv, 1977.

Hauschild, J.-Ch. (1992): *Georg Büchner*. Reinbek bei Hamburg: Rowohlt.

Jens, W. (1991): Freud als Schriftsteller. *Psyche – Z. Psychoanal.* 45/11, 949–966.

Kris, E. (1952): *Die ästhetische Illusion. Phänomene der Kunst in der Sicht der Psychoanalyse*. Frankfurt a. M.: Fischer, 1977.

Lenz, J.M.R.: *Werke*, hg. v. Voit, F. Stuttgart: Reclam, 1992.

Loewald, H. (1986): *Aufsätze aus den Jahren 1951–1979*. Stuttgart: Klett-Cotta.

v. Matt, P. (2000): *Psychoanalyse und Literaturwissenschaft*. Ditzingen: Reclam.

Mayer, H. (1972): *Georg Büchner und seine Zeit*. Frankfurt a. M.: Suhrkamp.

Mayer, H. (1989): *Das unglückliche Bewusstsein. Zur deutschen Literaturgeschichte von Lessing bis Heine*. Frankfurt a. M.: Suhrkamp.

Oberlin, J. F. (1778): Hr. L. (In der Druckfassung: Der Dichter Lenz, im Steintale), in: Büchner, G.: *Lenz* (Studienausgabe mit Quellenanhang und Nachwort), hg. v. Gersch, H. Stuttgart: Reclam, 1998, 35–50.

Proust, M. (1975): *Auf der Suche nach der verlorenen Zeit*, Bd. 7. Frankfurt a. M.: Suhrkamp.

Sachs, H. (1926): Psychoanalyse und Dichtung, in: *Almanach des Int. Psychoanalytischen Verlages*. Wien, S. 44–53.

White, J. (1952): Georg Buechner or The Suffering Through the Father. *American Imago* 9, 365–427.

Psychoanalytische Psychosentherapie und Setting

Michael Ertl

Die Anfänge

Sigmund Freud schreibt in seinem Aufsatz *Über Psychotherapie*:

> Psychosen, Zustände von Verworrenheit und tiefergreifender Verstimmung sind also für die Psychoanalyse, wenigstens wie sie bis jetzt ausgeübt wird, ungeeignet. Ich halte es für durchaus nicht ausgeschlossen, dass man bei geeigneter Abänderung des Verfahrens sich über diese Gegenindikation hinaussetzen und so eine Psychotherapie der Psychosen in Angriff nehmen könne. (Freud, 1905a, 21)

Wohlgemerkt: Psychotherapie, nicht Psychoanalyse. Das Hauptproblem sei laut Freud, dass die von ihm so bezeichneten narzisstischen Neurosen aufgrund von Libidorückzug keine Übertragung ausbilden würden und darum für unsere Bemühungen unzugänglich seien.

Karl Abraham führt 1908 in seinem Aufsatz *Die psychosexuellen Differenzen der Hysterie und der Dementia praecox* – der früher gebräuchliche Name für Schizophrenie – aus, dass bei der Dementia praecox »die Fähigkeit zur Sexualübertragung, zur Objektliebe vernichtet« sei.

In den 1920er-Jahren entstand in Berlin-Tegel unter der Leitung von Ernst Simmel die erste psychoanalytische Klinik. Simmel schreibt über die psychoanalytische Behandlung von Psychotiker:innen, dass diese »ihre Arbeit weitestgehend in den Dienst der Psychosenprophylaxe zu stellen habe« (Simmel; zit. nach Happach/Piegler, 2000, 39 f.).

Im deutschen Sprachraum sind Otto Fenichel und Paul Federn zu nennen, die sich mit der analytischen Behandlung von Psychosekranken beschäftigten. Viele Analytiker:innen mussten vor dem Nationalsozialismus fliehen und emigrierten nach Amerika und entwickelten dort Thesen und Technik weiter. In der bekannten Klinik Chestnut Lodge waren unter anderem Frieda Fromm-Reichmann, die bis zu ihrem Tode 1957 Psychotherapie-Direktorin war, und Harald Searles tätig. Das Buch *Ich habe dir nie einen Rosengarten versprochen* von Hannah Green (1964; Pseudonym: Joanne Greenberg) beschreibt das vorsichtige und kreative therapeutische Vorgehen Frieda Fromm-Reichmanns. Fromm-Reichmann argumentiert z.B., dass eine streng auf eine Stunde beschränkte Sitzung kontraindiziert sei. Der:die Therapeut:in benötige einen flexiblen Plan, bei dem Sitzungen ausfallen, andere mehrere Stunden dauern oder nicht vorgesehene eingeschaltet werden können. Dies ist eine Position, die auch heute teilweise noch vertreten wird.

Die kleinianische Schule mit Vertreter:innen wie Herbert Rosenfeld, Hanna Segal und Wilfred Bion sowie postkleinianische Autor:innen entwickelten eine Behandlungstechnik psychotischer Zustände aufbauend auf der Arbeit von Melanie Klein mit Kleinkindern. Objektbeziehungen, Dynamik der Abwehrvorgänge der frühen Kindheit und Betonung eines sehr frühen aggressiven Phantasielebens des Kindes waren Grundannahmen ihrer Theorie. Rosenfeld postulierte auch die Entstehung einer »Übertragungspsychose« und stellte deren Durcharbeitung mithilfe von Deutung im Sinne des klassischen Settings in den Vordergrund.

Donald Winnicott, englischer Kinderarzt und Psychoanalytiker, entwickelte eigene Ansichten über die Mutter-Kind-Beziehung. Konzepte wie das Übergangsobjekt, der Möglichkeitsraum und die Haltefunktion des mütterlichen Objekts sind Standardbegriffe der psychoanalytischen Theorie geworden.

Die Schweizerin Marguerite Sechehaye entwickelte 1947 die Methode der »symbolischen Wunscherfüllung«, die davon ausgeht, dass das zentrale Problem ihrer Patientin Renée die Entbehrung der Mutterliebe und die Unersättlichkeit des Wunsches nach dieser Liebe darstelle. In dem Buch *Tagebuch einer Schizophrenen* mit dem Untertitel: »Selbstbeobachtung einer Schizophrenen während der psychoanalytischen Behandlung« werden die Phasen der Krankheit und Behandlung aus der Sicht der Patientin Renée wiedergegeben, die diese zu Papier brachte, nachdem sie genesen war. In der Schlüsselszene des Buches liegt Renée an der Brust der Therapeutin und wird von »Mama« – so nennt sie ihre Therapeutin – mit den verzweifelt ersehnten Äpfeln gefüttert.

Bryce Boyer schreibt in seinem Buch über *Die psychoanalytische Behandlung Schizophrener* 1967, dass er in einem Zeitraum von mehr als 17 Jahren eine Untersuchung an insgesamt 17 Patient:innen durchführte, die allesamt an Grenzzuständen oder offener Schizophrenie bzw. an schizoaffektiven Psychosen litten. Boyer (1976): »Bei den hier dargestellten Patienten ist der psychotische Kern in der Regel innerhalb von zwei Jahren grundlegend verändert worden.« Boyer behandelte klassisch, das Setting bestand in Liegen auf der Couch, viermal pro Woche; er empfahl den liegenden Psychotiker:innen auch, die Grundregel der Psychoanalyse zu befolgen.

August Ruhs (1997, 74) merkt in diesem Zusammenhang kritisch an,

> dass alle Seiten bis in die Gegenwart stets hinreichend genügend Belege für Behandlungserfolge lieferten und die Richtigkeit des jeweiligen eigenen Vorgehens bestätigt wurde. […] Es sei hier nicht weiter erörtert, wie die Erfahrungsberichte und nach wie vor bestehenden Widersprüchlichkeiten aufzulösen seien, wobei schwer bis nicht vergleichbare Patientenpopulationen, disparate Krankheitsbilder, Persönlichkeitsfaktoren und therapeutisches Engagement in Rechnung zu stellen sind.

Kritik an den frühen Formen der Behandlung

Mit der Entdeckung und Einführung psychopharmakologischer Behandlungsmethoden Ende der 50er- und Anfang der 60er-Jahre des vergangenen Jahrhunderts sowie deren Erfolgen bei Symptomreduktion und Verbesserung der Handlungsfähigkeit und Alltagsbewältigung von Patient:innen wandelte sich das therapeutische Vorgehen und die psychoanalytische bzw. psychodynamische Psychosentherapie geriet vorübergehend in den Hintergrund.

Weitere Studien attestierten den über Jahre in Chestnut Lodge behandelten Patient:innen ein schlechtes Behandlungsergebnis: Circa zwei Drittel der Schizophrenen waren in ihrem Krankheitsverlauf nicht gebessert oder gar verschlechtert. Konsequenterweise wurde in der Folge die Anwendung der psychodynamischen Behandlung von Schizophrenie überhaupt infrage gestellt bzw. in die Nähe unethischer Behandlungen gerückt.

Die APA, American Psychiatric Association, veröffentlichte vor der Jahrtausendwende noch Empfehlungen, keine »insight oriented psychotherapy« durchzuführen, und in den »Practice Guidelines« derselben Gesellschaft für »Treatment of Patients With Schizophrenia, Third Edition« 2001 findet sich keine Empfehlung, nicht einmal ein Hinweis auf psychodynamische oder psychoanalytische Psychosenbehandlung.

Neuere Studien hingegen konnten die Wirksamkeit von Psychotherapie sowohl auf kognitiver als auch auf psychodynamischer Grundlage nachweisen; letztendlich führten diese Studien dazu, dass die aktualisierten Guidelines von NICE (National Institute for Health and Care Excellence) 2014 die Empfehlung von psychodynamischen Psychotherapien für Patient:innen mit Schizophrenie oder affektiven Psychosen formulierten. Auch in den neuen Leitlinien der DGPPN (Deutsche Gesellschaft für Psychiatrie und Psychotherapie) sind diesbezüglich Empfehlungen enthalten, sodass man sich auch in der eigenen Praxis sicher fühlen kann, nach dem State of the Art zu behandeln.

Ich werde im Folgenden einige wichtige Abänderungen der Kur darstellen.

Psychotherapieformen

In einer Übersichtsarbeit von Frank Schwarz über die *Psychodynamik und Psychotherapie psychotischer Störungen* (2012) wird die Behandlung anhand der Begrifflichkeit von Alanen (2001; zit. nach Schwarz, 2012) unter dem Aspekt des »Need-Adopted-Treatment« durchgeführt und teilweise modifiziert. Schwarz beschreibt die Therapieformen der psychoanalytischen Einzeltherapie, der psychoanalytischen Familientherapie, der psychoanalytisch orientierten Gruppenpsychotherapie und in weiterer Folge kognitiv-verhaltenstherapeutische Ansätze und systemische Therapien. Keine Erwähnung finden Analysen mit psychotischen Patient:innen nach dem klassischen Setting.

Abhängig vom jeweiligen Funktionsniveau der Patient:innen soll die Frequenz der Sitzungen unterschiedlich gewählt werden. Nach Mentzos (1991; zit. nach Schwarz,

2012) wird beim Setting mit der höchsten Sitzungsfrequenz zwei- bis dreimal die Woche im Sitzen behandelt; dieses Setting setzt die Motivation von Patient:innen voraus, sich intensiv mit den lebensgeschichtlichen Hintergründen und den Anlass-Situationen beim Auftreten von Psychosen zu befassen, um eine Integration von psychotischen und nichtpsychotischen Persönlichkeitsanteilen zu erreichen. Zentrale Beziehungsprobleme in Außen- und Übertragungsbeziehung sind zu erkennen und zu bearbeiten.

Eine zweite Form des Settings findet mit einer Stunde pro Woche das Auslangen, hier geht es eher darum, Konflikte in wichtigen Außenbeziehungen zu bearbeiten. Übertragungsaspekte spielen eine eher nachgeordnete Rolle.

Eine dritte, nicht so seltene Form des Settings beinhaltet in lockerer Folge Sitzungen alle zwei bis drei Wochen und bietet damit für einige Patient:innen eine zuverlässige Objektbeziehung. Das kann über die Verbesserung der Kohäsion des fragilen Selbst oder die Ermöglichung, Anliegen zu besprechen, denen sonst niemand zuhört, ebenfalls zur Stabilisierung, zum Erträglicher-Machen der Situation sowie zu einer gewissen Verminderung der Symptomatik beitragen.

Von großer praktischer Bedeutung ist eine Antwort auf die Frage, ob man psychotischen Patient:innen empfehlen soll, die Couch zu benutzen. Die schon zitierten Ausführungen von Mentzos, Lempa, Schwarz und anderen legen nahe, dies eher nicht zu tun. Fragen wir Lacan zu diesem Punkt, so ist die Antwort eindeutig: Psychotiker:innen keinesfalls das liegende Setting zu empfehlen. Beim Vorliegen einer psychotischen Struktur könne man sicher sein, dass bei Anwendung des Standardverfahrens die manifeste Psychose zum Ausbruch komme. Das ist nicht nur die Folge einer etwaigen regressiven Tendenz auf der Couch, der Überschwemmung mit Inhalten und Einfällen bei Wegfall des Face-to-face-Kontaktes, sondern im Sinne der Konzeptualisierung der Psychose nach Lacan auch eine Folge der psychischen Struktur. Aufgrund der Verwerfung des »Namen-des-Vaters«, einer Leerstelle anstelle eines verdrängten Ursignifikanten, der als Anker für die restlichen Signifikanten funktioniert, der Nichteinbindung in die Struktur der Sprache, haben psychotische Patient:innen keine Frage an den:die Analytiker:in respektive wollen nichts über sich wissen. Sehr wohl haben sie ein Leiden, ein Problem, Ängste, sie formulieren dies auch als Klagen an den:die Analytiker:in. Diese Klagen sind jedoch oft nur bedingt Fragen. Ein:e psychotische:r Patient:in weiß im Regelfall selbst und erwartet daher von einem:einer anderen keine Antwort.

Grundregel

Wie könnte nun die Grundregel lauten, wenn Patient:innen nicht auf der Couch liegen? Günter Lempa (2012; zit. nach Lempa/v. Haebler/Montag, 2016, 102) formuliert folgendermaßen:

> Wir machen uns gemeinsam auf die Suche, um herauszufinden, welche Faktoren dazu beigetragen haben, dass Sie in die Krise oder Psychose gekommen sind. […] wir bemühen uns

Muster für die Art und Weise zu finden, wie Sie mit Emotionen, vor allem auch in Beziehungen, umgehen. Das kann dazu führen, dass Sie Probleme besser verarbeiten können und eine Krise oder Psychose abgeschwächt werden oder gar nicht mehr auftreten.

So eine Erklärung richtet sich natürlich an den funktionierenden Teil der Patient:innen, sofern vorhanden. Wichtig erscheint mir in diesem Zusammenhang die Betonung, dass es sich um eine gemeinsame Unternehmung oder Suche handelt. Meine Erfahrung ist, dass man hier sehr viel Vorsicht und Absprache mit den Patient:innen walten lassen soll und Kreativität und fallweise Mut zu nicht alltäglichen Lösungen gefragt ist.

Frage der Indikation zur psychoanalytischen Psychosentherapie

Für die Entscheidung, ob einem Patienten ein klassisches Setting empfohlen wird, ist vor allem die Frage der Art der Psychose, d. h. das Auffinden einer sogenannten blanden Psychose oder einer psychotischen Struktur von Bedeutung. Lacan (1958) empfiehlt, ähnlich wie Freud, in seiner Arbeit *Über eine Frage, die jeder möglichen Behandlung einer Psychose vorausgeht*, intensive Vorgespräche zu führen, um eben die Frage nach einer bislang klinisch nicht auffälligen Struktur zu erheben. Nach Bruce Fink (1999, 82 ff.) können einige der Parameter, nach denen man forscht und frägt, folgende sein:

- Störungen der Sprache im Sinne der Unfähigkeit, neue Metaphern zu bilden, Satzunterbrechungen, Neologismen;
- mangelnde Triebkontrolle;
- Feminisierungstendenzen;
- das Fehlen einer Frage.

Haltung

Die Mehrheit der Autor:innen ist sich darin einig, dass es zur Behandlung psychotischer Menschen einer speziellen Haltung bedarf. Freud empfiehlt, »sich während der psychoanalytischen Behandlung den Chirurgen zum Vorbild zu nehmen, der all seine Affekte und selbst sein menschliches Mitleid beiseitedrängt« (Freud, 1912e, 380). Diese klinisch kühle Haltung wird in der Psychosentherapie zugunsten einer therapeutischen Beziehung verschoben, die mit der ersten Begegnung beginnt. Dies ist auch in der Neurosentherapie so, in der Psychosentherapie ist man jedoch oft mit unerwarteten Verhaltensweisen eines Patienten:einer Patientin konfrontiert, die diese Beziehung mehr auf die Probe stellen und manchmal unangenehm oder schwer auszuhalten sind, manchmal auch wunderlich sein können.

Eine Fallvignette

Ein neuer Patient sitzt im Wartezimmer, reagiert auf die Einladung durch den Therapeuten, doch ins Behandlungszimmer zu kommen, nicht, bleibt am Stuhl sitzen und wippt vor und zurück. Nach einiger Zeit des Beobachtens sagt der Therapeut: »Sie haben eine interessante Methode, mir mitzuteilen, dass Sie etwas von mir wollen. Das interessiert mich, ich würde gerne mit Ihnen darüber sprechen«, was den psychotischen Patienten veranlasst, aufzustehen und ins Behandlungszimmer zu gehen.

Christian Maier, Psychiater und Psychoanalytiker, betont, dass der:die Patient:in auf die Neuauflage einer ersehnten symbiotischen Beziehung drängt (Lempa/Maier/Schwarz, 2001). Die meist geringe Frustrationstoleranz psychotischer Patient:innen lässt es schwerlich zu, aufseiten des Therapeuten:der Therapeutin eine konsequente analytische Position einzunehmen und durchzuhalten. Hoffmann (1994) und Renick (1995) (zit. nach Lempa/Maier/Schwarz, 2001) diskutieren im Zusammenhang mit dem regressiven Sog und den teilweise auch für den therapeutischen Prozess förderlichen regressiven Mitbewegungen des Analytikers:der Analytikerin die Frage der Selbstenthüllung: Dies scheint, mit Augenmaß angewendet, dem therapeutischen Prozess förderlich zu sein. Man könnte also die Frage eines Patienten:einer Patientin nach dem eigenen Wohlbefinden auch ab und zu konkret beantworten.

Josi Rom, Schweizer Psychiater und Psychoanalytiker, beschreibt die Notwendigkeit, einen sogenannten »dualen Raum« zu errichten und zu schützen. Die Innensicht des schizophrenen Menschen und unsere oft im Widerspruch dazu stehenden Außensichten erzeugen leicht ein Ungleichgewicht. Verschreibungen, vorschnelle Deutungen, das Überstülpende eines Gegenübers, das besser zu wissen scheint, zerstört den dualen Raum und macht therapeutische Begegnungen oft unmöglich. Wichtige Merkmale der Haltung in einer analytischen Psychosentherapie sind laut Dorothea von Haebler (2015) Offenheit, Authentizität, Neugierde und letztendlich Selbstfürsorge aufseiten des Therapeuten:der Therapeutin – alles Merkmale, die man auch in der Neurosentherapie beherzigen sollte. In der Psychosentherapie ist man jedoch oft mit anderen Verhaltensweisen der Patient:innen konfrontiert, die diese Faktoren intensiver auf die Probe stellen.

Gaetano Benedetti geht noch einen Schritt weiter, wenn er schreibt: »Das heißt also, dass der Arzt sich der psychotischen Infragestellung in dem Maße auszuliefern hat, als sich auch der Kranke durch den Gesunden zutiefst in Frage gestellt fühlt. In einer solchen Situation der Gegenseitigkeit werden dann existentielle Symmetrieerfahrungen gemacht« (Benedetti, 1994, 41).

Handlungsdialog

Der Begriff Handlungsdialog geht zurück auf das zuerst von Freud (1913c) als Agieren benannte Phänomen, das beschreibt, wie verdrängte Erinnerungen und Phantasien sich im Handeln und Verhalten ausdrücken, ohne zum Bewusstsein zu gelangen. Autor:innen wie Sandler (1976) und Klüwer (1983) fokussieren diese hilfreiche Seite bei psychoanalytischer Therapie. Mitagieren, analog zur Gegenübertragung konzeptualisiert, ist ein unausweichliches Phänomen im psychoanalytischen Behandlungsprozess und eine häufige Durchgangsstufe zur Gewinnung von Einsicht. Seitens des Analytikers:der Analytikerin besteht die Tendenz, sich in die komplementäre (Gegenübertragungs-)Rolle drängen zu lassen und damit einen Handlungsdialog zu konstituieren. Aus dem Begriff Agieren wird so gesehen ein Verständnis als »Handlungsdialog«, also eine Bezeichnung für das unbewusste Beziehungsgeschehen zwischen Analytiker:in und Analysand:in, bei dem der:die Analysand:in versucht, seine:n Analytiker:in zu einem bestimmten Rollenverhalten zu bewegen, z. B. zum Verhalten eines verurteilenden Vaters.

Wollenweber (2012) schreibt, dass in der analytischen Psychosentherapie die verbale Ebene oft für lange Zeit nur einseitig vom Therapeuten:von der Therapeutin erreichbar ist, während sie für den Patienten:die Patientin noch nicht oder gelegentlich gar nicht erreichbar ist, sodass diesem:dieser im Dialog nur die Möglichkeit zur Verfügung steht, dem Therapeuten:der Therapeutin handelnd zu antworten. Die Aufgabe des Therapeuten:der Therapeutin besteht darin, eine verbale Ebene für sich zu finden, zu deuten und die aus dem Handlungsdialog gewonnene Einsicht in eine Antwort zu transformieren. Der Kern des dialogischen Geschehens, das Zuhören, Verstehen und Antworten, kann durch Worte oder durch Handlungen zum Ausdruck kommen.

Eine Fallvignette

Ein Patient begrüßt mich beim Hereinkommen auf Französisch mit den Worten: »Bonjour, Monsieur Freud!« Ich antworte reflexhaft, ohne nachzudenken: »Bonjour, Monsieur H.!« Erst in der Stunde, als wir beide Platz genommen haben, komme ich langsam dazu, über diese Szene nachzudenken. Im Moment des Geschehens hatte ich das Gefühl eines freundlichen, spielerischen Entgegenkommens; der Patient hat eine Neigung zur Komik, imitiert öfter Personen, macht sie täuschend ähnlich nach. In der gemeinsamen Besprechung kommen wir auf die Schulausbildung des Patienten zu sprechen, auf Szenen und Erinnerungen, wo er seinen Vater so begrüßt hatte, und an die durchaus ambivalenten Gefühle seinem Vater gegenüber, den er einerseits sehr verehrt und andererseits zu Beginn seiner ersten Psychose, die sicherlich durch den Konsum von LSD mitausgelöst worden war, überlebensgroß, auf einer Bahre im Weltall schwebend – und er mit ihm in diesem Weltall, sonst niemand – gesehen hatte. Ein Bild, das ihn bis heute, 30 Jahre später, nicht loslässt.

Medikamente

Die analytische Situation ist eine Zweiersituation mit tendenziell symbiotischem Charakter. Im Rahmen von Psychosentherapien ist der oder das Dritte oft unvermittelt und real anwesend: in Form von etwaiger notwendiger Medikation, von Angehörigen, von konkreten finanziellen Nöten u.v.m. Man ist also gut beraten, sich bereits im Vorfeld auf diese Situationen einzustellen oder sie mit den Patient:innen zu apperzipieren.

Die Intensität der Symptomatik, oftmals die Angst und die intrusiven Vorstellungen der Patient:innen, die Überforderung der Eigenkontrolle machen Medikation oft unerlässlich. Bereits 1962 veröffentlichte der New Yorker Psychoanalytiker Mortimer Ostow (zit. nach Meißel, 1997, 37 f.) eine umfangreiche Monografie über Medikamente in Psychoanalyse und Psychotherapie. Ostow bezieht eindeutig Stellung für eine Psychopharmakotherapie aus der Hand des ärztlichen Psychotherapeuten: Kein anderer könne wie dieser die erforderlichen Mittel auswählen und dosieren (zit. nach Meißel, 1991). Schwarz argumentiert, dass die Medikation durch den Psychotherapeuten selbst verordnet werden könne, falls er genügend Erfahrung damit habe. Verschreibe man als ärztliche:r Psychotherapeut:in selbst eine Medikation, könne dadurch die Elternübertragung gefördert werden und dies könne unter Umständen rasch zu magischen Allmachtsvorstellungen über den Arzt und das Medikament führen, zu überhöhten Erwartungen bzw. – entsprechend der Ambivalenz – zu großen Beeinträchtigungsängsten vor der übermächtigen Arztfigur. Meist wird es daher hilfreich sein, die Übertragungsintensität, die sonst eine Person alleine trifft, etwas aufzuteilen: auf mehrere Anlaufstellen für die Patient:innen.

Scheinost-Reimann (zit. nach Meißel, 1997, 39) schreibt, dass in der Konstellation der Psycho- und Pharmakotherapie aus einer Hand unter Umständen Medikation dann verordnet wird, wenn der psychotherapeutische Teil des Behandlers:der Behandlerin sich mit unbewussten Aspekten des Patienten:der Patientin in seinen:ihren Selbstrepräsentanzen identifiziert und bedroht fühlt und eventuell selbst von Angst überflutet wird. Der:die Therapeut:in kann Medikamente verordnen, um zu versuchen, seine:ihre Illusion von allmächtiger Kontrolle zu retten. Oder er:sie kann den Wunsch haben, die Einheit mit dem Patienten:der Patientin aufrechtzuerhalten und störende Elemente wie das Auftauchen nach dem Wunsch einer Beendigung der Behandlung beim Patienten:bei der Patientin zu unterdrücken.

Medikamente können einerseits zur Aufgabe psychotischer Abwehrmechanismen führen und eine Verbesserung der Realitätswahrnehmung erzeugen, damit aber gleichzeitig durch die Konfrontation mit den bisher wahnhaft verleugneten Aspekten des Lebens auch eine Überforderung des Patienten:der Patientin darstellen. Die Möglichkeit, unter der Medikation z. B. bisher unterdrückte oder aggressive sexuelle Impulse wahrzunehmen, kann Angst und Schuldgefühle auslösen, die Rücknahme von Projektionen triebhafter Impulse kann die Integrationsfähigkeit von Psychotiker:innen überfordern. Das Schlucken von Medikamenten aus der Hand des Arztes:der Ärztin kann regressive Phantasien beim Patienten:bei der Patientin auslösen, Phantasien von oraler Befriedigung, Fellatio, Phantasien von Schwängerung und oft – wenn nicht meistens – Ängste vor Vergiftung und Zerstörung als Projektionen oral-aggressiver und anal-sadistischer Regungen.

In meiner Praxis halte ich Pharmako- und Psychotherapie immer getrennt, mit fallweisen Ausnahmen:

Ich lernte die Patientin im Spital kennen, wo sie wegen einer nahezu jährlich mehrmals wiederkehrenden Psychose mit Weltuntergangs- und Weltkriegsphantasien – wobei sie am Schalthebel des Auslösers für den Weltkrieg saß – aufgenommen war. Die Patientin fragte mich um Therapie; nach anfänglicher Ablehnung blieb sie hartnäckig bei ihrem Wunsch, und nach dem fünften Spitalaufenthalt im Verlauf von ca. zwei Jahren erklärte ich mich zu einem Versuch bereit.

Wir konnten uns auf anfänglich zwei Sitzungen pro Woche einigen, wogegen die Patientin Bedenken hatte. Die Patientin eröffnete über mehrere Jahre ihrer Therapie hinweg nahezu jede Stunde mit dem Satz: »Ja, es gibt nichts mehr zu sagen.« Oder: »Ja, ich habe nichts zu sagen, mir fällt nichts ein.« Oder: »Es ist alles wurscht.« Und tatsächlich war es immer schwierig, mit ihr in ein Gespräch zu kommen. Sie litt, wie sie immer betonte, darunter, dass sie nichts zu sagen hatte, keine Einfälle, keine Fragen, keine Probleme, keine Wünsche.

Trotz dieser Schwierigkeiten in der Therapie kam sie regelmäßig zweimal, nach einiger Zeit auf ihren drängenden Wunsch nur mehr einmal die Woche. In dieser gesamten Zeit übernahm ich auch die Pharmakotherapie. Von den ursprünglich mittelhohen bis sehr hohen Dosen eines Neuroleptikums (8–10 mg Risperdal) konnten wir vorsichtige Reduktionsschritte durchführen bis zu einer Dosierung von 0,5–1 mg Risperdal, ohne dass die Patientin einen Rückfall erlitten hätte. Dies ist eine Dosierung, die ein pharmakotherapeutisch orientierter Kollege wohl nie als suffizient angesehen und daher auch nicht verschrieben hätte.

Bifokale Familientherapie

Einen originellen und originären Beitrag zur Gruppentherapie von schizophrenen Patient:innen hat Raoul Schindler beforscht und publiziert: die »bifokale Familientherapie« (Schindler/Arnold, 1952). Seine Schriften zur bifokalen Familientherapie bildeten auch seine Habilitationsschrift.

Schindler arbeitete mit zwei parallel laufenden Gruppen: einer Gruppe für die Patient:innen und einer für deren Eltern bzw. eventuell auch Ehepartner:innen, jeweils einmal für anderthalb Stunden wöchentlich.

In der ersten Phase entwickelte sich beim Anführer der Patientengruppe langsam ein Emanzipationsbedürfnis, aus dem überbesorgten Leben mit Eltern auszusteigen und selbständig etwas zu unternehmen. Dies führte zu kritischen Situationen in der Familiengruppe. Einmal wollte eine Patientin einen Skikurs ohne Eltern besuchen, was Schindler befürwortete. Die Eltern fielen in der Elterngruppe über Schindler her und fragten ihn, ob er dann auch die Alimente für die nichtehelichen Kinder zahlen würde, mit denen die Patientin nach Hause käme. Jetzt triumphierten die Eltern über den wahren Gegner, den Therapeuten bzw. Arzt, und merken gar nicht, wie inzwischen die emanzipatorische Entscheidung in der Patientin gereift war und sich gefestigt hatte. Dadurch ist der emotionale Bezug von den Kindern abgelenkt, die Loslösung und Autonomisierung der schizophrenen Kinder aus dem engen familiären Milieu ist leichter möglich, sie sind nicht mehr so stark in der Patientenrolle fixiert. Im angesprochenen Beispiel konnte die Patientin auf Skiurlaub fahren und kam – wohlgemerkt: ohne Schwangerschaft – zurück.

Ich habe versucht, einige der Parameter einer modernen psychoanalytischen Psychosentherapie zu vertiefen. Etliche Aspekte konnten aus Platzgründen nicht angesprochen werden, z.B. derjenige der Integration von Angehörigen oder die Funktion des Rahmens oder der Bezahlung bei den oft finanzschwachen Patient:innen bzw. Änderungen der Modalitäten in der Psychosentherapie. Wenn ich versuche, die Literatur und meine Erfahrungen zusammenzufassen, dann möchte ich folgendermaßen die notwendigen Voraussetzungen für eine gelingende Psychosentherapie beschreiben:

1. Emotionale, affektive Erfahrung im Umgang mit psychotischen Patient:innen;
2. Supervision;
3. aktives Einbeziehen von Parametern: Medikation, Angehörige, Spitalaufenthalte, u.Ä.m.;
4. Bereitschaft zur Kooperation mit diesen, und wenn nötig: vorherige Abklärung mit den Patient:innen;
5. Interesse und Bereitschaft für (existenzielle) Grenzerfahrungen;
6. Haltung (siehe den Abschnitt »Haltung«);
7. Änderung der Behandlungsmodalität: Bild, Farbe und Ähnliches statt Sprache als Kommunikationsmittel verwenden.

Literatur

Abraham, K. (1908): *Die psychosexuellen Differenzen der Hysterie und der Dementia praecox.* Psychoanalytische Studien, Bd. II. Gießen: Psychosozial, 1999, 132–145.

Aderhold, V. et al. (Hg.) (2003): *Psychotherapie der Psychosen.* Gießen: Psychosozial, 13–18.

American Psychiatric Association (2001): *Practice Guideline for the Treatment of Patients with Schizophrenia.* 3. Aufl.

Danzinger, R./Marksteiner, A. (1991): Der Widerstand manischer Patienten gegen die Einnahme von Neuroleptika, in: Danzinger, R. (Hg.): *Psychodynamik der Medikamente. Schriftenreihe der Wissenschaftlichen Landesakademie für Niederösterreich.* Wien, New York: Springer.

Benedetti, G. (1994): *Todeslandschaften der Seele.* Göttingen: Vandenhoeck & Ruprecht.

Boyer, B. (1976): *Die psychoanalytische Behandlung Schizophrener.* München: Kindler, 109–141.

DGPPN (2006): *S3-Leitlinie Schizophrenie.* Deutsche Gesellschaft für Psychiatrie und Psychotherapie, Psychosomatik und Nervenheilkunde e. V., 143–146.

Ertl, M. (2017): *Der Kampf ums Setting*. Vortrag im Rahmen der WPA. Unveröffentlichtes Manuskript.

Federn, P. (1997): *Ichpsychologie und die Psychosen*. Frankfurt a. M.: Suhrkamp.

Fenichel, O. (1945): *Die Schizophrenie. Psychoanalytische Neurosenlehre*, Bd. II. Gießen: Psychosozial, 1997, 309–361.

Fink, B. (1999): *A Clinical Introduction to Lacanian Psychoanalysis. Theory and Technique*. Harvard University Press, Cambridge/Mass., London, England.

Freud, S. (1905a): *Über Psychotherapie*. GW V, 11–26.

Freud, S. (1912e): *Ratschläge für den Arzt bei der psychoanalytischen Behandlung*. GW VIII, 376–387.

Freud, S. (1913c): *Zur Einleitung der Behandlung*. GW VIII, 455–478.

Greenberg, J. (1964): *Ich hab dir nie einen Rosengarten versprochen*. Reinbek b. Hamburg: Rowohlt, 2000.

von Haebler, D. (2015): Modifizierte, psychodynamische Behandlungstechnik und therapeutische Haltung in der Psychotherapie von Menschen mit Psychosen. *Forum der Psychoanalyse* 31, 395–413.

Happach, C./Piegler, T. (2000): Zur Geschichte der psychoanalytischen Behandlung von Psychosen. *Psychotherapeut* 45, 39–43.

Klüwer, R. (1983): Agieren und Mitagieren. *Psyche – Z. Psychoanal*. 37, 828–840.

Lacan, J. (1958): *Über eine Frage, die jeder möglichen Behandlung der Psychose vorausgeht*. Schriften II. Olten: Walter, 1975, 61–117.

Lempa, G. (2012): Was heißt eigentlich Psychoanalyse der Psychosen? Überlegungen zur Modifikation der Behandlungstechnik, *Forum der Psychoanalytischen Psychosentherapie* 27: Vom Monolog zum Dialog, 49–70.

Lempa, G./Maier, Ch./Schwarz, F. (2001): Desymbolisierung, Versprachlichung – Modifikation der Behandlungstechnik auf Grund des schizophrenen Dilemmas, in: Schwarz, F./Maier, Ch. (Hg.): *Psychotherapie der Psychosen*. Stuttgart: Thieme, 110–135.

Lempa, G./von Haebler, D./Montag, Ch. (2016): *Psychodynamische Psychotherapie der Schizophrenien*. Gießen: Psychosozial.

Meißel, Th. (1997): Das Psychopharmakon im Handlungsdialog. *texte. psychoanalyse. ästhetik. kulturkritik* 17/2, 33–58.

NICE Guideline on Treatment and Management (2014): *Psychosis and Schizophrenia in Adults*. National Collaborating Centre for Mental Health, 277–281.

Ruhs, A. (1997): Die Psychose und die Couch. *texte. psychoanalyse. ästhetik. kulturkritik* 17/2, 71–91.

Ruhs, A. (2001): Das aufgebrochene Junktim: die »Psychoanalyse« der Psychose, in: Gondek, H.-D./Hofmann, R./Lohmann, H.-M. (2001): *Jacques Lacan – Wege zu seinem Werk*. Stuttgart: Klett-Cotta, 74–94.

Sandler, J. (1976): Gegenübertragung und die Bereitschaft zur Rollenübernahme. *Psyche – Z. Psychoanal*. 30, 297–305.

Schindler, R./Arnold, O. (1952): Bifokale Gruppentherapie bei Schizophrenen, in: Spaller, Ch. et al. (Hg.): *Das lebendige Gefüge der Gruppe*. Gießen: Psychosozial, 57–78.

Schwarz, F. (2012): Psychodynamik und Psychotherapie psychotischer Störungen. *Psychotherapeut* 57, 479–489.

Sechehaye, M. (1982): *Tagebuch einer Schizophrenen*. Frankfurt a. M.: Suhrkamp.

Wollenweber, H. (2012): Der Handlungsdialog als Herausforderung und Chance in der Psychosentherapie. *Forum der Psychoanalytischen Psychosentherapie* 27: Vom Monolog zum Dialog, 49–70.

Persönliche Betreuung und Begleitung im Alltag

Reflexionen praktischer Erfahrungen vor psychoanalytischem Hintergrund

Martina Ferrari, Sándor Ivády

In diesem Beitrag wenden wir uns an Sie von mehr als einem Ort aus. Einerseits vor dem Hintergrund der Psychoanalyse, die für uns beide auf unterschiedliche Weise einen Bezugspunkt darstellt. Aber gleichzeitig auch vor dem Hintergrund unserer gemeinsamen Tätigkeit[1] im teilbetreuten Wohnen für Menschen mit psychischen Erkrankungen. Unser Beitrag ist das erste Zwischenresultat einer Reihe von Treffen mit dem Ziel, eine Schnittmenge, einen gemeinsamen Dialograhmen dieser beiden Bezugspunkte auszuleuchten. Bei diesen Treffen haben wir Fragen gesammelt und gegenseitig bzw. miteinander versucht, diese zu beantworten, unserer Unklarheiten gewahr zu werden; und gerade dort, wo wir bei den Antworten ins Straucheln gekommen sind, haben wir versucht, unsere praktischen Erfahrungen in unserem Tätigkeitsfeld zu befragen. Dies häufig direkt am Beispiel derjenigen Klient:innen, die aktuell in unserer Betreuung sind, wo wir uns gemeinsam fragen konnten: »Wie ist das denn bei denen?«

Als Erstes geben wir einen kleinen Überblick über die Rahmenbedingungen des teilbetreuten Wohnens generell sowie über ihre Wirkung und Theoriebildung. Danach wechseln wir auf die Ebene der Organisation. Die persönliche Betreuung ist über die Jahre entlang der von ihr zu bewältigenden Herausforderungen organisch gewachsen. Da bei einem Großteil der in diesem Angebot betreuten Klient:innen Psychosen (in ihren verschiedensten Erscheinungsformen und diagnostischen Einordnungen) eine Rolle spielen, gehen wir für diesen Beitrag davon aus, dass sich deshalb auch in der Form, wie sich die Organisation selbst organisiert, Spuren finden lassen werden, die vom Kontakt und dem Umgang mit »Psychosen« zeugen. Spuren, in denen sich auch die verschiedenen Psychosen der Klient:innen und ihre Erfahrungen damit, »wie wir gemeinsam tun«, eingeprägt haben. Abschließend wollen wir anhand von kurzen Vignetten ein paar der so entwickelten Orientierungspunkte in der Betreuungsdynamik hervorheben. Hervorheben möchten wir aber auch, dass wir hier noch am Anfang stehen und unser Ziel daher in erster Linie ist, einen Anfang in dieser Sache zu machen.

---

1 Beide Autor:innen sind beim »Verein LOK Leben ohne Krankenhaus« in der persönlichen Betreuung und Begleitung im Alltag tätig.

Rahmenbedingungen der persönlichen Betreuung

Das teilbetreute Wohnen oder, wie wir es nennen, die persönliche Betreuung,[2] will prinzipiell ein flexibles und bedürfnisorientiertes Unterstützungsangebot zur Verfügung stellen. Es geht von Begleitungen und dem Erstellen von Anträgen über Einkaufen und Kochen bis hin zur Freizeitgestaltung und bietet viele Möglichkeiten für Interaktionen und Gespräche. Darüber hinaus bieten wir eine Begleitung in Krisensituationen an. Es entsteht ein individuelles Angebot, das weder einen schulenspezifischen Hintergrund noch einen therapeutischen Anspruch hegt. Von Anfang an hat der Verein LOK sich an der Umsetzung der Menschenrechtskonvention orientiert, und die Klient:innen werden im Prinzip als unsere Auftraggeber:innen angesehen.

Der Aufbau und die Arbeit an der gemeinsamen Beziehung finden in einem professionellen Rahmen in der Organisation statt, der durch haltgebende Strukturen etabliert ist. Das sind z.B. Teambesprechungen, regelmäßige Besprechungen gemeinsam mit Klient:innen, Supervisionen und unterschiedlichste Reflexionsräume in der Organisation, die sich mit den Grundsätzen und der Haltung der Organisation beschäftigen und diese wiederum auch weiterentwickeln. Dabei spielt die Ermunterung zur Selbstartikulation der Betroffenen eine wichtige Rolle; unterstützt wird dies auch durch Klientenvertretung und Genesungsbegleitung (Heuchemer/Erami, 2016). Darüber hinaus gibt es Angebote von LOK (auch Angebote von Klient:innen an Klient:innen) wie die Möglichkeit zum Austausch mit Betroffenen (das sind Genesungsbegleiter:innen; diese heißen bei uns Ex-In Mitarbeiter:innen, Expert:innen durch Erfahrung in der Psychiatrie – eine Ausbildung mit dem Ansatz Experience Involvement liegt hier zugrunde), zahlreiche Freizeitgruppen, Selbstwert-Café, Frauen-Café, derzeit ein partizipatives Forschungsprojekt und das Angebot von Grätzlkreisen und offenem Dialog (Seikkula/Arnkil, 2022) (der offene Dialog ist ein bedürfnisorientierter Ansatz).

Die Leitgedanken von LOK sind als Spannungsfelder definiert – ein kurzer Auszug daraus: »Es kann schwierig sein, Klient:innen zu begleiten, die sich scheinbar nicht entwickeln, in ihrer Krankheit verharren und wohlüberlegte Angebote ignorieren oder ablehnen.«

Es ist daher auch ein wichtiger Teil unserer Arbeit, mit Spannungen umzugehen und auch lange im Konflikt zu bleiben. Dies wird bei uns oft als Fähigkeit des Aushaltenkönnens, des Mitgehens mit individuellen Lebenssituationen und des Arbeitens mit dem, was gerade da ist und was gerade gebraucht wird, beschrieben.

Wirkungen und Theorie

Die Ergebnisse eines Forschungsprojekts (Kocnig et al., 2019) sind denen der psychotherapeutischen Wirkungsforschung sehr ähnlich; die betreuten KlientInnen nehmen Veränderungen auf drei Ebenen wahr:

2 vgl. https://www.lok.at/persoenliche-betreuung-und-begleitung (10.2.2024).

1. auf der Ebene der Person, ihres subjektiven Erlebens, Empfindens und Verhaltens;
2. auf der Ebene der Beziehung(en): sowohl zur Unterstützungsperson als auch zu anderen Personen des sozialen Netzwerks;
3. auf der Ebene der Strukturen bzw. Rahmenbedingungen, in welche die Klient:innen einbezogen sind.

Knapp zwei Drittel der teilnehmenden Klient:innen beschreiben in den Interviews einen positiven Einfluss der persönlichen Betreuung auf die Entwicklung von Selbstfürsorge sowie eine Verbesserung des Wohlbefindens und des allgemeinen Gesundheitszustandes, das Erlangen bzw. Wiedererlangen psychischer Stabilität, die Veränderung von Selbstkonzepten und Einstellungen (positivere Einstellung gegenüber dem Leben – dadurch, dass Betreuer:innen immer wieder gezielt nachfragen sowie Bestätigung und Zuspruch liefern; dadurch fällt es vielen Klient:innen leichter, sich gegenüber anderen Menschen zu öffnen) und die Entwicklung neuer Perspektiven für das eigene Leben mit der Erkrankung.

Die Klient:innen schildern häufig, dass sich die Bedeutungen der Beziehung zum:zur Betreuer:in mit der Zeit verändert haben. Zentrales Moment dabei scheint eine Qualität des Beziehungserprobens zu sein, welche durch die besondere Form der Betreuungsbeziehung ermöglicht wird. Hier wurden unter anderem die Bedeutung der Herstellung von Wechselseitigkeit über das Erkennen von Gemeinsamkeit sowie über das gemeinsame Aushandeln als Ausdruck und Voraussetzung für professionelles Handeln angesprochen. Dies trage zu einer wahrgenommenen Veränderung und Entwicklung bei.

Als steigernd für die Lebensqualität wird oft die Unterstützung erlebt, die sozialarbeiterisch im weiteren Sinne genannt werden kann. Diese ist oft Voraussetzung dafür, dass eine Wirkung auf der Ebene der Person oder der Beziehungen überhaupt erst auftreten kann.

Für Klient:innen ist es prinzipiell hilfreich, wenn Betreuungspersonen in der Beziehung die wiederholte Herstellung einer stimmigen Balance zwischen Nähe und Distanz gelingt und ein Mindestmaß an gegenseitiger Sympathie und Authentizität entwickelt werden kann. Als wichtiger Faktor wird von den Klient:innen häufig Humor genannt. Das heißt, im Prinzip arbeiten wir am Aufbau von stabilen und vertrauensvollen Beziehungen, um Menschen mit Psychose zu begleiten. Und das professionelle Setting bietet den Vorteil, dass diese bei Konflikten weitergehen und somit den Klient:innen oft neue Erfahrungen und Entwicklungen ermöglichen. Für die Betreuer:innen ist die »LOK-Haltung« ein wesentlicher Beitrag zum Erleben von Selbstwirksamkeit. Viele Veränderungen der Klient:innen sind klein und bedeutsam – Veränderungen, die oft eine besondere Form der Reflexion benötigen, um sie zu vergegenwärtigen.

Spiegelung von Klient:innen-Anforderungen in der Organisationsstruktur

Wenn wir davon ausgehen, dass die Organisation und das Angebot der Betreuung an und in der Begegnung mit den individuellen Anforderungen der betreuten Klient:innen an ihre Unterstützung gewachsen sind, können wir über einen Blick in die Organisation und ihre Struktur versuchen zu verstehen, worin diese Anforderung der Zielgruppe liegen könnte.

Subjekt

Subjekte der Betreuung konstituieren sich im Feld einer fundamentalen Spaltung von betreuten und betreuenden Personen. Rund um diese grundlegende Unterscheidung kann in weiteren Abstufungen ein ganzes Netz an signifikanten Differenzierungen entstehen, die sich zu dieser ursprünglichen Trennung verhalten, diese weiterentwickeln oder auch kritisch befragen. So entwickeln sich aus der Gegenüberstellung von »Klient:in« vs. »Betreuer:in« die Signifikanten Teamleiter:in, Ombudsstelle, Angehörige, Peer/Ex-In Mitarbeiter:in, Bereichsleitung, Stabstelle Qualitätsmanagement, behandelnde:r Psychiater:in, Erwachsenenvertretung, Stabstelle Unterstützung der Klient:innenvertretung, behandelnde:r Psychotherapeut:in, Kompetenzstelle Soziale Arbeit, Nachbarschaftskreis-Volunteer und noch viele weitere Plätze und Mandate, die die Struktur der Organisation schafft und unter den Beteiligten – auch an den Schnittstellen zu ihrem Außen – distribuiert.

Alle in dieser Struktur handelnden Aktant:innen beziehen ihre Stellung, indem sie einen dieser Signifikanten aus diesem sich aufspannenden Signifikantennetz nutzen, um ihren eigentlichen (nach Lacan) »Seinsmangel« (Lacan, 1978, 261) zu stopfen. Das Subjekt der Betreuung ist, wie jedes andere, fundamental gespalten und dadurch in seiner Anerkennung an den großen Anderen der Struktur gebunden. Dadurch wird aber auch denen eine besondere Verantwortung zuteil, die kraft ihrer Funktion diese Struktur selbst repräsentieren.

Die Hervorhebung dieser Ebene ist wichtig, da die Organisation versucht, auf eine spezifische Erfahrung in unserer Zielgruppe, die »Psychotiker:innen«, zu antworten. Diese Erfahrung bezieht sich auf das Gefühl, in der eigenen Subjektivität negiert und ausgestrichen zu werden. Dies betrifft sowohl das Erleben der psychotischen Erkrankung selbst, bei der viele Symptome als Reaktion auf die »Verwerfung«[3] im symbolischen Netz verstanden werden können, als auch die Behandlung (u.a. psychiatrische

3 Jacques Lacan beschreibt das Konzept der »Verwerfung« (franz. forclusion) als den zentralen Mechanismus in der Entstehung der Psychose. Darunter versteht er die radikale Ausstoßung des fundamentalen (das Subjekt im Seinsmangel vernähenden) Signifikanten aus dem symbolischen Register des Subjekts, was zu einer strukturellen Störung in der symbolischen Ordnung führt. Das Konzept ist ein Schlüsselaspekt in seiner Theoriebildung zur Psychose und wird von ihm in seinem Seminar ausführlich entwickelt; vgl. Lacan, 1981.

Unterbringung, Zwangsbehandlung oder gar Maßnahmenvollzug) sowie die sozialgeschichtliche Dimension, in der diese Personengruppe oft unsichtbar gemacht wurde und wird.

Die Aufgabe in der Betreuung von Psychotiker:innen besteht darin, dieser Erfahrung der Ausstreichung entgegenzuwirken. Dies geschieht u.a. durch die Bereitstellung eines symbolischen Rahmens, der das Subjekt unterstützt, begleitet und Strategien bietet, um sich gegen die traumatische Ausstreichung im Symbolischen zu behaupten. Die Pluralisierung der Struktur, wie oben beispielhaft aufgezeigt, ermöglicht es, diesen Ausstreichungen zu begegnen, indem neue Verknüpfungen innerhalb der Struktur geschaffen werden. Dies kann dazu beitragen, einen haltenden (insbesondere auch symbolischen) Rahmen – auch während einer Krise – aufrechtzuerhalten und so die Möglichkeit zur Wiederaufnahme der Unterstützung zu schaffen.

Imaginäres

In einem nächsten Schritt können wir fragen, welche Art des Begehrens für den:die Klient:in über den Partnersignifikanten des:der Betreuer:in in der Übertragung aufrechterhalten wird. Verstehen wir die Betreuung neben aller praktischer Unterstützung im Alltag auch als eine symbolische Intervention, so geht damit auch ein imaginäres Versprechen einher, das den Betreuungskontext aufspannt. Diese Vision dessen, was die Betreuung idealerweise für den:die Klient:in erreicht, ist individuell. Und es ist Aufgabe der Betreuung, diesem individuellen Betreuungsrahmen und den Unterstützungszielen gemeinsam mit dem:der Klient:in Kontur zu geben. Dabei lassen sich insbesondere zwei Punkte hervorheben: erstens das Versprechen auf Selbstbestimmung,[4] das durch die Betreuung als im Werden befindlich verankert wird. Hier hat die Betreuung die Aufgabe, diese Selbstbestimmung der Klient:innen ihrem Umfeld, aber auch den Klient:innen selbst zuzumuten, Räume dafür zu schaffen und dort, wo dies noch nicht gelingt oder erst erprobt werden muss, Pufferzonen einzurichten. Zweitens zeigt sich darin aber auch der ideelle Moment in dem sich die Betreuung selbst abschafft, indem sie die Selbstbestimmung der Klient:innen verwirklichen hilft. Dies ließe sich auch unter dem Aspekt des Fadings[5] beleuchten, das Lacan für das Subjekt und sein Phantasma herausgearbeitet hat.

4 Die Selbstbestimmung von Menschen mit Behinderungen ist ein zentrales Prinzip der UN-Behindertenrechtskonvention (UN-BRK). Artikel 3 der UN-BRK betont ausdrücklich die Bedeutung der Autonomie und Unabhängigkeit von Menschen mit Behinderung einschließlich der Freiheit, eigene Entscheidungen zu treffen. Dieses Prinzip ist grundlegend für die Umsetzung der Konvention und zielt darauf ab, die Hindernisse abzubauen, die Menschen mit Behinderungen in ihrer Selbstbestimmung einschränken; vgl. United Nations (2006).

5 Vgl. hierzu auch Lacans Konzept der Aphanisis aus seinem Seminar 6 (Lacan, 2013).

Symbolisches

Die Betreuung zielt darauf ab, das Subjekt in seinen symbolischen (An-)Bindungen zu stärken. Dieser Aspekt wird besonders in Bezug auf behördliche Angelegenheiten und die damit verbundene Auseinandersetzung und mit dem Ringen um Anerkennung im symbolischen großen Anderen sichtbar. Die Organisation kann hierbei als ihrerseits symbolisches System Unterstützung bieten und Klient:innen als Puffer gegen Ausstreichungen im Symbolischen[6] dienen und so den Rahmen zu halten. Die Erfahrung, im Symbolischen verankert und eingeschrieben zu sein, vermittelt sich auch z. B. durch das gemeinsame Feiern von Geburtstagen sowie die Strukturierung des Jahres durch gemeinsame Veranstaltungen.

Reales

Die Psychose lässt sich nach Lacan durch den Mechanismus der Verwerfung verstehen. Psychotische Symptome erscheinen so als Rückkehr des Verworfenen im Realen. In akuten Krisen können symbolisierende Strategien, z. B. der Dialog mit halluzinierten Stimmen,[7] zusammenbrechen. Die Stimmen dringen dann etwa direkt ins Mark, ohne den Umweg der Bedeutungsgebung, und lösen existenzielle Ängste aus. Manchmal lässt sich in einer gravierenden psychotischen Krise die Person auch durch die ihr eigentlich vertrauten Betreuungspersonen nicht mehr erreichen. Die Betreuung versucht jedoch, auch diese Risse in der Beziehungskontinuität zu überstehen, die Person in der akuten Krise bestmöglich zu begleiten und anschließend dabei zu unterstützen, das während der Psychose Zerstörte manchmal über lange Zeit behutsam wieder gemeinsam aufzubauen.

Der Moment der Krise verändert dabei nicht nur Klient:innen, sondern ist oft auch ein Lackmustest für Betreuer:innen. Auch hier ist die Organisation gefordert, auf etwaige Spiegelungsphänomene der psychotischen Dynamik zu reagieren und die symbolischen Anbindungen zu erhalten, z.B. in Gesprächen mit der Leitung, im Team und in der Supervision.

---

6 Diese ließen sich wiederum als Wiederholungen bzw. (Aus-)Agieren der psychotischen Verwerfungsdynamiken verstehen.

7 Ansätze für den Umgang mit psychotischen Erfahrungen, u.a. einen dialogischen Zugang zum Stimmenhören, bietet z.B. das Netzwerk Stimmenhören e.V. an; vgl. Netzwerk Stimmenhören (o.J.): https://stimmenhoeren.de (1.11.2023).

Zwei Vignetten

Eine Klientin (KL) mit sehr vielen Ängsten und Aggressionen, täglichen starken Eskalationen, fast bis keinen stabilen Beziehungen außerhalb der Betreuung brachte bei der Ombudsstelle im Verein eine Beschwerde ein: der Teamleiter (TL) habe Eigentum von ihr zerstört – die Sonnenbrille. Die Brille wurde der KL vom TL von hinten vom Kopf gerissen und zerstört. Außerdem wird sie von diesem TL angeschrien und attackiert. Daher kam es zu einem Gespräch mit KL, Ombudsstelle, Bereichsleitung und TL. Der Vorfall konnte in dem Gespräch nicht gelöst werden. Der TL hat die Situation vollkommen anders erlebt und war wütend über die falsche Beschuldigung. Die Reflexionen des TL gingen schlussendlich dahin, wo er für sich selbst ein stimmiges Verständnis dieser Situation finden und wieder an der Beziehung zur KL andocken könnte: Das war die sehr starke Angst der KL, von einer zerstörenden Autorität überfallen zu werden. Dann wurde konkreter überlegt, was hilfreich sein könnte bei der starken Angst, eine Autoritätsperson komme in den Intimbereich und zerstöre dann ohne Vorwarnung etwas, was von Wert ist. Wie kann damit umgegangen werden, in der bestehenden Beziehung und dem bestehen Wissen über Biografie und Traumata der KL? Außerdem konnte der TL im Lauf der Zeit ein gewisses Verständnis für die Erzählung der KL gewinnen, das durch die Verdichtung von mehreren Vorfällen und Konflikten in- und außerhalb des Kontextes, möglicherweise durch psychotische Verarbeitung und Wahrnehmung zu einem Ereignis entstand. Die Möglichkeit zur gemeinsamen Reflexion ist bei der KL in der Beziehung mit dem TL sehr gering bis gar nicht ausgeprägt. Daher wurde überlegt, wie man in einer Mikrointervention der KL eine Antwort auf ihre Botschaft/ihr Bedürfnis geben und dann sehen könnte, wie die Reaktion darauf ausfallen würde.

Daher wurden in Zukunft Interaktionen mit dieser KL vom TL so gestaltet: Der TL kommt langsam und achtsam in die Nähe der KL, wartet, bis diese Blickkontakt aufnimmt und den TL anspricht. Erst dann spricht der TL. Dies hat die Interaktionen stark verbessert. Da die Beziehungsantwort der KL positiv ausfiel, konnte die Verhaltensweise beibehalten werden ohne weitere Versuche einer alternativen Handlungsantwort.

Ein junger männlicher Klient (KL), der vor 1,5 Jahren eigentlich gegen seinen Willen in die LOK-Betreuung kam, wie er erst später erzählt hat, dürfte nach einiger Zeit seine Medikamente abgesetzt haben, konsumierte vermehrt Alkohol und zeigte zunehmend psychotische Symptome. Der KL wurde von zwei männlichen Betreuern (BE) betreut, d.h. zwei Kontakte à zwei Stunden pro Woche. Der KL wurde vermehrt misstrauisch, jede Aussage wurde hinterfragt und angezweifelt, die Atmosphäre der Kontakte zunehmend angespannt. Der KL ließ durchklingen, dass er vermutete, dass etwas nicht stimme, da die BE Dinge ansprechen würden, über die der Klient am Vortag nachgedacht habe, was kein Zufall sein könne. Der KL begann vermehrt, Termine abzusagen. Das Team beschloss, trotzdem zum Termin zu gehen, anzuläuten und zu sehen, wie der KL darauf reagierte. Der KL reagierte darauf positiv, er ließ kürzere und längere Kontakte zu. Die BE waren sehr belastet, die Kontakte sehr kräftezehrend. Sie bekamen viel Unterstützung vom restlichen Team und der Teamleitung, damit sie möglichst gut durchhalten konnten. Außerdem entstanden immer wieder große Sorgen, wie die Situation sich weiterentwickeln würde. Der KL litt unter Schlafentzug, schrecklichen Alpträumen, Angst vor dem Nachbarn. Dann wurde Alkoholmissbrauch bemerkt (eine Menge leerer Weinflaschen in der Wohnung), was einen der BE sehr entlastete, da er nun ein besseres Verständnis für gewisse Irritationen in der eigenen Wahrnehmung hatte. Es wurde immer wieder thematisiert, ob die Einschätzung bereits »Gefahr im Verzug« lautete, und ein Zusammenhang mit der Medikation wurde sichtbar. So wurde beschlossen, den Dialog immer wieder vorsichtig in Richtung Medikation zu lenken. Über die vertrauensvolle Beziehung gelangen die Anbindung zum Psychiater und eine relativ selbstbestimmte Medikation des KL. Inzwischen hat der KL, obwohl es immer wieder Phasen gibt, wo es ihm schlecht geht, wieder eine gute Anbindung an die Familie, die den Kontakt zuvor vermieden hat; eine Reise ins Ausland zu einem Bruder war möglich, ein Beschäftigungsprojekt und inzwischen eine Ausbildung wurden aufgenommen. Sehr positiv war für das Betreuungsteam, dass der KL einige Zeit nach der psychotischen Phase das Feedback gab, dass die Art und Weise, wie die BE mit ihm umgegangen seien, ihm sehr geholfen habe, sich auch anderen Menschen wieder zu öffnen. Dafür waren die gemeinsamen Gespräche, aber auch die gemeinsamen Erledigungen seit Beginn der Betreuung wichtig.

Kommentar zu den Vignetten

Die beiden Vignetten zeigen, wie wichtig es in der betreuenden Beziehungsgestaltung ist, die fragile und möglicherweise durch psychotische Vorgänge im Hintergrund angegriffene Realitätsfunktion zu berücksichtigen. Im zweiten Beispiel erkennen wir auf diese Weise einen Hinweis darauf, dass die innere Realität des KL bereits durch projektive Mechanismen solcherart beeinflusst ist, dass seine eigenen Gedanken, quasi ohne den notwendigen Umweg über die herkömmliche Kommunikation, bei den BE landen würden. Wir können nachvollziehen, wie verunsichernd dann jegliche Äußerungen der BE auf den KL wirken müssen, denn dieser projektive Vorgang, d.h. die Bypassung der Kommunikation, wird in der geschaffenen Szene durch die sich einstellende Irritation eigentlich erst für den KL als solches erfahrbar gemacht. Eine Beruhigung der Situation wird schließlich über das Setting erreicht. Die Betreuung ruft sich (und damit die äußere Realität) verlässlich in Erinnerung, sie klingelt an. Jedoch die Steuerung darüber, ob und inwiefern die BE in die Welt des KL eintreten bzw. eintauchen dürfen, wird aktiv dem KL zuteil gemacht. Im Vergleich zur klassischen psychoanalytischen Technik mit fixer Sitzungsdauer arbeiten wir im Gegensatz dazu in der Betreuung in solchen Phasen oft sogar aktiv dagegen an, dass der KL die Verantwortung für die Rahmenbedingungen allein an die Betreuung delegiert. Gleichzeitig versuchen wir durch Rückmeldungen unserer Wahrnehmung (»Mir kommt vor, dass Sie müde und zunehmend verwirrt sind, sollen wir heute lieber kürzer machen, damit es Ihnen nicht zu viel wird?«) dem KL zu ermöglichen, das Setting für ihn passend zu gestalten. Durch das besonders behutsame Auftreten der BE wird der KL in die Lage gebracht, für sie zunächst auch Platz und Raum in seiner Innenwelt zu schaffen, von wo aus er sie »empfangen« bzw. wahrnehmen kann, ohne dass diese Strukturen vorschnell unter Druck geraten und kollabieren müssen. Assoziativ ließen sich hier Anleihen an die Strategie des »pacing« nehmen, das zur Therapie von post-exertional Malaise (PEM) bei ME/CFS-Patient:innen bzw. Long-Covid-Betroffenen zum Einsatz kommt[8] und entsprechend in letzter Zeit zu Bekanntheit gelangt ist. Den beiden Ansätzen gemein ist, dass Betroffene möglichst darin ausgestattet werden, sich selbst das richtige Tempo vorzugeben, und dass es stabilisierend wirkt, die Grenzen des KL nicht auszureizen oder gar zu überschreiten. Die sonst ausgelösten »crashes« suchen wir möglichst zu verhindern, da sie in Konsequenz zu einer deutlichen und langanhaltenden Verschlechterung des Zustands führen können. Inwiefern diese einiges an Zurückhaltung erfordernde Unterstützung ein aktiver Prozess ist, lässt sich an der Erschöpfung festmachen, die BE in dieser Phase bei sich selbst verspüren. Das Beispiel zeigt aber auch eindrücklich, wie durch diese Vorgangsweise der KL wieder (Beziehungs-)Strukturen aufbauen kann, die mit Unterstützung und Begleitung der Betreuung auch auf andere Dimensionen seiner Behandlung (z. B. der psychiatrischen Medikation) übertragen werden können. Und in diesem Fall kann später sogar eine gemeinsame Reflexion und Nachbetrachtung der psychotischen Phase stattfinden.

Auch in der ersten Vignette sehen wir Anzeichen für die nicht ausreichend (im Sinne von stabil) getrennten Realitätsebenen, was dazu führt, dass die KL ihr Gegenüber als intrusiv und sie beschädigend erlebt. Ist es nur Zufall, dass es sich bei der entwendeten und zerstörten Sonnenbrille um einen Gegenstand handelt, der als Filter und Schutz vor Überreizung zwischen wahrzunehmendem Außen und Wahrnehmungsorgan positioniert wird? Hören wir, dass sie »von hinten« vom Kopf runtergerissen wird? Dann fällt uns vielleicht auch auf, wie der betreffende TL im Durcharbeiten seiner eigenen emotionalen Reaktion auf die Vorwürfe dazu kommt, seine Bemühungen darauf zu richten, sich möglichst zu einem sichtbaren (im Gegensatz zum un-sichtbaren, von hinten lauernden)[9] Gegenüber für die KL zu machen und also möglichst »von vorne« zu kommen. Die Mikrointervention erinnert obendrein an die technische Anweisung Freuds, für die Deutung erst die etablierte Übertragung abzuwarten. Der KL wird so ermöglicht, ihr Bild vom Gegenüber zunächst scharf zu stellen, bevor dieses mit ihr in Interaktion tritt. Mit diesem Mehr an Kontur, so können wir vermuten, wird auch der Platz prägnanter, von dem aus das Gegenüber spricht und handelt, und die einzelnen Interaktionen sind auf diese Weise weniger anfällig dafür, als nebliger Schirm für Projektionen Verwendung zu finden. Die KL kann den Zeitpunkt der Kontaktaufnahme

8 Vgl. z.B. den ME/CFS-Patientenleitfaden zur Vermeidung von Post Exertional Malaise (PEM) der Open Medicine Foundation: https://www.omf.ngo/wp-content/uploads/2019/09/PEM-Avoidance-Toolkit-Deutsch.pdf (1.11.2023).

9 Vgl. auch das klassische psychoanalytische Setting: Der:die Analytiker:in sitzt hinter der Couch.

steuern, dadurch wird über die Stabilisierung der Wahrnehmung eine Stabilisierung zunächst der Beziehung und schließlich des Zustandes der KL erreicht.

Jedoch auf einer zweiten Ebene können wir auch sehen, wie die KL an der Prägnanz ihres Gegenübers arbeitet und die dafür durch die Betreuung zur Verfügung gestellten Mittel nutzt. Indem sie sich an die Ombudsstelle wendet und ein gemeinsames Gespräch mit dem TL und der vorgesetzten Bereichsleitung initiiert, wird auch das symbolische Netzwerk sichtbar, in dem die Interaktionen stattfinden. Dieses bleibt nicht abstrakt, sondern die diese Rollen ausfüllenden Personen treten gemeinsam in Erscheinung, werden als Personen in ihrer Repräsentationsfunktion sichtbar gemacht. Die Arbeit an der Wahrnehmung betrifft also nicht nur das Feld der Sinne (visuell, akustisch), sondern auch die Wahrnehmung im (mit Lacan gesprochen) Symbolischen, dem großen Anderen, d. h. der Distribution der Plätze, Orte, Funktionen und Repräsentationen der handelnden Personen. So wird sichtbar gemacht, was sonst nur im Hintergrund, also »un-sichtbar«, wirkt und in der Psychose außer Rand und Band zu agieren droht. Dies braucht jedoch die Bereitschaft der handelnden Personen, sich auf solche Treffen einzulassen und diese zu ermöglichen. Damit einher geht nämlich für sie auch die sogenannte »symbolische Kastration«, d.h. die Handelnden werden unter das Gesetz subsumiert und sind nicht länger Agent:innen eines von ihnen verkörperten, willkürlich verfahrenden Gesetzes, dem die KL sich sonst ausgesetzt sieht. Die so aktualisierte symbolische Kastration, die die fundamentale Spaltung des Subjekts wieder in Erinnerung ruft, ermöglicht es vielleicht dem betroffenen TL überhaupt erst, die Wut über die unrechtmäßige Beschuldigung zu spüren und entsprechend durchzuarbeiten, um zu der geschilderten Mikrointervention zu gelangen. Andererseits sehen wir auch die Spuren der Verneinung, wenn durch die un-rechtmäßige Beschuldigung die Dimension des Rechts überhaupt erst aufgespannt und ermöglicht und damit ein stabiler symbolischer Rechtsrahmen geschaffen wird. Auch hier sehen wir die geleistete Arbeit der Beteiligten (inkl. der KL) darin, über die gemeinsamen Interaktionen ein Symbolisches bzw. einen großen Anderen herzustellen, der containen kann und so die Beziehung und darüber in weiterer Folge den inneren Zustand regulieren hilft.

Literatur

Heuchemer, P./Erami, S. (2016): *Experten aus Erfahrung. Menschen mit psychischen Erkrankungen als Mitarbeiter in Behandlungsteams*, hg. v. Dachverband Gemeindepsychiatrie e.V.: https://www.dvgp.org/fileadmin/user_files/dachverband/dateien/PIelaV/Broschueren/experten.pdf (27.12.2023).

Koenig, O./Schachner, A./Fuchs, B./Öhlinger, D. (2019): *Wirkungen & Theorieentwicklung der Persönlichen Begleitung und Betreuung im Alltag für und mit Menschen mit psychischen Erkrankungen*. Ergebnisbericht 2019. Verein LOK in Zusammenarbeit mit Verein Querraum, Uni Wien.

Lacan, J. (1978): *Le Séminaire, livre II: Le moi dans la théorie de Freud et dans la technique de la psychanalyse*. Paris: Seuil.

Lacan, J. (1981): *Le Séminaire de Jacques Lacan. Livre III: Les psychoses,* 1955–1956. Texte établi par Jacques-Alain Miller. Paris: Seuil.

Lacan, J. (2013): *Le Séminaire, livre vi: Le désir et son interpretation.* Texte établi par Jacques-Alain Miller. Paris: La Martinière & Le Champ freudien, coll. Champ Freudien.

ME/CFS-Patienten-Leitfaden zur Vermeidung von Post Exertional Malaise (PEM) der Open Medicine Foundation (2017): https://www.omf.ngo/wp-content/uploads/2019/09/PEM-Avoidance-Toolkit-Deutsch.pdf (Stand 1.11.2023).

Netzwerk Stimmenhören e.V. (o.J.): https://stimmenhoeren.de (1.11.2023).

Seikkula, J./Arnkil T.E. (2022): *Offener Dialog. Die Vielfalt der Stimmen im Netz*. Köln: Psychiatrie-Verlag.

United Nations (2006): Convention on the Rights of Persons with Disabilities: https://www.ohchr.org/en/instruments-mechanisms/instruments/convention-rights-persons-disabilities (1.11.2023).

Verein LOK Leben ohne Krankenhaus: https://www.lok.at/persoenliche-betreuung-und-begleitung (10.2.2024).

Die Autorinnen und Autoren

Georg Augusta, Dr. phil., studierte Psychologie und Philosophie in Wien und ist Psychoanalytiker und Gruppenanalytiker in freier Praxis, Seminarleiter an der Wiener Psychoanalytischen Akademie, Mitglied im Wiener Arbeitskreis für Psychoanalyse (WAP) und der Fachsektion Gruppenanalyse (ÖAGG). Er forscht zur Freud-Biografik, zur Geschichte der Psychoanalyse, zu Psychose und malignem Narzissmus. Letzte Buchpublikation: *Unter uns hieß er der Rattenmann. Die Lebensgeschichte des Sigmund-Freud-Patienten Ernst Lanzer* (Wien: Mandelbaum, 2020).

Sebastian Baryli, Mag. phil., studierte Geschichte und Politikwissenschaft an der Universität Wien. Er arbeitet derzeit als Lehrer in einer Sondererziehungsschule für Schüler*innen mit sozialen und emotionalen Problemlagen. Außerdem arbeitet er als Psychoanalytiker in Ausbildung unter Supervision (WAP/IPA) in freier Praxis.

Simon Delacher, Dr. med., Facharzt für Psychiatrie und psychotherapeutische Medizin, ist Psychoanalytiker in freier Praxis (WPV/IPA), Supervisor und Lehrtherapeut (ÖAK-Diplom psychotherapeutische Medizin – Psy III). Gemeinsam mit Ortrun Hopf trägt er seit 2017 an der Wiener Psychoanalytischen Akademie zu Bion, postbionscher Theorie und Feldtheorie vor. Seit 2016 ist er Mitglied im Central European Seminar (CES).

Gertraud Diem-Wille, ao. Univ.-Prof.[in] i. R., Dr.[in] phil., Psychoanalytikerin und Kinderanalytikerin (WPV/IPA) in freier Praxis. Leiterin des Fortbildungslehrgangs »Psychoanalytisch orientierte Säuglings-, Kinder- und Jugendpsychotherapie« an der Wiener psychoanalytischen Akademie. Publikationen: *Pubertät. Die innere Welt der Adoleszenten und ihrer Eltern* (Stuttgart: Kohlhammer, 2017); *Latenz. Das »goldene Zeitalter« der Kindheit* (Stuttgart: Kohlhammer, 2015); *Die frühen Lebensjahre* (Stuttgart: Kohlhammer, 2. Aufl. 2013), *Die innere Welt der Eltern. Psychoanalytische Perspektiven der Elternschaft* (Stuttgart: Kohlhammer, 2024).

Michael Ertl, Prim. Dr. med., Facharzt für Psychiatrie und psychotherapeutische Medizin. Psychoanalytische und psychotherapeutische Praxis, Lehrtherapeut in der Fachsektion Gruppenpsychoanalyse/ÖAGG, Kandidat (WAP), Abteilungsleiter der Psychiatrie, Klinik Floridsdorf (2013–2023). Supervision, Vortrags- und Unterrichtstätigkeit in psychosozialen Institutionen und (Ausbildungs-)Vereinen. Publikationen: *Unbewusstes in Organisationen. Zur Psychoanalyse von sozialen Systemen* (als Mitherausgeber; Wien: Facultas, 1997), *Ich bin tausend Ich* (als Mitherausgeber; Wien: Facultas, 2002); *Raoul Schindler: Das lebendige Gefüge der Gruppe* (als Mitherausgeber; Gießen: Psychosozial, 2016).

Martina Ferrari, Mag.[a] phil., Psychologin, Teamleiterin im Verein LOK – Leben ohne Krankenhaus, Netzwerkmoderatorin nach der Methode des offenen Dialogs, Tätigkeiten in Jugend- und Erwachsenenbildung (u.a. Zivilcourage-Training, Theater der Unterdrückten, Mental Health).

Stephan Fock, Mag. MA, studierte Philosophie und Soziale Arbeit in Wien und ist Psychoanalytiker (WPV/IPV) und Psychotherapeut in freier Praxis in Wien. Langjährige Tätigkeit als klinischer Sozialarbeiter in verschiedenen sozialpsychiatrischen Feldern und Einrichtungen. Mitarbeiter am Kinder- und Jugendlichen-Ambulatorium der WPV. Forschungs- und Publikationstätigkeit im Bereich der Wissenschaftsphilosophie der Psychoanalyse (Universität Wien).

Rainer Gross, Dr. med., ist Facharzt für Psychiatrie und psychotherapeutische Medizin, Psychoanalytiker (WPV, IPA). Er war 35 Jahre in der Versorgungspsychiatrie tätig (davon 18 Jahre als Primarius/Chefarzt einer sozialpsychiatrischen Abteilung in Hollabrunn bis Ende 2015) und arbeitet seither in freier Praxis in Wien (Psychotherapie, Psychoanalyse, Supervision). Buch-Publikationen: *Der Psychotherapeut im Film* (Stuttgart: Kohlhammer, 2012); *Angst vor der Arbeit – Angst um die Arbeit* (Bern: Huber, 2015); *Heimat: Gemischte Gefühle* (Göttingen: Vandenhoeck & Ruprecht, 2019); *Allein oder einsam?* (Wien: Böhlau, 2021) sowie zahlreiche Artikel und Buchbeiträge.

Wolfgang Groysbeck, Dr. med., ist Psychiater, Kinderneuropsychiater, Psychoanalytiker (WAP/IPA), Lehranalytiker sowie Lehrtherapeut und Supervisor für Psychoanalytisch orientierte Psychotherapie. Er ist in eigener Praxis tätig.

Sándor Ivády, Mag. phil., ist Psychoanalytiker in freier Praxis (WAP/IPA), Bereichsleiter im Verein LOK – Leben ohne Krankenhaus, Mitglied der »Neuen Wiener Gruppe (Lacan-Schule)« und der »Forschungsgruppe Psychoanalyse und Psychotherapie, Junktim«.

Uta Karacaoğlan, Dr.in med., ist Psychiaterin, Psychoanalytikerin und Lehranalytikerin (DPV/IPA) und in freier Praxis in Köln tätig. Sie ist Mitglied im Editorial Board des *International Journal of Psycho-Analysis* und Mitherausgeberin des *Jahrbuchs der Psychoanalyse.* Veröffentlichungen zu Tätowierungen, dem Zusammenspiel von Körper und Seele und zu Psychosen. Zuletzt: »Sein im Nicht-Sein. Psychose und ›Der Unsterbliche‹ von Jorge Luis Borges« im *Jahrbuch für Literatur und Psychoanalyse.*

Tjark Kunstreich ist Psychoanalytiker in freier Praxis und im Ambulatorium der Wiener Psychoanalytischen Vereinigung.

Greta Lippauer, MA, studierte Germanistik und Philosophie an der Universität Wien und ist Psychoanalytikerin in Ausbildung unter Supervision (WPV/IPA) in freier Praxis.

Katrin Mackowski, Mag.a phil., hat Musik- und Literaturwissenschaften studiert und ist Psychoanalytikerin und Lehranalytikerin (WPV/IPA), Kindertherapeutin und Gruppen-Supervisorin von Erziehern und Betreuern von frühgestörten Jugendlichen sowie Sozialarbeitern und Bereichsleitern einer Wohngemeinschaft. Sie hat im Passagen-Verlag und im Verlag Antje Kunstmann fiktionale Texte publiziert. Für ihre Dokumentarfilme zu Traum und Trauma wurde sie mit dem Leopold-Ungar-Preis ausgezeichnet. Im Radio von Oe1 gestaltet Katrin Mackowski regelmäßig Sendungen zur Psychoanalyse.

Thomas Müller, Dr. phil., Psychoanalytiker, niedergelassen in eigener Praxis in Hanau, Supervisor an psychiatrischen Kliniken, Mitherausgeber des *Forums der psychoanalytischen Psychosentherapie.*

Ute Müller-Spiess, Dr.in med., ist Fachärztin für Psychiatrie und Psychoanalytikerin in freier Praxis (WPV/IPA). Davor war sie in leitender Funktion tätig. Sie arbeitet in akut- und psychotherapeutischen Einrichtungen für psychotische Patienten sowie in Seminaren in Berlin (Lacan'sche Orientierung Berlin und Psychoanalytische Bibliothek Berlin) und im Arbeitskreis in Nizza für Psychoanalyse, Philosophie und Klinik.

Franz Oberlehner, Dr. phil., ist klinischer Psychologe, Leiter der psychologischen Studierendenberatung Wien und Psychoanalytiker in freier Praxis. Er ist Psychoanalytiker und Lehranalytiker im Wiener Arbeitskreis für Psychoanalyse (WAP/IPA) und hat dort von 2013 bis 2015 die Ausbildungskommission geleitet. In der Wiener Psychoanalytischen Akademie unterrichtet er vor allem in der Ausbildung zur Psychoanalytisch orientierten Psychotherapie und zu kulturtheoretischen und sozialpsychologischen Themen, zu denen er auch immer wieder Publikationen in Fachzeitschriften beiträgt.

Gerald Pail, Dr. med., ist Facharzt für Psychiatrie und Psychotherapeutische Medizin, Psychoanalytisch orientierter Psychotherapeut (WPA), Kandidat der Wiener Psychoanalytischen Vereinigung (WPV/IPA) und Teilnehmer am Central European Seminar zur Bionianischen Feld-Theorie.

Hemma Rössler-Schülein, Dr.in med., ist Fachärztin für Psychiatrie und psychotherapeutische Medizin, Psychotherapeutin, Psychoanalytikerin (WPV/IPV), Lehranalytikerin der WPV sowie Lehrtherapeutin und Lehrsupervisorin für Psychoanalytisch orientierte Psychotherapie. Sie hatte und hat verschiedene Funktionen in der WPV inne (als ärztliche Leiterin des Ambulatoriums, Vorsitzende der WPV, aktuell als Leiterin des Lehrausschusses und Co-Leiterin des Departements Theorie und Wissenschaft an der Wiener Psychoanalytischen Akademie).

Marianne Scheinost-Reimann, Dr. med., ist Fachärztin für Psychiatrie, Psychoanalytikerin in freier Praxis, Lehranalytikerin (WAP/IPA) sowie bis 2023 Leiterin der Ausbildungskommission des WAP. Veröffentlichungen im Rahmen der Sigmund-Freud-Vorlesungen und zum Thema frühes Trauma.

Johanna Wagner-Fürst, Dr.in phil., ist Psychoanalytikerin mit Lehrbefugnis (WAP/IPA) und Lehranalytikerin in der Sektion Gruppenpsychoanalyse des ÖAGG. Sie war zwei Jahrzehnte lang Kinderpsychotherapeutin und Elternberaterin an einer Wiener Child Guidance Clinic. Sie supervidierte zahlreiche Teams, die mit Kindern und Jugendlichen psychotherapeutisch und sozialpädagogisch arbeiten, und ist gegenwärtig als Psychoanalytikerin und Supervisorin in freier Praxis tätig.